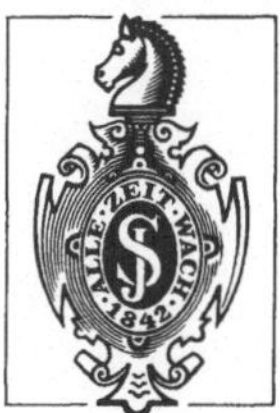

M. Gebel, A. Majewski, R. Brunkhorst

Sonographie in der Gastroenterologie

Diagnostik – Therapie – Neue Methoden

Mit 128 Abbildungen

Springer-Verlag Berlin Heidelberg New York
London Paris Tokyo

Privat Dozent Dr. med. Michael Gebel, AOR

Zentrum Innere Medizin, Abt. f. Gastroenterologie u. Hepatologie, Medizinische
Hochschule Hannover, Konstanty-Gutschow Straße 8, 3000 Hannover 61/FRG

Dr. med. Andreas Majewski

Abt. Klinische Radiologie II, Medizinische Hochschule Hannover,
Oststadtkrankenhaus, Podbielskistraße 380, 3000 Hannover 61/FRG

Dr. med. R. Brunkhorst

Zentrum Innere Medizin und Dermatologie, Abt. f. Nephrologie, Medizinische
Hochschule Hannover, Konstanty-Gutschow Straße 8, 3000 Hannover 61/FRG

CIP-Kurztitelaufnahme der Deutschen Bibliothek
Sonographie in der Gastroenterologie: Diagnostik - Therapie - neue Methoden / M. Gebel ... -
Berlin; Heidelberg; New York; London; Paris; Tokyo: Springer, 1988.
ISBN-13: 978-3-540-16620-7   e-ISBN-13: 978-3-642-71271-5
DOI: 10.1007/978-3-642-71271-5
NE: Gebel, Michael [Hrsg.]

Gesamtherstellung: Appl, Wemding
2121/3020-543210

Geleitwort

Es kann kaum mehr bezweifelt werden, daß die Sonographie eine der wesentlichsten Entwicklungen der Medizintechnik der letzten 20 Jahre ist.

Erstaunlich ist, daß diese technische Revolution – die Möglichkeit, nicht-invasiv, ohne Strahlenbelastung und sogar preisgünstig pathologische Veränderungen aufzuspüren –, so still verlief, und daß die Sonographie vielfach auch heute noch als armer Verwandter in der Familie bildgebender Verfahren gilt wie ein VW unter teuren Limousinen. Zugegeben: die sonographische Technik stellt Ansprüche, aber wer – um im Bild zu bleiben – einmal schalten gelernt hat, kommt häufig schneller zum Ziel als im aufwendigen Komfort der teuren chauffeurgesteuerten Konkurrenz. Entscheidend ist ja nicht die Produktion besonders schöner und anschaulicher Bilder, sondern eine schnelle und unkomplizierte Beantwortung der Fragestellungen und hierfür ist die Sonographie hervorragend geeignet, ganz besonders dann, wenn sie in den Händen erfahrener Ärzte bleibt und das diagnostische Ergebnis auch sofort therapeutisch genutzt werden kann.

Darüber hinaus ist die technische Entwicklung der Methodik noch keineswegs abgeschlossen. Herberts hat sicherlich recht mit seiner Aussage, „daß die Sonographie immer noch eine Technologie in der Einführung ist und ihre Möglichkeiten noch längst nicht ausgereift sind."

Dies zeigen auch die Beiträge dieses Buches, die den aktuellen Stand der Sonographie in der Gastroenterologie darstellen, den Beitrag der Sonographie zur Überwachung diagnostischer und therapeutischer Eingriffe und die Aspekte künftiger Weiterentwicklungen des Verfahrens.

Ich hoffe, daß der Wunsch der Herausgeber und Autoren, mit der Dokumentation des praktischen Nutzens der Sonographie Zweifler zu bekehren und weitere Jünger anzuwerben, voll erfüllt wird und wünsche Ihnen, lieber Leser, viele Anregungen für Ihre eigene Arbeit.

Prof. Dr. F. W. Schmidt

Vorwort

Die abdominelle Sonographie wurde in Deutschland durch Gastroenterologen wie Rettenmaier, Otto und Lutz in die klinische Diagnostik eingeführt und wissenschaftlich begründet. Gemessen an dem großen Anteil, den Gastroenterologen an der Entwicklung der Sonographie in den letzten 20 Jahren gehabt haben, und gemessen an der heutigen klinischen Bedeutung der Methode und ihren zukünftigen Möglichkeiten spielt die Sonographie bei den wissenschaftlichen Begegnungen der Gastroenterologen eine bisher eher bescheidene Rolle.

Aufgabe dieses Buches ist es daher, einen Überblick über den aktuellen Stand der konventionellen und interventionellen Sonographie der Organe des Verdauungstraktes zu geben und neue sonographische Untersuchungsmethoden aufzuzeigen.

Das Buch ist in 5 Kapitel gegliedert. Im ersten Kapitel wird der aktuelle Stand der konventionellen Sonographie der Organe des Verdauungstraktes zusammengefaßt. Das zweite Kapitel ergänzt das erste Kapitel durch ausgewählte Falldarstellungen, in denen verdeutlicht werden soll, welchen Beitrag die Sonographie im klinischen Einzelfall oder bei besonderen klinischen Fragestellungen leisten kann. Im dritten Kapitel werden die Ergebnisse der ultraschallgeleiteten Feinnadelpunktionen zur morphologischen Tumordiagnostik und die durch die Sonographie ermöglichten oder erleichterten therapeutische Eingriffe abgehandelt. Das vierte Kapitel beschäftigt sich mit dem gegenwärtigen Stand der endoskopischen Sonographie. Das fünfte Kapitel ist neuen Untersuchungstechniken und Ultraschallverfahren und ihren unterschiedlichen Zukunftsaussichten gewidmet. Für alle diese Themen konnten namhafte Autoren gewonnen werden, denen wir an dieser Stelle noch einmal unseren besonderen Dank für ihre Mühe sagen wollen.

Wir hoffen mit dieser – wie wir meinen – kritischen Bestandsaufnahme, auch das Interesse der gegenüber der Sonographie noch zurückhaltend eingestellten morphologisch oder klinisch-chemisch orientierten Gastroenterologen wecken zu können und den bereits sonographierenden Kollegen viele Anregungen für die eigene Arbeit gegeben zu haben.

Michael Gebel
für die Herausgeber

Mitarbeiterverzeichnis

Ach, G., Dr. med.
Institut für Radiologie, Wredestr. 53, D-6700 Ludwigshafen

Bersch, W., Prof. Dr. med.
Institut für Pathologie, St.-Guido-Stifts-Platz 5, D-6720 Speyer

Beyer, D., Prof. Dr. med.
Radiologisches Institut der Universität zu Köln, Joseph-Stelzmann-Straße 9,
D-5000 Köln

Birzle, H., Prof. Dr. med.
Radiologisches Institut. St. Marienkrankenhaus, Salzburger Str. 15,
D-6700 Ludwigshafen

Bönhoff, J. A., Dr. med.
Deutsche Klinik für Diagnostik, Postfach 2149, D-6200 Wiesbaden

Brandt, M., Dr. med.
Oberarzt der Medizinischen Klinik, Zweckverbandkrankenhaus,
Wielandstraße 28, D-4970 Bad Oeynhausen

Brunkhorst, R., Dr. med.
Zentrum Innere Medizin und Dermatologie, Abteilung für Nephrologie,
Medizinische Hochschule Hannover, D-3000 Hannover

Döhring, W., Prof. Dr. med.
Abteilung I, Diagnostische Radiologie I, Zentrum Radiologie, Medizinische
Hochschule Hannover, D-3000 Hannover

Feifel, G., Prof. Dr. med.
Abteilung Allgemeine Chirurgie und Abdominalchirurgie, Chirurgische
Universitätsklinik, D-6650 Homburg/Saar

Freise, J., Prof. Dr. med.
Zentrum Innere Medizin, Dermatologie, Abteilung IV, Gastroenterologie und
Hepatologie, Medizinische Hochschule Hannover, D-3000 Hannover

Fritzsch, Th., Dr. vet. med.
Leiter der Sektion Ultraschall, Schering AG, Postfach 65 13 11, D-1000 Berlin 60

Fritz, H., Dr.,
Medizinische Röntgenabteilung der Universitätsklinik, Krankenhausstr. 12,
D-8520 Erlangen

Gebel, M., Priv. Doz. Dr. med. AOR
Zentrum Innere Medizin, Dermatologie, Abteilung IV, Gastroenterologie und
Hepatologie, Medizinische Hochschule Hannover, D-3000 Hannover

Hancke, S., M. D.
Head Ultrasonic Laboratory, Gentofte University Hospital, Copenhagen,
Denmark

Hassler, D., Dipl. Ing.,
Siemens AG, Abteilung GTG 32, Henkestraße 127, D-5820 Erlangen

Hauenstein, K. H. Dr. med.
Zentrum Radiologie, Abteilung Röntgendiagnostik Albert-Ludwigs-Universität,
D-7800 Freiburg

Heckemann, R., Priv.-Doz., Dr. med.
Chefarzt der Radiologischen Abteilung, Augusta-Krankenanstalt, Bergstraße 26,
D-4630 Bochum 1

Hege, U., Dr. med.
Oberärztin der Inneren Abteilung, Kreiskrankenhaus Böblingen, Bunsenstraße 120, D-7030 Böblingen

Henriksen, F. W., M. D.
Ultrasonic Laboratory and Surgical Gastroenterological Department D, Gentofte
University Hospital, Copenhagen, Denmark

Hildebrandt, U., Dr. med.
Oberarzt, Abteilung Allgemeine Chirurgie, Chirurgische Universitätsklinik,
D-6650 Homburg/Saar

Horstkotte H., Dr. med.
Zentrum Innere Medizin, Abteilung Gastroenterologie und Hepatologie,
Medizinische Hochschule Hannover, D-3000 Hannover

Kauffmann G. W., Prof. Dr. med.
Zentrum Radiologie, Abteilung Röntgendiagnostik Albert-Ludwigs-Universität
7800 Freiburg

Körber, J. H., Dr. med.
Zentrum Innere Medizin, Abteilung Gastroenterologie und Hepatologie,
Medizinische Hochschule Hannover, D-3000 Hannover

Luska, G., Prof. Dr. med.
Zentrum Radiologie, Diagnostische Radiologie I, Medizinische Hochschule
Hannover, D-3000 Hannover

Linhart, P., Prof. Dr. med.
Deutsche Klinik für Diagnostik, Postfach 2149, D-3000 Hannover

Lutz, H., Prof. Dr. med.
Chefarzt der Medizinischen Klinik I, Klinikum Bayreuth, Preuschwitzer
Straße 101, 8580 Bayreuth

Martin, S., cand. med.
Abt. Gastroenterologie u. Hepatologie, Medizinische Hochschule Hannover,
D-3000 Hannover

Majewski, A., Dr. med.
Oberarzt der Abteilung für Klinische Radiologie II, Medizinische Hochschule
Hannover, Oststadtkrankenhaus, Podbielskistraße 380, D-8000 Hannover

Mützel, W., Dr. rer. nat.
Kontrastmittelpharmakologie, Schering AG, Postfach 65 13 11, D-1000 Berlin 65

Nielsen, L., M. D.
Ultrasonic Laboratory and Surgical Gastroenterological Department D, Gentofte
University Hospital, Copenhagen, Denmark

Omoto, R., M. D. Professor of Cardiovascular Surgery
Department of Surgery, Saitama Medical School, Moroyama, Iruma-gun,
Saitama, 350-04, Japan

Otto, R. C., Prof. Dr. med.
Leitender Arzt, Radiologisches Institut, Kantonsspital Baden/AG, CH-5404
Baden/AG

Ranft, U., Prof. Dr. ing.
Zentrum Biometrie, Medizinische Informatik und Medizintechnik, Abteilung I
Biometrie, Medizinische Hochschule Hannover, D-3000 Hannover

Rettenmaier, G., Prof. Dr. med.
Innere Abteilung des Kreiskrankenhauses, Bunsenstraße 120, D-7030 Böblingen

Schirg, E., Dr. med.
Zentrum Radiologie, Abteilung Diagnostische Radiologie II, Medizinische
Hochschule Hannover, D-3000 Hannover

Schwarz, H. P., Dipl. Physiker Fraunhoferinstitut Saarbrücken

Seitz, K.-H., Priv. Doz. Dr. med.
Oberarzt der Inneren Abteilung, Kreiskrankenhaus Böblingen, Bunsenstraße 120,
D-7030 Böblingen

Siegert, J. Dr. rer. nat.
Kontrastmittelpharmakologie, Schering AG, Postfach 651311 D-1000 Berlin 65

Sukigara, M., M.D.
Department of Surgery, Saitama Medical School, Moroyama, Iruma-gun,
Saitama, 350-04, Japan

Takamoto, S., M.D.
Saitama Medical School, Moroyama, Iruma-gun, Saitama, 350-04, Japan

Weiss, H., Priv.-Doz., Dr. med.,
Chefarzt der Inneren Abteilung, St.-Marienkrankenhaus, Salzburger Straße 15,
D-6700 Ludwigshafen

Wimmer, B., Dr. med.
Oberarzt, Zentrum Radiologie, Abteilung Röntgendiagnostik,
Albert-Ludwigs-Universität, D-7800 Freiburg

Worlicek H., Dr. med.
Medizinische Universitätsklinik, Krankenhausstraße 12, D-8520 Erlangen

Zittel, R.S., Prof. Dr. med.
St.-Marienkrankenhaus, Salzburger Straße 15, D-6700 Ludwigshafen

Inhaltsverzeichnis

Interventionelle Sonographie: Ultraschall zur Überwachung diagnostischer und therapeutischer Eingriffe

Stand der Ultraschallendoskopie

Neue Untersuchungstechniken und neue Ultraschallverfahren

Aktueller Stand der Sonographie der Organe des Verdauungstraktes

Möglichkeiten und Grenzen der sonographischen Diagnostik diffuser Lebererkrankungen

H. Weiss

Einleitung

1969 hat Rettenmaier [19] erstmals auf die Möglichkeit hingewiesen, Veränderungen des Binnenreflexmusters der Leber zur Differentialdiagnose bei diffusen Lebererkrankungen heranzuziehen. Es war damit neben den Größen- und Konturveränderungen der Leber ein weiteres Kriterium zur Beurteilung diffuser Hepatopathien entstanden, das unter Verwendung von Geräten mit Grauwertskala als Beurteilungskriterium benutzt werden konnte. Die Expansion der Sonographie als differentialdiagnostische Methode profitierte unter anderem von der Möglichkeit, uneingreifend differentialdiagnostische Aussagen über Lebererkrankungen verschiedener Grade zu machen. Die Aussagequalität der Methode war bald so groß, daß invasive Maßnahmen wie Laparoskopie und Menghini-Punktion überall stark rückläufig waren und heute auf ⅕ der Anzahl von vor etwa 15 Jahren zurückgegangen sind.

Die durchweg empirisch gewonnenen sonographischen Beurteilungskriterien der Leber und ihrer Erkrankungen haben sich zunächst an pathologisch-anatomischen Grundlagen orientiert. Sie wurden anfänglich durch konsequente invasiv morphologische Vergleichsuntersuchungen überprüft. Kaum eine Arbeitsgruppe mit größeren Erfahrungen, die nicht in den letzten 10 Jahren einen Bericht über die Qualität ihrer sonographischen Aussagen vorgelegt hätte [1-8, 10, 12, 15, 16, 22-24].

In der Folge werden die uns zur Verfügung stehenden Beurteilungskriterien der diffusen Hepatopathie vorgestellt (Größe, Form, Kontur, Reflexibilität, Schalleitung, Blutgefäße, Impressibilität). Ihre Aussagefähigkeit wird dann, im Spiegel der Aussagen der Literatur, auf ihre Genauigkeit hin überprüft.

Normale Leber-Maße und Kriterien (Abb. 1)

Allein schon über die sinnvolle Ausmessung der normalen Leber ist viel diskutiert worden. Die exakteste Bestimmungsmethode ist natürlich die Bestimmung des Volumens; diese wird in der täglichen Praxis kaum möglich sein. Es hat sich die Bestimmung der längsten Ausdehnung in der Medioklavikularlinie bewährt. Die Ventralkontur der Leber ist dort 10-12 cm [20, 23, 24] lang, bei Verwendung von Sektor- oder Curved-array-Scannern wird die längste Ausdehnung der Leber von der Zwerchfellkuppe bis zur Spitze gemessen. Diese beträgt in der Regel 13 ± 1 cm [7]. Hier sind jedoch große Variationen, je nach Größe und Phenotyp des Untersuchten zu erwarten. Asthenische Patienten haben lange, dünne Lebern, adipöse oft sehr kurze, dafür tiefe Lebern. Die Konturen der Lebern sind glatt, die Dorsalkontur leicht gewölbt, die Spitze scharf, der Winkel in der Medioklavikularlinie rechts 15-45°, ebenso der linke Leberrand, der rechte Leberlappen in Höhe der

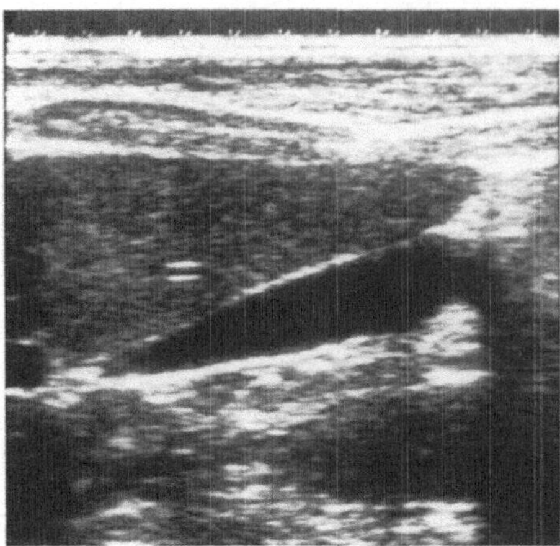

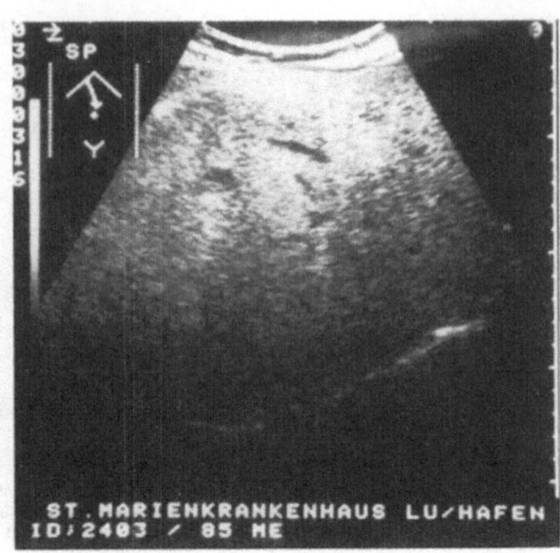

Abb. 1. Normale Leber: Längsschnitt in Höhe der Gallenblase

Abb. 2. Fettleber, subkostaler Schrägschnitt, Vergröberung des Binnenreflexmusters, distaler Schallverlust, das Zwerchfell ist eben noch erkennbar

Niere kann im Längsschnitt bis 75° haben. Das Echomuster ist identisch oder etwas kräftiger als das der ebenfalls gesunden rechten Niere. Es wird als locker, homogen und fein verteilt bezeichnet [20]. Die Schalleitung ist gut, der Tiefenausgleich ist dabei so eingestellt, daß eine normale Leber in der Standardeinstellung im Längsschnitt in allen Abschnitten des Schnittbildes gleichmäßig abgebildet wird. Die Lebervenen sind gestreckt, von der Kava aus in die Peripherie verfolgbar, die Portalvenenäste gut abgrenzbar, selten die intrahepatischen Gallengänge und die Arterienäste. Die Portalfelder sind maximal 1,7 weit [12]. Bei Einfingerpalpation oder bei tiefer Inspiration unter Bewegung der Leber über ein Hindernis hinweg (z. B. die rechte Niere oder das Pankreas), erkennt man eine gute Verformbarkeit des Organs. Es weicht dem Hindernis aus.

Sonographische Kriterien der normalen Leber

1. Größe: 10-12 cm kraniokaudal in der rechten Medioklavikularlinie (mit Sektorscanner 13 cm);
2. Rand: rechter Lappen 75°, linker Lappen 45°; MCL 15-45°;
3. Oberfläche glatt, gestreckt;
4. Echomuster gleichmäßig fein;
5. Schalleitung gut;
6. Lebervenen gestreckt mit Aufzweigung in mehrere kleine Äste;
7. Portalfelder normal bis 17 mm weit;
8. Verformbarkeit bei Palpation gut.

Fettleber

Die sonographischen Charakteristika der Leberverfettung nehmen mit dem Grad der Fettleber zu: die Leber nimmt an Größe zu und die Konturen werden gewölbt, die Spitze abgerundet. Das Binnenreflexmuster, das die meisten Autoren als Krite-

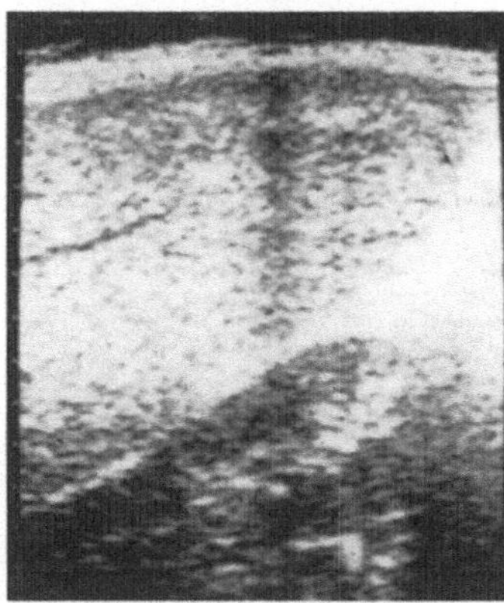

Abb. 3. Fettleber höheren Grades (große, weiße Leber): Längsschnitt lateral der Medioklavikularlinie

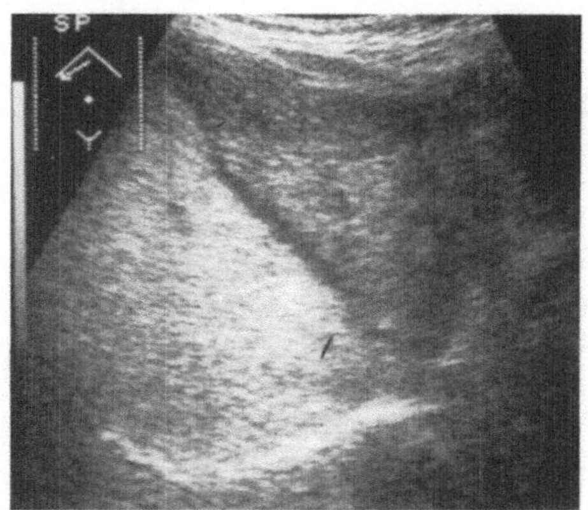

Abb. 4. Sogenannte zonale Verfettung mit auffällig starker Verfettung im Bereich des rechten Leberlappens, und weniger ausgeprägte Verfettung im Bereich des anatomischen linken Leberlappens, subkostaler Schrägschnitt

rium der Beurteilung bevorzugen [1, 3, 4, 6, 20, 21, 23, 24] wird gröber, dichter (Abb. 2). Es bleibt jedoch zunächst gleichmäßig verteilt und wird später etwas scheckig (Abb. 3).

Bei der sog. zonalen Verfettung kann es zu herdförmiger Reflexvermehrung oder aber auch zu einer generalisierten Reflexvermehrung mit Aussparung einzelner, meist in der Umgebung der Lebervenen gelegene Areale der Leber kommen, die dann reflexärmer in reflexreichem Grundmuster erscheinen (Abb. 4). Die Schalleitung ist vermindert, die Gefäße sind gut darstellbar, die Portalfelder eher zart, die Impressibilität nimmt mit zunehmender Verfettung ab.

Bei der Fettleberfibrose wird die Leber schließlich en bloc dem palpierenden Finger ausweichen.

Die akute Hepatitis

Sie ist sonographisch wenig charakteristisch, die Leber ist zwar vergrößert und etwas verplumpt, das Binnenreflexmuster bleibt jedoch locker und homogen, die Schalleitung ist gut bis leicht vermehrt [20]. Wie wir unlängst zeigen konnten, kommt es zu einer Verbreiterung der Portalfelder und der Portalvenen [25].

Die chronische Hepatitis (Abb. 5)

Je nach Ausprägung ist die chronische Hepatitis schwierig zu differenzieren. Die Leber kann vergrößert oder auch normal sein. Die Oberfläche ist konvexbogig, der Rand stumpfwinkelig, das Binnenreflexmuster ist mittelgrob, dicht, der Schallverlust gering. Rettenmaier hat eine starke Reflexibilität bei ebenfalls starker Schallschwächung herausgestellt [20]. Die Lebervenen laufen oft bogig mit stumpfen Abzweigungswinkel [23], die Portalfelder können verbreitert sein, akzessorisch wird eine vergrößerte Milz gefunden.

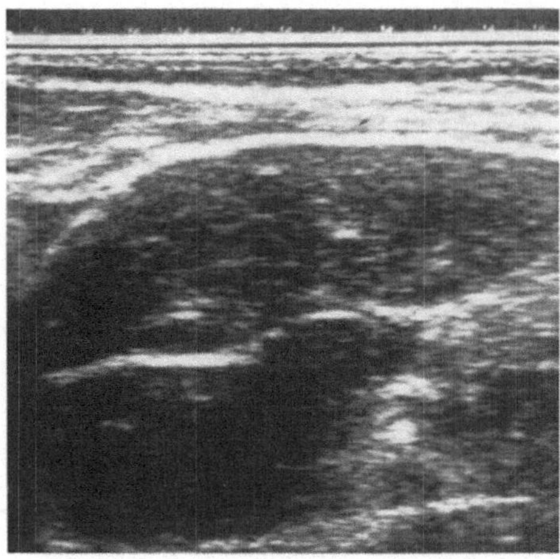

Abb. 5. Chronisch aktive Hepatitis: vergrößertes, verplumptes Organ mit scheckigem Reflexmuster, distalem Schallverlust

Fettleber (geringe Verfettung)

1. Größe: normal bis deutlich vergrößert;
2. Rand: stumpfwinkelig;
3. konvexe Ventral- und Dorsalkontur;
4. grobes verdichtetes Echomuster;
5. Schalleitung vermindert;
6. Lebervenen gut darstellbar;
7. Portalfelder unauffällig;
8. verformbar bei Palpation.

Fettleber (starke Verfettung)

1. Deutlich vergrößert;
2. stumpfwinkeliger Rand;
3. Ventral- und Dorsalkontur konvexbogig;
4. äußerst grobes und dichtes Echomuster;
5. deutlich verminderte Schalleitung;
6. Lebervenen schlecht darstellbar rarefiziert – Stümpfe;
7. Portalfelder normal;
8. Verformbarkeit deutlich vermindert.

Akute Hepatitis

1. Leicht bis stark vergrößert;
2. stumpfwinkeliger Rand;
3. konvexe Konturen;
4. zartes, eher vermindertes Reflexmuster;
5. Schalleitung vermehrt;
6. Lebervenen gestreckt;
7. Portalfelder verbreitert;
8. Verformbarkeit leicht vermindert;
9. Milz normal bis vergrößert.

Chronisch aktive Hepatitis (CAH)

1. Normal bis leicht vergrößert;
2. normaler bis stumpfwinkeliger Rand;
3. konvexe Konturen;
4. mittelgrobes mitteldichtes irreguläres Echomuster (feinfleckig);
5. Schalleitung uncharakteristisch;
6. Lebervenen bogig verlaufend, stumpfe Aufzweigungswinkel, gezackte Ränder (23);
7. kleine Pfortaderäste, evtl. weniger gut darstellbare Wandechos;
8. verminderte Verformbarkeit;
9. Milz normal bis vergrößert.

Leberzirrhose

1. Vergrößert, normal verkleinert (Vergr.: 47%; Häufigkeiten nach Preim 1982);
2. stumpfer bis abgerundeter Rand (74%);
3. konvexe höckrige unregelmäßige Ventral- und Dorsalkontur (51%);
4. fleckiges mittel bis grob verdichtetes Echomuster verschiedener Stärke (89%);
5. Schalleitung abgeschwächt;
6. Lebervenen stark rarefiziert rudimentär darstellbar (59%);
7. zunehmende Verbreiterung der Portalfelder (32%);
8. Vergrößerung des Lobus caudatus (3%);
9. aufgehobene Verformbarkeit;
10. große funktionell schlaffe Gallenblase;
11. Milztumor (59%);
12. Aszites (25%).

Die Leberzirrhose (Abb. 6)

Sie ist in ihrer Größe sehr variabel. Bei ihrer Entstehung über eine Fettleber ist die Leber zunächst vergrößert, verplumpt, der Rand stumpf, die Oberfläche unebenmäßig, höckrig, das Binnenreflexmuster grob, verdichtet, der Schallverlust erheblich, die Lebervenen rarifiziert. Die Diagnose wird unterstützt durch die Existenz eines großen Lobus caudatus und gesichert durch das Vorhandensein eines Milz-

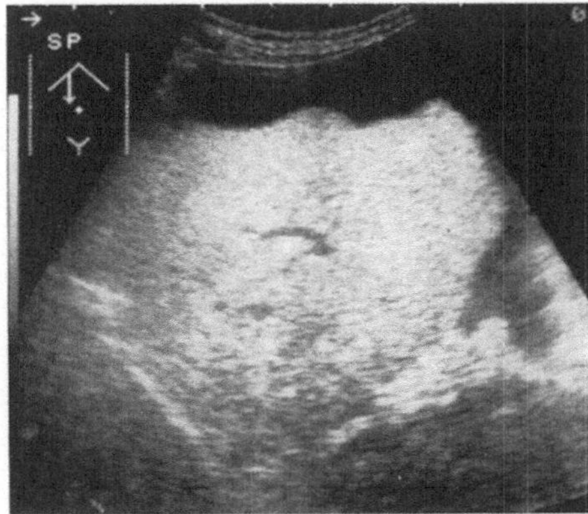

Abb. 6. Fettleberzirrhose: knollige, unebenmäßige Oberfläche, Aszites

tumors und die Existenz von Aszites. Die Gallenblase ist groß und schlaff. Ist es bereits zu einer Leberschrumpfung gekommen, kann die Leber verkleinert sein, die Konturen sind nicht wesentlich verändert, die feinknotigen Veränderungen der Oberfläche werden auch mit guten Geräten nicht immer darstellbar sein. Ein zusätzliches verläßliches Kriterium ist die Zunahme der Portalfelderbreite [12], die, wie wir zeigen konnten, bei Normalpersonen maximal 1,7, bei Zirrhotikern über 2,4 cm breit sind.

Welchen Wert haben diese Beurteilungskriterien für die tägliche Praxis?

1979 habe [24] ich die sonographischen Diagnosen von 142 Patienten mit der endgültigen, d.h. durch Laparoskopie mit histologischer Untersuchung gewonnenen Diagnose verglichen (Tabelle 1). Für die Fettleber ergab sich eine Genauigkeit von 96%, für die Leberzirrhose eine solche von 88%, die chronische Hepatitis wurde immerhin bei 10 von 13 Patienten richtig diagnostiziert. 1981 [1] (Abb. 7) haben wir unsere Ergebnisse noch einmal kritisch überprüft, bei inzwischen 401 Patienten, bei denen eine Vergleichsuntersuchung zwischen Sonographie und Laparoskopie möglich war. Dabei ergab sich, daß Fettlebern verschiedener Schweregrade in 80% der Fälle sonographisch gesichert werden konnten, die niedrigen Verfettungsgrade wurden häufig als normal befundet. Bei 14% wurde bereits aufgrund der plumpen Leberbeschaffenheit eine Fibrose vermutet. Auffällig und für uns ernüchternd war damals die Erkenntnis, daß nur 70% der laparoskopisch unauffälligen Lebern auch sonographisch als solche befundet worden waren. Immerhin 30% der laparoskopisch und histologisch normalen Lebern wurden pathologische Veränderungen angelastet. Die Leberzirrhosen wurden in 65% der Fälle richtig erkannt, bei 34% wurde die Schwere der Veränderungen unterschätzt, in 2% der Fälle Metastasen angenommen. Fibrosen und entzündliche Veränderungen der Leber und chronische Leberstauungen wurden nur in der Hälfte der Fälle richtig erkannt. Auffällig war bei dieser Untersuchungsreihe, die sich über eine Zeitspanne von 5 Jahren erstreckte, daß eine qualitative Verbesserung weder durch Zunahme der Geräte-

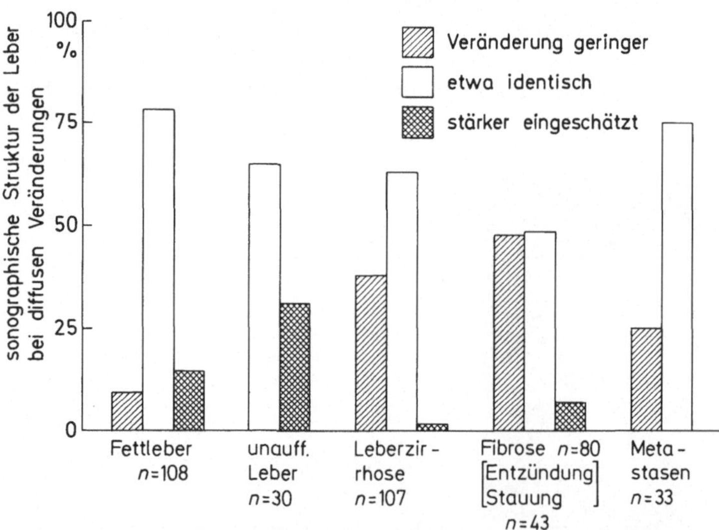

Abb. 7. Sonographische Struktur der Leber bei diffusen Veränderungen [1]

qualität noch durch Routine der insgesamt 6 Untersucher erreicht wurde. Alle 6 Untersucher hatten allerdings mehrere 1000 Untersuchungen durchgeführt. Diese Tatsache widerspricht der Meinung anderer Autoren [7, 15, 17], die angeben, daß die Interobservergenauigkeit erheblich differiere.

Betrachtet man die Aussagen der Literatur (Tabelle 1), so wird die normale Leber in 56–95% der Fälle richtig erkannt, wobei hier sicherlich die Auswahl der Patienten, die morphologisch überprüft werden, eine große Rolle spielt. Hoch ist die Treffsicherheit der Methode in der Beurteilung der Fettleber verschiedener Grade; sie liegt zwischen 60 und 100% (1–6, 8, 15, 16, 22–24]. Dabei wird vor allem die zunehmende Reflexibilität dieser Lebern (große, weiße Leber) zur Beurteilung herangezogen. Das Ausmaß des Schallverlustes wird unterschiedlich beurteilt [10, 20, 23]. Die Unterscheidung zwischen Fettleber niedriger Grade und chronisch persistierender Hepatitis kann aufgrund dieses Kriteriums schwierig sein (8). Möglicherweise ist es überhaupt nur der Grad der Verfettung und die daraus resultierende zunehmende Reflexibilität, die auch die Erkennung der Leberzirrhose, also der Fettleberzirrhose ermöglicht (22). Eine zusätzliche diagnostische Erleichterung ist durch die hohe Anzahl der Leberverfettungen unter dem Gesamtkrankengut gegeben (23). Die akute Hepatitis wird nicht sonographisch diagnostiziert, obwohl es im Einzelfalle sonographische Kriterien gibt, die die Diagnose stützen; die Treffsicherheit im Falle der chronisch-aggressiven Hepatitis liegt zwischen 55 und 76%, allerdings bei kleinen Fallzahlen. Die Diagnose der Zirrhose hingegen gelingt in 55–88% der Fälle, wobei sicherlich das Ausmaß der Verfettung die Diagnose erleichtert, die zusätzlichen Kriterien der portalen Hypertension die Diagnose sichern helfen. Dazwischen wird man aber immer wieder Zirrhosen finden, die sonographisch nahezu unauffällig erscheinen. Unter kritischer Würdigung der Einzelkriterien sind es die Charakteristika Konvexität und Verplumpung, Strukturveränderungen und Veränderungen der Lebergefäße, die am häufigsten angetroffen werden [5, 16]. Der Schallverlust ist stark [20].

Die Tabelle 1 zeigt auch, daß sich innerhalb der letzten Jahre trotz Zunahme der Gerätequalität und Untersuchererfahrung eine wesentliche Verbesserung auf dem Gebiet der Diagnostik der diffusen Hepatopathie nicht hat erreichen lassen.

Diese doch im Ganzen unbefriedigende Situation hat schon relativ früh dazu geführt, über *computerunterstützte sonographische Bildauswertung* eine Verbesserung der diagnostischen Ausbeute zu erzielen. Es ist heute möglich, ein sog. Gewebshistiogramm zu erstellen [9, 11, 14, 17, 18, 21].

Der Ausdruck ist mißverständlich, da es sich natürlich nur um die Auswertung des Echobildes der Leber handelt. Dies gelingt entweder durch Auswertung des A-Bildes oder durch B-Bildanalyse [11, 17, 18]. Die von der Arbeitsgruppe um Räth und van Kaick vorgestellten Untersuchungen an mittlerweile 71 vergleichbaren Patienten, bei denen sowohl eine subjektive, als auch eine computerisierte Echobewertung der Leber stattgefunden hat, lassen erkennen, daß die computerisierte Auswertung des Leberreflexmusters zunehmend an Aussage gewinnt. Während die Auswertung des A-Signals bei einer Gesamttreffsicherheit von 80% liegt, bietet die B-Bildanalyse eine Gesamttreffsicherheit von 98% in der Unterscheidung zwischen normal und pathologisch. Eine Gruppe von 40 Patienten wurde subjektiv von 3 erfahrenen Untersuchern beurteilt und gleichzeitig der genannten computerisierten Beurteilung unterzogen. Letztere hatte eine Treffsicherheit von 95% innerhalb des Gesamtkollektivs gegenüber 85% bei der subjektiven Auswertung. Die normale Leber wurde zu 100% richtig diagnostiziert gegenüber 70%, die

Tabelle 1. Genauigkeit der Sonographie in der Diagnostik diffuser Lebererkrankungen (%, Gesamtzahl)

Autor	Normale Leber	Fettleber niedriger Verfettungsgrad	Fettleber hoher Verfettungsgrad	Akute Hepatitis	CAH	Zirrhose
Weiss 1979 [24]			96 (65)	50 (2 von 4)	76 (13)	88 (18)
Dewbury u. Clark 1979 [4]					65 (67)	80% kleinknotig (20%) grobknotig
Foster et al. 1980 [6]	95 (40)		60 (20)			
Debongnie et al. 1981 [3]			80 (35)		Fibrose 55 (20)	67
Spuhler et al. 1981 [22]		92 (126)	100 bei Verf. > 50%			
Becker et al. 1982	70 (30)		80 (108)		Fibrose 65 (108)	50 (80)
Erckenbrecht et al. 1981 [5]					78	
Böhlke et al. 1982 [2]	78,5 (65)		82 (121)	8 (125)		81 (32)
Högemann 1983					55 (29)	
Steinmaurer et al. 1984 [23]	56 (19)	70 (116)	92 (13)		63 (15)	79 (26)
Raeth et al. 1985 (Computer)			80 (15)		70 (9)	82 (13)

diffusen Erkrankungen mit 95% gegenüber 85% und die Tumoren mit 90% gegenüber 97% bei der subjektiven Wertung. Allerdings sinkt die Genauigkeit bei der Beurteilung der Subklassifikation. Hier liegt die Gesamtgenauigkeit nur noch bei 97%, bei der chronischen Hepatitis bei 70%, der Zirrhose bei 82% und der Fettleber bei 80%. Die von den Autoren betonte Überlegenheit der computerisierten Auswertung betrifft somit zum einen die Unterscheidung zwischen normal und pathologisch, zum anderen die Diagnostik im Falle der chronischen Hepatitis und weniger ausgeprägt der Zirrhose. Die Diagnose der Fettleber wird subjektiv ebenso gut gestellt.

Zusammenfassung

Die Ultraschalldiagnostik diffuser Lebererkrankungen erlaubt mit großer Sicherheit, normale von pathologisch veränderten Lebern zu differenzieren. Die Diagnose einer Fettleber wird mit 70-100%iger Sicherheit, die der Leberzirrhose mit 65-90%iger Sicherheit gestellt. Die normale Leber wird in 60-95% der Fälle richtig erkannt. Die Diagnostik der übrigen diffusen Leberveränderungen ist unsicher. Eine Differentialdiagnostik entzündlicher Leberveränderungen ist nicht möglich. Eine Verbesserung der diagnostischen Aussage ist in den letzten 5 Jahren nicht erfolgt.

Der Einsatz computerunterstützter Gewebs- und Bildmusteranalysen ist eine Bereicherung der Leberdiagnostik, die im Augenblick jedoch noch zeitaufwendig und teuer ist.

Fazit: Die Diagnostik klinisch und laborchemisch eindeutiger Fettlebern kann mit der sonographischen Bestätigung beendet werden. Entzündliche Leberveränderungen müssen weiterhin morphologisch klassifiziert werden.

Literatur

1 Becker HD, Weiss H, Keller W (1982) Zur Aussagefähigkeit der Ultraschall-Untersuchung bei diffusen Strukturveränderungen der Leber. In: Kratochwil A, Reinold E (Hrsg) Ultraschalldiagnostik 81. Thieme, Stuttgart, S 122-123
2 Böhlke E, Hollstein H, Pochhammer KF, Schmidt UR (1983) Sonographische Diagnostik diffuser Hepatopathien. In: Otto RCh, Jann FX (Hrsg) Ultraschalldiagnostik 82. Thieme, Stuttgart, S 198-200
3 Debongnie JC, Pauls C, Fievez M, Wibin E (1981) Prospective evaluation of the diagnostic accuracy of liver ultrasonography. Gut 22: 130-135
4 Dewbury KC, Clark B (1979) The accuracy of ultrasound in the detection of cirrhosis of the liver. Br J Radiol 52: 945-948
5 Erckenbrecht J, Waltenberg M, Sonnenberg A, Peter P, Wedershoven HJ, Alfurayh O, Erckenbrecht E, Wienbeck M (1981) Ist die sonographische Diagnose der Leberzirrhose und Metastasenleber zuverlässig? Dtsch Med Wochenschr 106: 894-897
6 Foster KJ, Dewbury KC, Griffith AH, Wright R (1980) The accuracy of ultrasound in the detection of fatty infiltration of the liver. Br J Radiol 53: 440-442
7 Gosink BG, Lemon SK, Scheible W, Leopold GR (1979) Accuracy of ultrasonography in diagnosis of hepatocellular disease. AJR 133: 19-23
8 Högemann B, Pott G, Stahl K, Neuhaus B (1984) Ultraschalldiagnostik bei Patienten mit Fettleber und chronisch aktiver Hepatitis. In: Lutz H, Reichel L (Hrsg) Ultraschalldiagnostik 83. Thieme, Stuttgart, S 181-184
9 Itoh K, Yasuda Y, Aihara T, Koyano A, Konishi T (1985) Acoustic intensity histogram pattern diagnosis of liver diseases. J Clin Ultrasound 13: 449-456
10 Joseph AEA, Dewbury KC, McGuire PG (1979) Ultrasound in the detection of chronic liver disease. Br J Radiol 52: 184-188
11 Van Kaick G, Schlaps D, Zuna I, Räth U, Limberg B, Lorenz A, Geissler M, Lorenz WJ, Kommerell B (1985) Computerunterstützte echographische Gewebscharakterisierung der Leber. Krankenhausarzt 58: 114-122
12 Keller W, Weiss H (1980) Das Phänomen der sog. Uferbefestigungen im Lebersonogramm und seine Bedeutung für die Interpretation der diffusen Hepatopathie. In: Hinselmann M, Anliker M, Meudt R (Hrsg) Ultraschalldiagnostik in der Medizin, Thieme, Stuttgart, S 106-107
13 Lewis E (1984) Screening for diffuse and focal liver disease: the case for hepatic sonography. J Clin Ultrasound 12: 67-73
14 Nicholas D (1979) Ultrasonic diffraction analysis in the investigation of liver disease. Br J Radiol 52: 949-961

15 Pirovino M, Grauer W, Götz A, Huber M, Altorder J, Maranta E, Schmid M (1982) Bedeutung der Ultrasonographie in der Diagnostik diffuser Parenchymerkrankungen der Leber. Schweiz Med Wochenschr 112: 525–526
16 Preim D, Stallkamp E, Hust W, Dadrich E, Bundschu HD (1983) Sonographische Kriterien der Leberzirrhose. Otto RCh, Jann FX (Hrsg) Ultraschalldiagnostik 82. Thieme, Stuttgart, S 201–204
17 Räth U, Zuna I, Limberg B, Schlaps D, Lorenz A, Van Kaick G, Lorenz WJ, Kommerell B (1984) Der Beitrag der Grauwerthistogramm-Analyse zur sonographischen Diagnostik des diffusen Leberparenchymschadens. Ultraschall 5: 94–97
18 Räth U, Schlaps D, Limberg B, Zuna I, Lorenz A, Van Kaick G, Lorenz WJ, Kommerell B (1985) Diagnostic accuracy of computerized B-Scan texture analysis and conventional ultrasonography in diffuse parenchymal and malignant liver disease. J Clin Ultrasound 13: 87–99
19 Rettenmaier G (1971) Zur Unterscheidung von normalen und krankhaften Ultraschallreflexionen der Leber. Ultrasonographia Medica, Bd III (1. Weltkongress über Ultraschall in d. Med. und SIDUO III (1969) Med Akademie, Wien. S 31–37
20 Rettenmaier G (1977) Lebersonographie. Thieme, Stuttgart
21 Sommer FG, Joynt LF, Carroll BA, Macovski A (1981) Ultrasonic characterization of abdominal tissues via digital analysis of backscattered waveforms. Radiology 141: 811–817
22. Spuhler A, Pösl H, Sander R, Götz U (1981) Bedeutung der Sonographie in der Fettleberdiagnostik. Leber Magen Darm 11: 15–20
23 Steinmaurer HJ, Jirak P, Walchshofer J, Clodi PH (1984) Treffsicherheit der Sonographie bei der Diagnose diffuser Leberparenchymerkrankungen – Vergleich zwischen Sonographie und Leberhistologie. Ultraschall 5: 98–103
24 Weiss H (1979) Die Stellung der Sonographie im Rahmen der Leberdiagnostik. Med Klin 74: 154–160
25. Weiss H, Lechtken S, Weiss A (1986) Was leistet die Sonographie in der Diagnostik der akuten Hepatitis? In: Otto RCh, Schnaars P (Hrsg) Ultraschalldiagnostik 85. Thieme, Stuttgart, S 371–372

Sonographische Diagnostik von Lebertumoren

Deskription, Differentialdiagnose, Genauigkeit

D. Beyer

Einleitung

Mit leistungsstarken Geräten können heute bei normalen Untersuchungsbedingungen und günstiger Lage eines Herdes im Leberparenchym Raumforderungen schon ab einer Größe von 0,5 cm Durchmesser erkannt werden. Grundsätzlich gilt: Je größer der Impedanzunterschied zum umgebenden Lebergewebe, desto kleinere Raumforderungen lassen sich nachweisen. Deshalb sind z. B. kleine zystische Areale besser als solide darzustellen. Liegt nur ein minimaler oder kein Impedanzunterschied zwischen einer Raumforderung und dem umgebenden Lebergewebe vor, ist sie sonographisch *nicht* darstellbar.

Je nach Lage, Größe und Zahl führen fokale Lebererkrankungen zu einer *Organvergrößerung* mit Abrundung der normalerweise spitzwinkligen Leberränder und zu *Kontur-*, sowie *Strukturveränderungen* mit umschriebenen Alterationen des normalen Echomusters, die durch veränderte Schalltransmission, – reflexion- und -absorption hervorgerufen werden. Die große Variabilität des sonographischen Erscheinungsbildes von Lebertumoren ist auf unterschiedliche akustische Eigenschaft der Läsionen zurückzuführen, die wiederum auf unterschiedlicher Gewebsarchitektur, spezifischer Gewebsdichte, unterschiedlichem Flüssigkeitsgehalt und differenter Anordnung von Grenzflächen und Gefäßen beruhen.

Im Rahmen dieser Zusammenstellung sehe ich es als meine Aufgabe an, zur sonographischen Deskription und Differentialdiagnose, jedoch auch zur Treffsicherheit der Sonographie bei der Suche nach Lebertumoren Stellung zu nehmen.

Sonographische Deskription und Differentialdiagnose von Lebertumoren

Solide Lebertumoren

Lebertumoren lassen sich nach ihrer Herkunft in epitheliale und mesenchymale Raumforderungen unterteilen; sie können auch aus einer Kombination dieser Gewebsarten hervorgehen. Den Lebertumoren im weiteren Sinne werden auch umschriebene Hyperplasien und Hamartien zugerechnet:

1. Mesenchymale Tumoren

a) Benigne mesenchymale Tumoren

　　Hämangiom (selten: Lipom, Fibrom, Myxom, Histiozytom).

b) Maligne mesenchymale Tumoren:

　　malignes Hämangiom, Endotheliom, anders differenzierte Sarkome.

2. Epitheliale Tumoren und tumorbedingte Hyperplasien

a) fokale noduläre Hyperplasie (FNH).

b) benigne epitheliale Tumoren.

　　hepatozelluläres Adenom, cholangiozelluläres Adenom, Gallengangszystadenom und -papillom.

c) Maligne epitheliale Tumoren:
   primäres Leberzellkarzinom,
   cholangioläres Karzinom.
3. Teratoide Lebertumoren/Mischtumoren.
4. Sekundäre Lebertumoren (Metastasen).
5. Noduläre Leberbeteiligung bei Systemerkrankungen.

Benigne Lebertumoren

Hämangiome

Je nach Grad regressiver Veränderungen eines Hämangioms ergeben sich verschiedene Echomuster der meist runden und gegenüber dem Lebergewebe glatt begrenzten Raumforderungen. Ist noch keine Hyalinisierung oder Fibrosierung eingetreten, zeigen sich die zentralen bluthaltigen Räume als echoarme, von echoreichen Septen durchzogene Areale. Gelegentlich ist eine abführende, erweiterte Lebervene zu erkennen. Selten lagert sich echogenes Material in den dorsalen Abschnitten dieser Hohlräume ab.

Mit zunehmendem Verschluß der primär blutführenden Räume ergeben sich echoreiche, glatt begrenzte, manchmal lobulär begrenzte Bezirke, die andeutungsweise von linearen, echoarmen Strukturen durchzogen werden (Abb. 1, 2). Ein echoarmer Randsaum, wie er immer wieder bei expansiv wachsenden Tumoren gefunden wird, findet sich beim Hämangiom charakteristischerweise nicht.

Diese Echomorphologie weist die Mehrzahl der meist zufällig diagnostizierten Hämangiome auf. Jedoch ist dieses Erscheinungsbild nicht immer typisch, da auch zentral echoarme Herde mit echodichtem Randsaum und echodichte Herde mit zentraler Verkalkung und Schallschatten beobachtet werden können. Insbesondere bei größeren Hämangiomen können recht untypische sonographische Befunde nachgewiesen werden. Obwohl eine Feinnadelpunktion kein größeres Blutungsrisiko birgt, sollte zunächst eine Abklärung durch Computertomographie mit Kontrastmittelinjektion in Bolusform erfolgen, weil auch die Punktion oft zu keinem schlüssigen Ergebnis führt.

Bei der *Hämangiomatose im Kindesalter* liegen multiple, echofreie Herde und eine durch den erhöhten Durchfluß hypertrophierte A. hepatica vor; die *Hämangiomatose im Erwachsenenalter* zeigt jedoch – nach Hyanilisierung der Herde multiple, meist gleichgroße, echoreiche Läsionen.

Fokal-noduläre Hyperplasie (FNH) – Adenom

Die schon 1984 von Simmonds beschriebene fokal-noduläre Hyperplasie geht mit meist singulären, in der Peripherie zum Teil gelappten Raumforderungen einher, die vorzugsweise subkapsulär liegen, in 20% jedoch auch gestielt auftreten können. Da sie mikroskopisch den gleichen Aufbau wie ein hyperplastischer Regeneratknoten in der Zirrhoseleber mit entzündlichen Infiltraten, Gallengangsproliferaten und den Glisson-Feldern ähnelnden Bindegewebsinseln haben, sind sie wegen der oft gleichen Echoeigenschaften kaum von der Leber abzugrenzen. Je nach Dichte des umgebenden Lebergewebes können sie als gering echoärmere oder imponieren, die zum Teil durch streifenförmige, echodichte Zonen abgrenzbar sind, wobei diese „Kapsel" wahrscheinlich durch Kompression umgebenden Lebergewebes entsteht (Abb. 2).

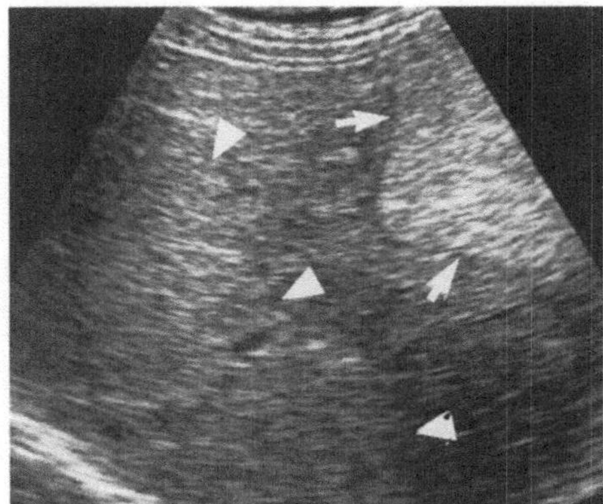

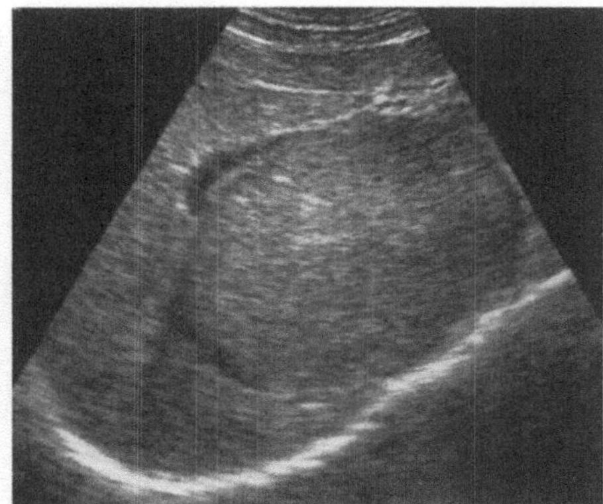

Abb. 1. Simultanes Vorkommen eines Hämangioms und einer fokal nodulären Hyperlasie (FNH): Subkostalschnitt. In den kranialen Leberabschnitten Nachweis einer nur wenig echoreicheren, glatt begrenzten Raumforderung (▶), in den kaudalen Partien echoreiche, glatt begrenzte Raumforderung (→) mit leichter Auftreibung der Leberspitze (nicht dargestellt). Sicherung des Befundes durch Computertomographie mit Bolusinjektion und Feinnadelpunktion.

Abb. 2. Fokal-noduläre Hyperplasie im Lobus caudatus: Querschnitt in Höhe der Leberpforte. Deutliche Verlagerung der Portaläste durch einen ovalären, mit der umgebenden Leber fast echogleichen Prozesses. In Zentrum dieser Raumforderung angedeutet echoreiche Sternfigur. Kompression der V. cava inferior

Am ehesten imponieren lokale Konturauftreibungen der Leber durch die FNH oder das Vorliegen gestielter Raumforderungen. (Abb. 1) Die angiographisch und pathologisch meist nachweisbare Sternfigur im Zentrum kommt sonographisch kaum zur Darstellung, obwohl zum Teil eine gewisse Unregelmäßigkeit des Reflexbesatzes nachweisbar ist. (Abb. 2) Durch den nur minimalen Impedanzunterschied zwischen normalem Lebergewebe und FNH ist zu unterstellen, daß kleinere Herde der Sonographie entgehen (Abb. 1).

Leberadenome sind von der FNH sonographisch nicht zu unterscheiden. Die beim Adenom beschriebenen zentralen Blutungen oder Nekrosen erschweren lediglich die differentialdiagnostische Abgrenzung zu Metastasen, Abszessen und Hämangiomen.

Primäre maligne Lebertumoren

Primäre maligne Lebertumoren zeigen ein vielfältiges sonographisches Bild. Bei *primären Leberzellkarzinomen* findet sich bei der *massiven Form* — entsprechend der makroskopisch-pathologischen Einteilung — ein solitäres, meist großes echodichtes Tumorareal, das von unregelmäßig konfigurierten echoarmen Zonen im Sinne von Nekrosen und Blutungen zentral und marginal durchsetzt ist. Der Tumor ist durch einen echoarmen Randsaum vom umgebenden Lebergewebe abgegrenzt und führt fast immer zur lokalen Organauftreibung. Das Einwachsen in das portalvenöse System ist typisch (Abb. 3, 4).

Bei der *multinodulären Form* zeigen sich multiple konglomeratähnliche Tumoren, die ganze Leberlappen befallen, die Leberkontur deformieren, Gefäßstruktu-

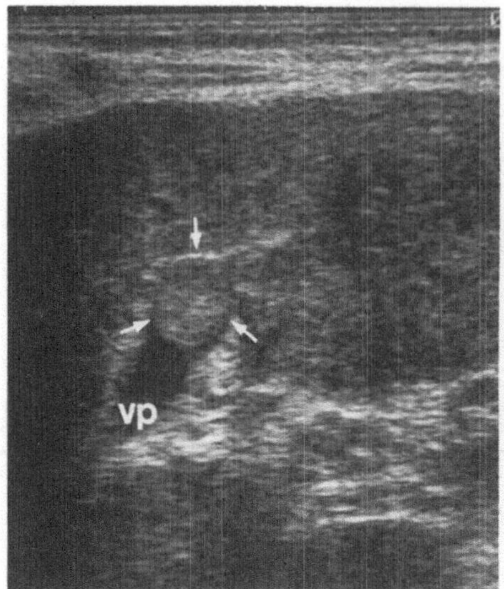

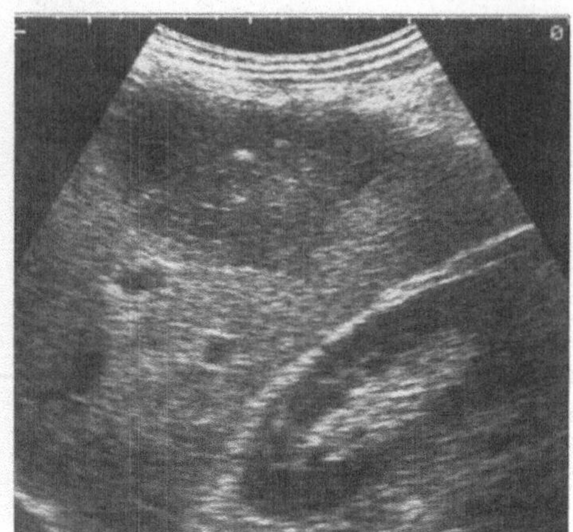

Abb. 3. Primäres hepatozelluläres Karzinom mit Einwachsen eines Tumorthrombus in einen Pfortaderast. Querschnitt durch den linken Leberlappen und die Leberpforte. Auftreibung des linken Leberlappens durch einen inhomogenen, vorwiegend echoarmen raumfordernden Prozeß. Einwachsen eines Tumorthrombus (→) in den linken Pfortaderast *(vp)*

Abb. 4. Primäres cholangioläres Karzinom im rechten Leberlappen. Querschnitt durch den rechten Leberlappen und die rechte Niere. Vorwölbung der rechten vorderen Leberkontur durch eine echoarme Raumforderung ohne Stauung peripherer Gallengänge. Gleichzeitig Vorliegen einer computertomographisch gesicherten inhomogenen Verfettung der Leber

ren verlagern und regionale Gallengänge aufstauen. Bei dieser Verlaufsform können verstärkt oder vermindert reflektierende Areale nebeneinander liegen und ein unregelmäßiges Echomuster, wie bei diffuser Metastasierung hervorrufen.

Die *kleinknotig-diffuse Form* durchsetzt beide Lappen der vergrößerten und an der Oberfläche gebuckelten Leber. Sie ist von einer kleinknotigen Metastasierung nicht zu unterscheiden.

Bei jedem Leberzellkarzinom, insbesondere beim älteren Patienten, muß nach einer begleitenden Leberzirrhose als Ursache gefahndet werden.

Sekundäre maligne Lebertumoren (Metastasen)

Wichtigster Hinweis für das Vorliegen von Metastasen sind umschriebene *Strukturdefekte* in der Leber. Diese lokalisierten Veränderungen der Echostruktur zeigen eine Vielfalt möglicher Echomuster (Abb. 5).

Darüber hinaus führen Metastasen häufig zu *Konturveränderungen* der Leber, indem sie entweder bei oberflächlicher Lage die Kontur konvex- bzw. polizyklisch vorwölben oder aber bei diffuser Leberinfiltration zu einer Vergrößerung der Leber und einer Verplumpung der Kontur führen. Letztgenannte Formveränderungen können auch bei anderen Hepatomegalien vorkommen, müssen aber immer als indirekte Hinweise auf potentielle Raumforderungen der Leber gewer-

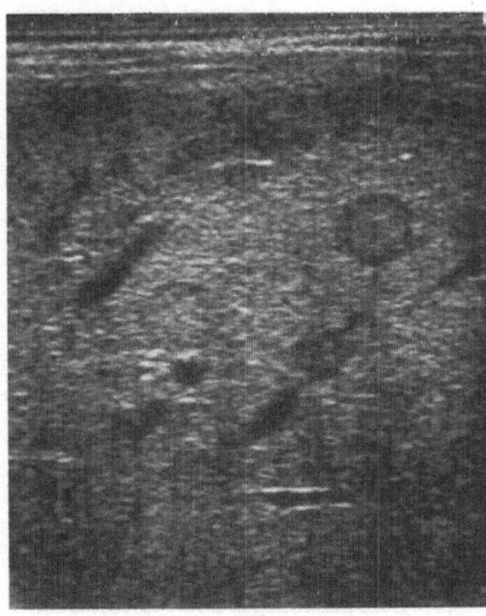

Abb. 5. Kleinknotige Lebermetastasierung bei Adenokarzinom des Magens. Subkostalschnitt. Mehrere, bis 12 mm im Durchmesser betragende echoreiche Rundherde mit peripherem echoarmen Randsaum

tet werden, auch wenn noch keine faßbaren Strukturveränderungen nachweisbar sind. *Auxiliäre Symptome* sind Verlagerung und Kompression intrahepatischer Gefäße und Gallengänge.

Maßstab für das Reflexverhalten von Lebermetastasen ist der normale Echobesatz des Leberparenchyms.

Nach ihrem Reflexmuster unterscheidet man folgende Metastasentypen:
Typ I – echofreie Läsionen,
Typ II – echoarme Läsionen,
Typ III – echoreiche Läsionen mit ringförmigem, echoarmen Randsaum oder echoarmen Zentrum (Abb. 5).

Typ II und Typ III können verkalken und dann einen dorsalen Schallschatten aufweisen.

Echofreie Metastasen (Typ I) sind selten. Es handelt sich hierbei meist um Metastasen von Adenokarzinomen des Pankreas und des Ovars. Sie weisen eine mäßige Betonung des Rückwandechos und sog. dorsale Schallverstärkung auf. Läsionen, die primär mit echoreichem Rand und echoarmen bzw. -freiem Zentrum imponieren, können im weiteren Verlauf zentral einschmelzen, Spiegelbildungen aufweisen und sich letztlich wie Zysten darstellen. Lediglich die unregelmäßige Konfiguration der Innenwand weist auf den primär soliden Ursprung hin.

Echoarme Metastasen (Typ II) sind meist Tochtergeschwülste epithelialer Karzinome (Mammakarzinom, Bronchialkarzinom, malignes Melanom). Sie zeigen sich als vermindert reflektierende, oft schlecht abgegrenzte Bezirke und bilden mit ca. 30% die zweithäufigste Gruppe metastatischer Absiedlungen in der Leber.

Echoreiche, strukturdichte Metastasen (Typ III) repräsentieren die größte Gruppe und entsprechen vorwiegend Filiae kolorektaler Karzinome und von Adenokarzinomen des Magens, aber auch von Teratokarzinomen des Hodens und kleinzelligen Bronchialkarzinomen (Abb. 5).

Kommt es zu Verkalkungen der meist echoreichen Metastasen, wie es manchmal bei kolorektalen Karzinomen, osteogenen Sarkomen, aber auch bei Adeno-

karzinomen des Magens, bei Mammakarzinomen und medullären Schilddrüsen-
karzinomen geschieht, tritt hinter der Metastase ein Schallschatten auf, wobei
echoarme Metastasen seltener verkalken.

In vielen Fällen liegt nicht nur eine Metastasenform vor, sondern eine Kombination verschiedener Reflexmuster.

Eine diffuse metastatische Infiltration der Leber durch kleine Metastasen, wie
sie häufig beim kleinzelligen Bronchialkarzinom und malignen Melanom auftreten, bzw. konfluierende Metastasen führen zu einer diffusen Strukturauflösung der
vergrößerten Leber, z. T. ohne daß Einzelherde sicher abzugrenzen sind.

Zuweilen kann das Echomuster einer Metastase sich sowenig von der des
umgebenden Lebergewebes unterscheiden, daß sie dem sonographischen Nachweis entgeht. Nach unserer Erfahrung besteht diese Gefahr besonders bei kleinen
echoreichen Metastasen kolorektaler Karzinome in einer mäßiggradig verfetteten
Leber.

Leberbefall bei malignen Systemerkrankungen

Sonographische Kennzeichen einer *diffusen Leberinfiltration* bei Leukose und
malignen Lymphomen sind: in ca. 90% Hepatomemalie, Abrundung der Leberränder und eine vergröberte und echoverminderte Leberbinnenstruktur, die mit
einer auffallend guten Schalleitung einhergeht. Obwohl die verbesserte Schalleitung des diffus infiltrierten Organs typisch erscheint, ist eine definitive Diagnose
allein aufgrund des sonographischen Aspektes wegen der Gefahr einer Verwechslung mit anderen Leberparenchymerkrankungen kaum möglich. Die Deutung
wird durch die Kenntnis der Grunderkrankung und den Nachweis abdomineller
Lymphome erleichtert.

Selten ist sowohl bei Leukosen als auch bei M. Hodgkin und Non-Hodgkin-
Lymphomen ein *nodulärer Leberbefall* nachweisbar, wobei ein kleinnodulärer von
einem grobnodulären Befall zu differenzieren ist (Abb. 6). Es zeigen sich dabei
unscharf begrenzte, echoarme, selten auch echoreichere Herde, die an Lebermetastasen solider Tumoren erinnern. Gleichzeitig können in vielen Fällen auch noduläre Infiltrate der Milz gesichert werden. Auch die von Lymphomen der Leberpforte ausgehende *direkte Infiltration* des Leberparenchyms ist sonographisch
faßbar.

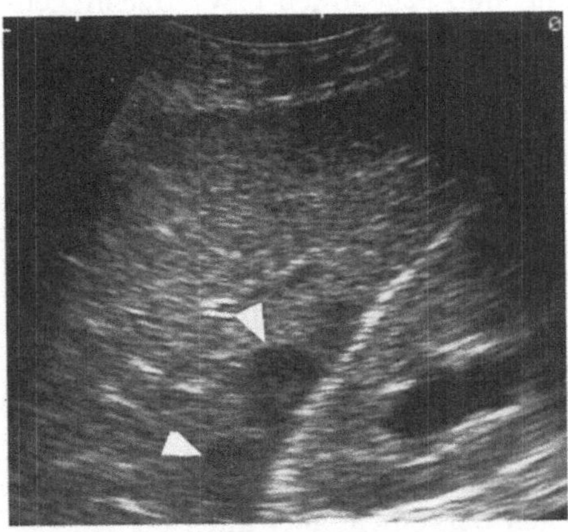

Abb. 6. Nodulärer Leberbefall bei
Non-Hodgkin-Lymphomen. Längsschnitt
durch die Leber und die rechte Niere.
Subkapsulär in den kaudalen Abschnitten
des rechten Leberlappens Nachweis
zweier 15 mm großer, echoarmer Herde
(▶). Simultan Stauungsniere rechts durch
retroperitoneale Lymphome (nicht
dargestellt)

Ein negatives Sonogramm spricht *nicht* gegen einen Leberbefall im Sinne der Grunderkrankung.

Irrtumsmöglichkeiten

Falsch-negative Diagnosen bei der sonographischen Suche nach Lebertumoren und Metastasen sind bedingt durch:
- geringe Größe der Läsionen,
- fehlenden oder nur minimalen Strukturunterschied zwischen Tumor und Leberparenchym,
- kleinknotig-diffuses oder konfluierendes Wachstum eines Tumors ohne signifikanten Unterschied zum Leberparenchymschaden,
- gleichzeitig vorliegenden obstruktiven Ikterus mit Gallengangserweiterung und kleinen Metastasen,
- nicht beurteilbare Leberregionen im breiten Schallschatten hinter Verkalkungen oder luftgefüllten Darmschlingen bzw. Gallengängen,
- echoärmere Abbildung applikatorferner Leberabschnitte durch vermehrte Schallabsorption der Leber oder Verwendung einer zu hohen Frequenz.

Falsch-positive Diagnosen (Pseudoläsionen)

Sie sind wegen der mehrdimensionalen Untersuchungsmöglichkeit der Leber selten, jedoch auch von der Erfahrung des Untersuchers abhängig. Diese falsch-positiven Diagnosen sind bedingt durch:
- einen tief imprimierenden oberen rechten Nierenpol,
- Vergrößerung des Lobus quadratus bei kompensatorischer Hypertrophie nach Leberresektion oder Leberzirrhose,
- durch ein breites Lig. falciforme,
- breite Periportalfelder,
- parahepatische Tumoren bei Peritonealkarzinose oder Brustwandtumoren,
- ausgeprägte Zwerchfellinsertionen,
- durch nach intrathorakal sich vorwölbende Zwerchfellbuckel,
- regionale Leberverfettung,
- noduläre Veränderungen bei der Leberzirrhose.

Treffsicherheit und Wertung der Methode

Bei der Suche nach herdförmigen Leberveränderungen wird die Sonographie heute als *Erstuntersuchung* eingesetzt, da sie für den Patienten die am wenigsten belastende bildgebende Methode darstellt und schon geringgradige strukturelle Abweichungen vom normalen Reflexmuster faßbar sind, so daß mit leistungsstarken Geräten und bei günstiger Lage des Herdes Raumforderungen ab 5 mm Durchmesser nachweisbar sind. Voraussetzung hierfür sind hinreichend große Impedanzunterschiede zwischen Raumforderung und umgebendem Lebergewebe. Das Strukturmuster solider *primärer Lebertumoren* variiert aufgrund der unterschiedlichen Gewebebeschaffenheit sehr; ebenso ist das sonographische Bild von *Lebermetastasen* recht vielfältig. Gewisse Korrelationen zwischen sonographischem Aspekt und der Histologie primärer Lebertumoren finden sich beim primären Leberzellkarzinom, beim Hämangiom und der fokalen nodulären Hyperplasie. Ebenso erzeugen einige Tumoren Lebermetastasen mit bestimmten Reflexmustern; dies gilt vor allem für kolorektale Adenokarzinome, Melanome und Sarkome.

Der diagnostische Wert dieser jeweils mehr oder weniger uniformen Metastasierungsmuster wird allerdings dadurch eingeschränkt, daß andere, weniger einförmig metastasierende Tumoren ähnliche Metastasen erzeugen können. Letztlich ist also weder bei primären Lebertumoren noch bei Metastasen eine *eindeutige Zuordnung* des *Echomusters* zu der jeweiligen *Histologie möglich* und daher nur eine gewisse Wahrscheinlichkeitsaussage erlaubt.

Inwieweit sich eine computertomographische Untersuchung anschließt und eine Angiographie erforderlich ist, hängt von der Möglichkeit oder Absicht eines operativen Eingriffes ab.

Insgesamt hat sich die Sonographie durch technische Weiterentwicklung der Geräte und zunehmende Erfahrung der Untersucher in der Diagnostik herdförmiger Leberveränderungen zu einer Methode von hoher Treffsicherheit bis zu 90% entwickelt.

Falsch-positive Befunde sind selten und hängen von der Erfahrung des Untersuchers ab. Allerdings ist zu betonen, daß bei der Metastasensuche *nur der positive Nachweis von klinischer Relevanz* ist. Die fehlende Darstellung schließt sehr kleine Metastasen nicht mit Sicherheit aus, so daß sich bei entsprechender klinischer Fragestellung bzw. Therapieplanung die Computertomographie oder Feinnadelpunktion anschließt. Bei der Bewertung der Vor- und Nachteile von Sonographie und Computertomographie ist zu bedenken, daß bei bestehender Leberverfettung die Sonographie der CT im Nachweis fokaler Läsionen überlegen ist.

Literatur

1 Atkinson Jr GO, Kodroff M, Sondes PJ, Gay Jr BB (1980) Focal nodular hyperplasia of the liver in children: a report of three new cases. Radiology 137: 171
2 Bernardiono ME, Green B (1979) Ultrasonographic evaluation of chemotherapeutic response in hepatic metastases. Radiology 133: 437
3 Beyer D, Friedmann G, Mödder U (1982) Leberdiagnostik mit bildgebenden Verfahren, Indikationen und Ergebnisse. Internist (Berlin) 23: 66
4 Beyer D, Friedmann G (1983) Sonographie der Leber — Indikationen, artdiagnostische Kriterien, Ergebnisse. Röntgenpraxis 6 (36): 187
5 Beyer D, Schulze PJ (1983) Sonographie der Leber. In: Bücheler E, Friedmann G, Thelen M (Hrsg) Real-time Sonographie des Körpers. Thieme, Stuttgart
6 Beyer D, Mödder U, Friedmann G (1984) Differentialdiagnose nodulärer Leberveränderungen bei seltenen Leberparenchymerkrankungen. In: Lutz H, Reichel L (Hrsg) Ultraschalldiagnostik 83. Thieme, Stuttgart
7 Carroll B, Ta HN (1980) The ultrasonic appearance of extranodal abdominal lymphoma. Radiology 136: 419
8 Friedmann G, Peters PE, Beyer D (1980) Rationelle Diagnostik der Lymphogranulomatose durch gestuften Einsatz bildgebender Verfahren. Internist (Berlin) 22: 270
9 Ginaldi S, Bernardino ME, Jing BS, Green B (1980) Ultrasonographic patterns of hepatic lymphoma. Radiology 136: 427
10 Kamin PD, Bernardino ME, Green B (1979) Ultrasound manifestations of hepatocellular carcinoma. Radiology 131: 459

11 Koischwitz D (1980) Sonomorphologie primärer und sekundärer Leberneoplasmen. RoFo 133: 372
12 Meissner J, Weiss H, Deck G, Krakow B (1980) Besteht eine Korrelation zwischen sonographischen und histologischen Kriterien bei Leber-Metastasen? In: Hinselmann M, Anliker M, Meudt R (Hrsg) Ultraschalldiagnostik in der Medizin. Thieme, Stuttgart
13 Schild H, Thelen M, Paquet KJ, Biersack HJ, Janson R, Bücheler E, Hansen H, Gröninger J (1980) Fokal noduläre Hyperplasie. RoFo 133: 355
14 Scott W, Sander WRC, Siegelman SS (1980) Irregular fatty infiltration of the liver: diagnostic dilemmas. AJR 135: 67
15 Wiener SN, Parulekar SG (1979) Scintigraphy and ultrasonography of hepatic hemangioma. Radiology 132: 149
16 Wooten WB, Green B, Goldstein H (1978) Ultrasonography of necrotic hepatic metastases. Radiology 128: 447

Sonographie der Gallenblasenwand

R. Heckemann

Einleitung

Im folgenden soll der aktuelle Stand der Sonographie der Gallenblase dargestellt werden, wobei versucht wird, das weite Thema auf die Diagnose und Differentialdiagnose der diffusen und umschriebenen Gallenblasenwandveränderungen zu reduzieren.

Akute Cholezystitis

Für die Diagnose der akuten Cholezystitis gibt es keine spezifischen Kriterien. Die Erkennung erfolgt aus dem klinischen Bild, allgemeinen Entzündungszeichen und dem Ultraschallbefund.

Ein Kombinat von Palpation und sonographischem Befund stellt das sog. „sonographische Murphy-Zeichen" dar, das Ralls et al. 1982 [24] in einer prospektiven Studie präzisierten. Darunter wird das Punctum maximum des mittels Fingerpalpation ermittelten Schmerzpunktes verstanden, der über der sonographisch identifizierten Gallenblase liegt. Allein dieses Zeichen hatte eine Sensitivität von 63%, eine Spezifität von 93%, einen positiven prädiktiven Wert von 72,5% und einen negativen prädiktiven Wert von 90,5% (n = 427). Wenn auch nicht vollständig beweisend, so ist das sonographische Murphy-Zeichen zweifelsfrei ausgesprochen hilfreich.

Hinzu kommen weitere sonographische diagnostische Kriterien:
1. Wandverdickung mehr als 5 mm,
2. umschriebene irreguläre echoarme fokale Wandverdickungen,
3. sagittaler Gallenblasendurchmesser mehr als 4 cm,
4. Cholelithiasis,
5. intraluminale Membranen (Abb. 1),
6. unscharfe Wandbegrenzungen peripher,
7. perivesikale Flüssigkeitsansammlungen.

Raghavendra et al. [72] fanden das Kombinat der Zeichen 1–5 in 70% der 24 Fälle. Die hydropische Erweiterung der Gallenblase wurde in 87% gesehen und wird auf eine Okklusion des Ductus cysticus, meist durch Konkremente bedingt, zurückgeführt. Die Cholezystomegalie allein betrachtet findet sich jedoch auch bei anderen Situationen: bei Hungernden, postoperativ, posttraumatisch, in Narkoseanalgesie, nach Vagotomie und beim Diabetes mellitus.

Auf eine echoarme Wandschicht bei der akuten Cholezystitis haben Marchal et al. [18] hingewiesen, sie fanden ebenfalls eine unscharfe Außenwandbegrenzung.

Der echoarme Saum wird auf eine perimuskuläre Schicht zurückgeführt, die lockeres Bindegewebe enthält und als Prädilektionsort für die Ansiedlung eines

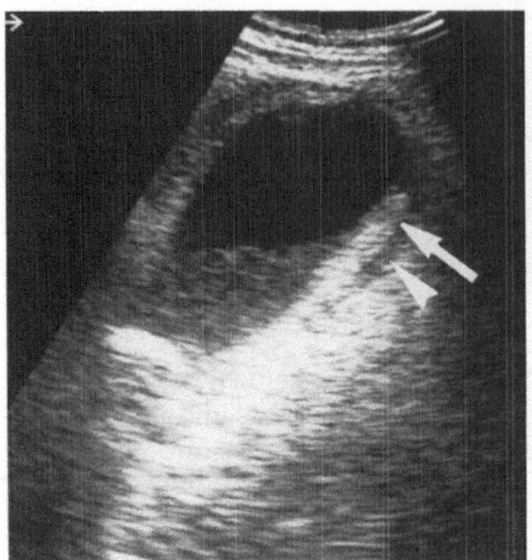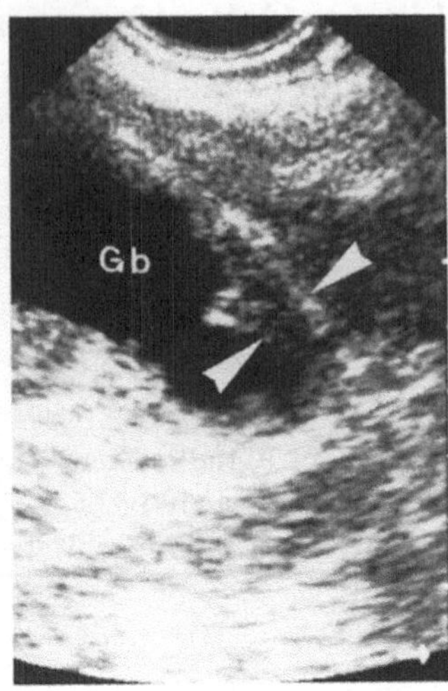

Abb. 1. Akute Cholezystitis mit intraluminaler Membran, die echoreich ist (→), bestehend aus Mukosa und Muskularis. Echoarme perimuskuläre Schicht (▲). Spiegelbildung mit Sludge

Abb. 2. Alithogene akute Cholezystitis mit partieller Wandverdickung (▲)

entzündlichen Infiltrates im Sinne eines Ödems gilt [22]. Die echoreicheren inneren Strukturen würden dann der Muskularis und Mukosa entsprechen. Sie setzen sich als eine intraluminale Membran ab (Abb. 1).

Raghavendra et al. [22] stellten die interessante Frage, ob eine Beziehung bestünde zwischen Schallbefund und pathologisch anatomischen Wandveränderungen. Man erwartete dabei prognostische Hinweise. Jedoch wurden keine entsprechenden Korrelationen gefunden: Eine gangränose war von einer nichtgangränösen Cholezystitis nicht zu differenzieren. Demgegenüber wiesen Brooke Jeffrey et al. [5] auf die Zeichen intraluminale Membranen und umschriebene Wandverdickungen hin, die sie immerhin in 11 von 19 Fällen (58%) bei der gangränösen Cholezystitis fanden. Die umschriebenen Wandverdickungen und Pseudotumoren entsprechen Nekrosen, intramuralen Hämorrhagien und Mikroabszessen.

Therapeutisch ist die Operationsindikation wegen erhöhter Morbidität und Mortalität allgemein akzeptiert.

Echogene Partikel innerhalb der Gallenblase werden beim Empyem gefunden und entsprechen fibrinösen und mukosalen Detritus [14]. Im Gegensatz zum Sludge der Gallenblase soll dabei ein Schichtungsphänomen mit Spiegelbildung nicht auftreten.

Als Komplikation der Cholezystitis wird die Perforation angesehen.

Man unterscheidet die akute von der subakuten und der chronischen Perforation, wobei die akute in die freie Bauchhöhle einbricht, die subakute durch Adhäsionen von der Bauchhöhle abgekapselt ist und die chronische Kontakt zu Nachbarorganen aufnimmt, am häufigsten als Gallensteinperforation in das Darmlumen [19]. Prädilektionsstelle für die Perforation ist der Gallenblasenfundus wegen der hier am geringsten ausgeprägten Gefäßversorgung.

Die subakute Perforation wurde sonographisch am häufigsten beobachtet. Madrazo et al. [17] sahen sie in sämtlichen der 13 beschriebenen Fälle.

Als Sonderform der Gallenblasenentzündung wird die alithogene Cholezystitis angesehen, die nur bei 2–10% der Fälle [8] auftritt. Es wird angenommen, daß der obligate Zystikusverschluß nicht durch ein Konkrement, sondern durch ein Ödem bewirkt wird. Das Sonogramm kann bei der alithogenen Cholezystitis völlig unauffällig sein oder aber ein positives Murphy-Zeichen verursachen, aber auch mit einer partiellen Wandverdickung einhergehen (Abb. 2). Bei unklarem sonographischem Befund besteht hier die Indikation der Choleszintigraphie, welche nach Fox et al. [8] eine Treffsicherheit von 93% aufweist. Aber auch die orale Cholezystographie ist mit nicht geringerer Treffsicherheit in der Lage, den Zystikusverschluß zu dokumentieren und gestaltet sich zudem kostengünstiger als die Szintigraphie [16]. Der in Abb. 2 dargestellte Fall einer alithogenen Cholezystitis wurde präoperativ durch ein negatives Cholezystogramm nach intravenöser Kontrastmittelapplikation diagnostisch gesichert.

Ein weiterer Fall einer 45jährigen Kollegin mit schmerzendem rechten Oberbauch zeigte sonographisch außer der Druckschmerzhaftigkeit einen vollkommen unauffälligen Befund. Das daraufhin durchgeführte intravenöse Cholangio-Cholezystogramm wies eine geringe Kontraktion der Gallenblase nach Reiz auf und war ebenfalls sonst unauffällig. Bei der präoperativen Röntgenuntersuchung des Magens fand sich noch verzögert – sozusagen als Nebenbefund – Kontrastmittel in der Gallenblase als Ausdruck einer Entleerungsstörung. Die Cholezystektomie führte zur Diagnose einer chronischen Cholezystitis. Die Patientin war bei einer Nachuntersuchung 7 Monate postoperativ völlig beschwerdefrei.

Hoffmann und Glanges [11] wiesen in ihrer viel zitierten Arbeit auf die Bedeutung der verzögerten Gallenblasenentleerung hin. Diese war definiert als unveränderte Kontrastierung der Gallenblase 36 h nach oraler Kontrastmittelgabe.

Von 600 Patienten wiesen 30 steinfreie Patienten dieses Phänomen der verzögerten Gallenblasenentleerung auf. 28 wurden wegen gleichzeitig bestehender Schmerzsymptomatik operiert, mit folgendem Ergebnis:

14 (50%) zeigten die Zeichen der chronischen Cholezystitis,
 8 (29%) hatten eine Cholesterose (Cholesterinpapillomatose),
 6 (21%) eine Adenomyomatose.

Postoperativ waren 24 Patienten (86%) beschwerdefrei; 2 gebessert und 2 unverändert. Weit über 90% der Patienten profitierten somit von diesem rein konventionellen Procedere, bei dem die Sonographie als diagnostische Maßnahme keine Rolle spielte. Vergleichbare Ergebnisse wurden auch von Nora et al. [20] und Adams und Foxley [1] aus chirurgischer Sicht beschrieben.

Kritisch muß jedoch angemerkt werden, daß die Cholezystitis pathologisch-anatomisch schwer von entzündlichen Zellinfiltraten abzugrenzen ist, welche auch bei vielen asymptomatischen Patienten im mittleren Alter auftreten. Aus diesem Grunde ist der Pathologe geneigt, die Diagnose der Cholezystitis weit und großzügig zu stellen [3].

Die alithogene Cholezystitis wird als die benigne Erkrankung der Gallenblase mit der höchsten Mortalität und Morbidität angesehen. Das ist wahrscheinlich bedingt durch das hohe Durchschnittsalter dieser Patientengruppe (65,7 Jahre in der Serie von Fox et al.) und das Auftreten assoziierter Herz-, Kreislauf- und Stoffwechselerkrankungen (Diabetes mellitus). Gefürchtet ist die alithogene Cholezystitis, da Anamnese, Klinik und Labor diagnostisch wenig wegweisend sein können.

Der Wert der Sonographie bei der akuten Cholezystitis wurde prospektiv von Ralls et al. [25] an 497 Patienten herausgearbeitet: Der positive prädiktive Wert für die Steindiagnostik mit positivem sonographischem Murphy-Zeichen und Gallenblasenwandverdickung lag bei 95,2%. Der negative prädiktive Wert zum Ausschluß einer Cholezystitis war mit 95% ebenfalls exzellent.

Bei 80% der Fälle reicht die Sonographie als alleinige diagnostische Methode aus. In 20% müssen weitere diagnostische Verfahren herangezogen werden.

Porzellangallenblase

Die Porzellangallenblase ist eher selten und wird lediglich in 0,06 bis 0,8% der operierten Gallenblasen gesehen. Charakteristisch ist das Fehlen von klinischen Symptomen.

Es werden 2 Formen voneinander unterschieden:

Die eine zeigt bandförmige Verkalkungen in der Muscularis (Abb. 3), die andere Form ist durch punktförmige multiple Mukosaverkalkungen charakterisiert (Abb. 4). Gallenblasenkonkremente sind praktisch immer vorhanden. Üblicherweise sind die Gallenblasen groß, da ein Konkrement den Ductus cysticus primär verschließt. Ob die Ursache der Kalkeinlagerung in einer chronischen Entzündung niedrigen Ausmaßes, in einer Kalziumstoffwechselstörung oder in einer Wandhämorrhagie mit konsekutiver Verkalkung besteht, wird kontrovers diskutiert [14].

Die definitive Diagnose ist bereits mit der Röntgenleeraufnahme möglich (Abb. 5), ein einfaches Verfahren, welches unverständlicherweise in der Routine stark vernachlässigt wird. Auffallend ist die Irregularität in der Kalkverteilung. Diese ist im Fundusbereich charakteristischerweise stärker ausgeprägt als im Infundibulum.

Die sonographischen Zeichen der Porzellangallenblase sind folgende:
a) Komplette Auslöschung in den Arealen, welche die ausgeprägtesten Kalzifikationen zeigen, meist im Fundus.
b) Partielle Auslöschung in den Bereichen mit geringerer Kalzifikation. Hier ist der Schallstrahl in der Lage, die proximale verkalkte Wand zu penetrieren und die distale Gallenblasenwand kommt zur Darstellung.
c) In keinem Falle sahen wir das für die Steingallenblase typische totale Auslöschphänomen hinter einer Reflexfront. Bei entsprechender Aufmerksamkeit waren immer schalltransparente Gallenblasenwandareale aufzufinden.

Die Sicherung der Diagnose erfolgt mit der Röntgennativaufnahme oder mittels CT. Die Diagnose der Porzellangallenblase und deren Abgrenzung von der Steingallenblase ist von praktischer Bedeutung, da die Porzellangallenblase die Entstehung eines Karzinoms prädisponiert. Angaben über die Häufigkeit maligner Entartungen schwanken zwischen 11 und 61% [2, 9, 21]. Etala [6] fand bei 1786 Cholezystektomien 26 Porzellangallenblasen, wovon 16 maligne entartet waren, entsprechend 61%.

Wir sahen 2 Malignome bei Porzellangallenblasen (Abb. 3, 4). Sowohl sonographisch als auch computertomographisch ließ sich eine Tumorinvasion in die benachbarte Leber ermitteln.

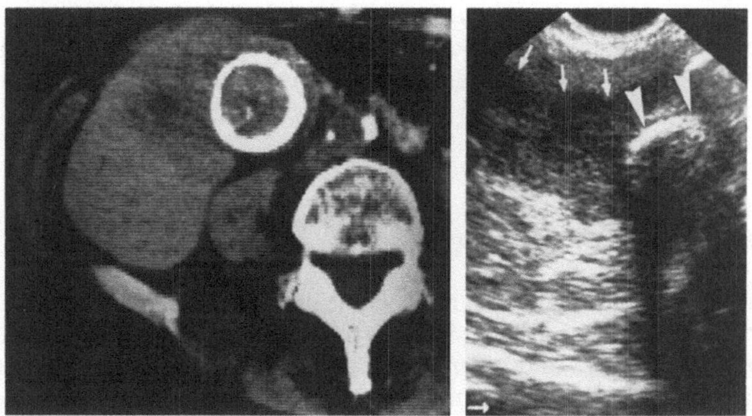

Abb.3 a, b. Porzellangallenblase. **a** Computertomographische Darstellung der Muskularis-verkalkung. Tumoreinbruch in die Leber. **b** Sonogramm der gleichen Patientin: grobe Echofront mit Auslöschung entsprechend der Muskularisverkalkung ($\rightarrow$), Tumorausbruch ($\blacktriangle$)

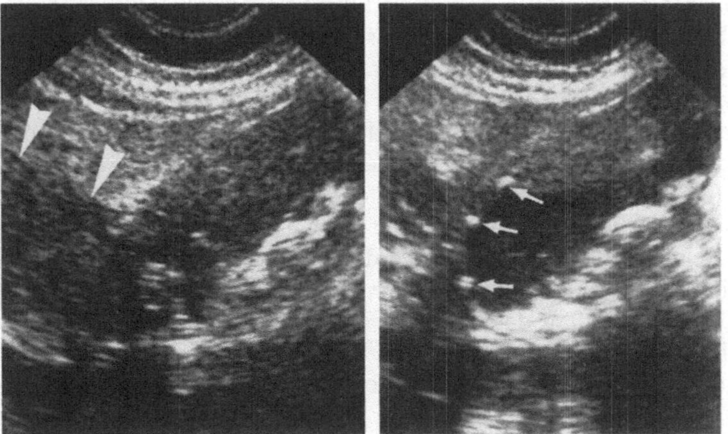

Abb.4. Porzellangallenblase vom Mukosatyp mit punktförmigen Verkalkungen ($\blacktriangle$). Maligne Entartung mit Tumorausbruch ($\rightarrow$). Cholezystolithiasis

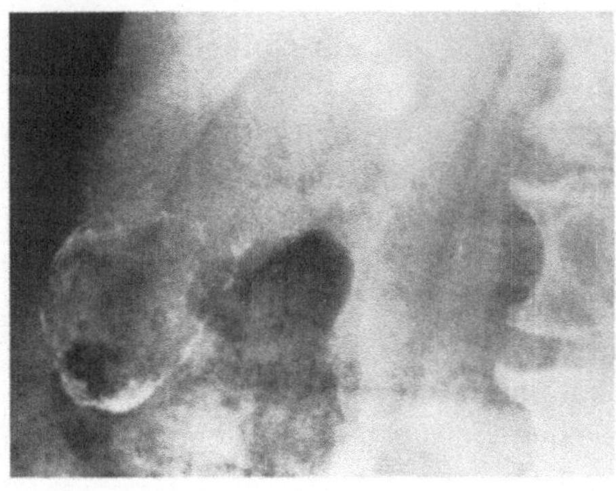

Abb.5. Porzellangallenblase. Sicher zu diagnostizieren durch eine Röntgenleeraufnahme. Die Verkalkungsintensität der Muskularis nimmt vom Kollum zum Fundus hin zu

Es gibt — bedingt durch das Entartungsrisiko — somit gute Argumente für die Indikation einer Cholezystektomie bei bekannter Porzellangallenblase. Dabei soll noch einmal hervorgehoben werden, daß charakteristischerweise die Porzellangallenblasenträgerin (Geschlechtsverhältnis Frauen : Männer = 5 : 1) asymptomatisch ist.

Diffuse Gallenblasenwandverdickung

Im gefüllten und damit gedehntem Zustand ist die Wand der Gallenblase sonographisch nicht abgrenzbar. Dagegen läßt sich im kontrahierten Zustand eine Dreischichtung der Gallenblasenwand abgrenzen, wobei die echoreichere innere Schicht der Mukosa, die echoärmere mittlere Schicht der Muskularis und die echoreichere Außenschicht der Serosa entsprechen sollte. Aber auch bei der kontrahierten Gallenblase wird eine Wanddicke von 3 mm normalerweise nicht überschritten [23]. Die Gallenblase ist verdickt bei Werten zwischen 4 und 10 mm. Ralls et al. beobachteten bei 23 Patienten mit Gallenblasenwandverdickungen, die nicht durch eine Gallenblasenerkrankung hervorgerufen wurde, 19mal als Ursache eine Hypalbuminämie (Albumin weniger als 3,6 g/dl). In einer prospektiven Studie wurde umgekehrt festgestellt, daß 30 von 40 Patienten mit Hypalbuminämie eine Gallenblasenwandverdickung aufwiesen. Dabei lag bei 23 Patienten gleichzeitig Aszites vor; diese Gruppe hatte in 22 Fällen eine Wandverdickung aufzuweisen. Das bedeutet, daß beim Vorliegen einer Hypalbuminämie mit Aszites praktisch immer eine Gallenblasenwandverdickung zu erwarten ist. Von den 17 Patienten ohne Aszites zeigten nur 8 eine Gallenblasenwandverdickung. Weiterhin bestand eine Korrelation zwischen erhöhtem Portalvenendurchmesser und der Gallenblasenwandverdickung.

Die Abb. 6 zeigt eine diffuse Gallenblasenverdickung bei gleichzeitig bestehendem Aszites, bedingt durch eine Hypalbuminämie. Nach Beseitigung der Hypalbuminämie und der Rückbildung des Aszites zeigt die Gallenblasenwand wieder ein normales Kaliber.

Als pathophysiologischer Mechanismus bei der Entstehung einer diffusen Gallenblasenwandverdickung werden folgende 2 Faktoren in den Vordergrund gestellt:
1. ein erniedrigter onkotischer Druck bei Hypalbuminämie mit konsekutiver Extravasation,
2. ein erhöhter Portalvenendruck, der den Abstrom der Gallenblasenvenen, der über das Portalsystem erfolgt, erschwert.

Tabelle 1 stellt die gängigen Ursachen der diffusen und umschriebenen Gallenblasenwandverdickungen zusammen.

Die Wandverdickung bei Herzinsuffizienz wurde auf einen erhöhten systemischen und portalen Venendruck zurückgeführt. Bei Patienten mit Hepatitis wird eine Virusexkretion in das hepatobiliäre System mit Unterhaltung einer milden Pericholezystitis diskutiert. Diese Annahmen enthalten jedoch noch viel Hypothese und müssen weiter untersucht werden.

Von praktischer Bedeutung scheint der Hinweis, daß Wandverdickungen bei gallenblaseneigenen Erkrankungen eher fokal und in unterschiedlichem Ausmaße auftreten, während die nicht gallenblaseneigenen Ursachen die Gallenblasenwand diffus verdicken.

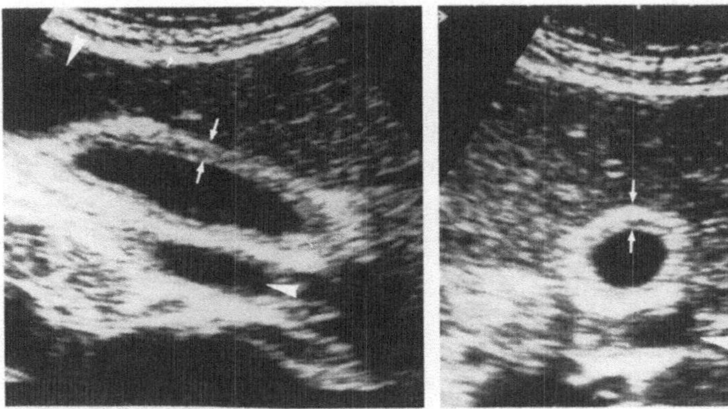

Abb. 6. Diffuse Wandverdickung (▲) bei Hypalbuminämie und Aszites (→)

Tabelle 1. Gallenblasenwandverdickung

Akute und chronische Cholezystitis Adenomyomatose Neoplasma Hämatom	} mehr fokal
Hepatitis Leberzirrhose Niereninsuffizienz Herzinsuffizienz Multiples Myelom	} diffus

Umschriebene Gallenblasenwandverdickungen

Eine Zusammenstellung der umschriebenen Wandveränderungen und Wandauflagerungen findet sich in Tabelle 2. Lediglich die ersten 4 Diagnosen sind von praktischer Relevanz, die übrigen stellen eher Raritäten dar.

Die Cholesterose (auch bekannt als Cholesterinpapillomatose) ist charakterisiert durch multiple echoreiche Herde, die kleiner als 1 cm im Durchmesser sind und keine Lageveränderungen aufweisen (Abb. 7). Die Verteilung der Herde innerhalb der Gallenblase ist unregelmäßig, sie können einzeln oder multipel auftreten, es wird jedoch keine Gallenblasenregion speziell bevorzugt. Die Pathologen bezeichnen diese Veränderungen auch als Stippchen oder Erdbeergallenblase. Abnorme Cholesterindepots in fettbeladenen Makrophagen sind in der Lamina propria der Gallenblasenwand lokalisiert. Die Cholesterose stellt keine Präkanzerose dar und ist somit nicht durch eine erhöhte maligne Entartung belastet. Es muß hervorgehoben werden, daß die Cholesterose häufig – ob zufällig oder prädisponiert – mit einer Cholezystolithiasis einhergeht.

Therapeutisch wird man eine Operationsindikation beim asymptomatischen Patienten mit Vorsicht stellen. Beim symptomatischen Patienten wird nach Cholezystektomie über eine komplette oder partielle Beschwerdefreiheit in über 90% der Fälle berichtet [26].

Tabelle 2. Ursachen für Gallenblasenwandauflagerungen

Cholesterinpapillomatose	Mukosahyperplasie
Adenomyomatose	Retentionszyste
Adhärenter Stein	Heterotopes Pankreas- u. Magengewebe
Papillom	Parasitäres Granulom
Karzinoid	Metachromatische Leukodystrophie
Metastase	Varizen
Entzündlicher Polyp	Arterielles Aneurysma Hämatom

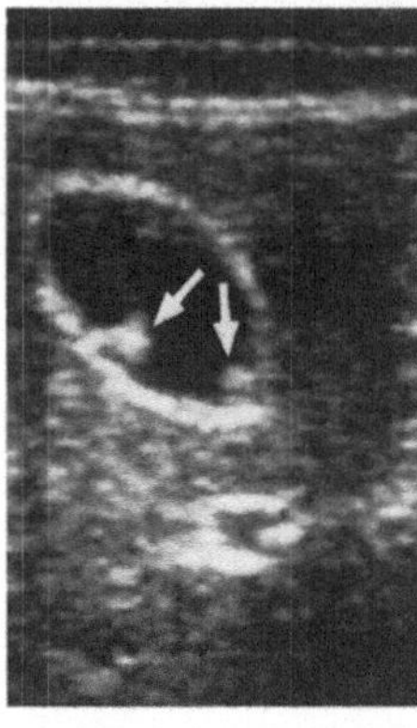

Abb. 7. Cholesterose mit multiplen, kleinen sessilen, echoreichen Wandauflagerungen (→)

Benigne Tumoren der Gallenblasenwand als echt proproliferative epitheliale Raumforderungen der Gallenblasenwand sind ausgesprochen selten. Am ehesten ist mit Adenomen zu rechnen. Sie wachsen breitbasig oder gestielt und zeigen sowohl echoreiche als auch echoarme Areale mit unregelmäßiger Oberfläche [4].

Wenn echoarme Bezirke festzustellen sind, besteht eine Operationsindikation.

Die benignen Polypen sind charakterisiert durch

– Echoreichtum,
– Fixation an der Gallenblasenwand,
– kleiner als 1 cm,
– kein Schallschatten.

Die *Adenomyomatose* der Gallenblase zeigt sonographisch eine Wandverdikkung mit besonderer Bevorzugung des Fundus der Gallenblase (Abb. 8). Es handelt sich dabei um eine Divertikulose der Gallenblase mit einem morphologisch vielgestaltigen Bild (Williams et al. 1986). Es kommt dabei zu einer zystenartigen Einstülpung der Mukosa in die verdickte Gallenblasenwand in Form der sog. Aschoff-Rokitansky-Sinus. Diese scheinen sich sonographisch überwiegend echoreich darzustellen. Die Methode der Wahl in der Diagnose der Adenomyomatose stellt die röntgenologische Untersuchung der Gallenblase dar, wobei die Divertikel als rosenkranzartige Saumbildung, insbesondere nach Applikation einer Reizmahlzeit, darstellbar sind. Der sonographisch erhobene Befund einer Wandverdikkung der Gallenblase hat hier lediglich hinweisenden Charakter und bedarf der weiteren röntgenologischen Abklärung. Klinisch unterscheidet sich das Krankheitsbild nur wenig von dem einer Cholezystolithiasis. Gleichzeitiges Auftreten einer Adenomyomatose mit Gallenblasenkonkrementen ist durchaus üblich.

Therapeutisch profitiert der symptomatische Patient von der Cholezystektomie [13, 27].

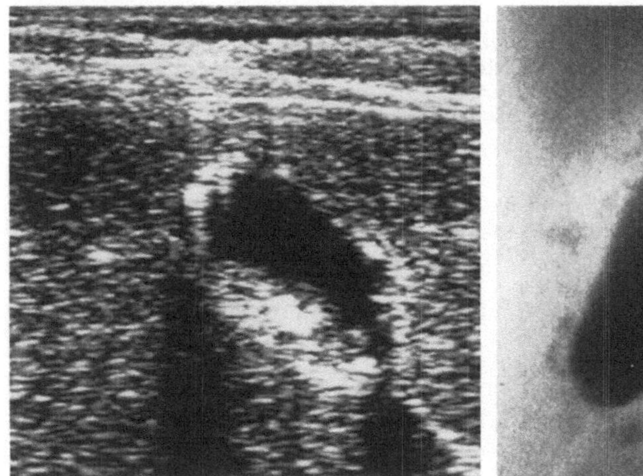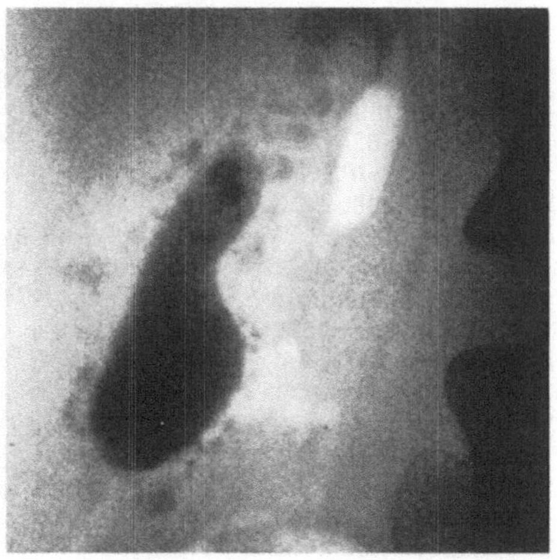

Abb. 8 a, b. Adenomyomatose der Gallenblase. **a** Sonographisch Wandverdickung mit multiplen echoreichen fokalen Wandeinschlüssen entsprechend dem Aschoff-Rokitansky-Sinus. **b** Choleszystogramm mit den pathognomonischen perlenartigen divertikulären Wandausstülpungen

Gehäufte maligne Entartungen sind bei diesem Krankheitsbild nicht bekannt.

Die Häufigkeit der Adenomyomatose wird mit 5% bei oralen Cholezystographie angegeben [7, 13]. In der chirurgischen Literatur schwankt das Auftreten zwischen 0,8–25% [10, 12]. Demgegenüber stehen nur rare Mitteilungen in der sonographischen Literatur. Offensichtlich wird die Diagnose in der Ultraschalldiagnostik zu selten gestellt.

Zusammenfassung

Zusammenfassend läßt sich sagen, daß die Sonographie, insbesondere bedingt durch die zunehmende Bildqualität der neueren Gerätegeneration, eine Ausweitung und bisher nicht gekannte Detaildarstellung pathologischer Prozesse an der Gallenblasenwand gebracht hat. In der vorliegenden Arbeit sollte jedoch darüber hinaus gezeigt werden, daß die bisherigen Untersuchungsmethoden, wie das orale oder intravenöse Cholangiogramm einerseits und die Computertomographie andererseits spezielle Indikationen in der Gallenblasendiagnostik haben, die teilweise von pathognomonischer Bedeutung sind. Ein ergänzender und sinnvoller Methodeneinsatz wird zu einer therapierelevanten Verbesserung der Diagnostik von Gallenblasenerkrankungen führen.

Literatur

1 Adams TW, Foxley EG (1976) A diagnostic technique for a calculous cholecystitis. Surg Gynecol Obstet 142: 168–170
2 Berk RN, Armbruster IG, Salzstein SL (1973) Carcinoma in the porcelain gallbladder. Radiology 106: 29–31
3 Berk RN, Ferrucci JT, Fordtran JS, Cooperberg PL, Weissmann HS (1981) The radiological diagnosis of gallbladder disease. Radiology 141: 49–56

 4 Braun B (1983) Biliäres System. In: Braun B, Günther R, Schwerk WB (Hrsg) Ultra-schalldiagnostik. ecomed, Landsberg/Lech, S 30
 5 Brooke Jeffrey R, Laing FC, Wong W, Callen PW (1983) Gangrenous cholecystitis: diagnosis by ultrasound. Radiology 148: 219–221
 6 Etala E (1962) Cancer de vesicula biliar. Prensa Med Argent 49: 2283–2299
 7 Fotopoulos JP, Crampton AR (1964) Adenomyomatosis of the gallbladder. Med Clin North Am 48: 9–36
 8 Fox MS, Wilk PJ, Weissmann HS, Freeman LM, Gliedman ML (1984) Acute acalculous cholecystitis. Surg Gynecol Obstet 159: 13–16
 9 Germain M, Martin E, Gremillet C (1979) Vésicules porcelaines et cancers. Sem Hop Paris 55: 1629–1632
10 Goldberg HM, Dodgson MCH (1958) Cholecystitis cystica and related lesions. Br J Surg 45: 374–378
11 Hoffmann HT, Glanges E (1980) Cholecystitis and delayed emptying of the gallbladder. Surg Gynecol Obstet 151: 70–72
12 Jones HW, Walker JH (1957) Correlation of the pathologic and radiologic findings in tumours and pseudotumours of the gallbladder. Surg Gynecol Obstet 105: 599–609
13 Jutras JA, Longtin JM, Levesque JP (1960) Hyperplastic cholecystoses. AJR 83: 795–827
14 Kane RA (1980) Ultrasonographic diagnosis of gangrenous cholecystitis and empyema of the gallbladder. Radiology 134: 191–194
15 Kane RA, Jacobs R, Katz J, Costello P (1984) Porcelain gallbladder: ultrasound and CT appearance. Radiology 152: 137–141
16 Leopold GR (1983) Biliary ultrasonography. In: Berk RN, Ferucci JT, Leopold GR (eds) Radiology of the gallbladder and bile ducts. Diagnosis and intervention. Saunders, Philadelphia, p 214
17 Madrazo BL, Francis J, Hricak H, Sandler MA, Hudak S, Gitschlag K (1982) Sonographic findings in perforation of the gallbladder. AJR 139: 491–496
18 Marchal G, Crolla D, Baert AL, Kerremans R (1979) Gallbladder wall thickening: a new sign of gallbladder disease visualized by gray scale cholecystosonography. JCU 6: 177–179
19 Niemeier OW (1934) Acute free perforation of the gallbladder. Ann Surg 99: 922–924
20 Nora PF, McCarthy W, Sanez N (1974) Cholecystokinin cholecystography in acalculous gallbladder disease. Arch Surg 108: 507–511
21 Polk HC Jr (1966) Carcinoma and the calcified gall bladder. Gastroenterology 50: 582–587
22 Raghavendra BN, Feiner HD, Subramanyam BR, Ranson JHC, Toder SP, Horii SC, Madamba MR (1981) Acute cholecystitis: sonographic-pathologic analysis. AJR 137: 327–332
23 Ralls PW, Quinn WF, Juttner HU, Boswell WD (1981) Gallbladder wall thickening: patients without intrinsic gallbladder disease. AJR 137: 65–68
24 Ralls PW, Halls J, Lapin SA, Quinn MF, Morris UL, Boswell W (1982) Prospective evaluation of the sonographic Murphy sign in suspected acute cholecystitis. JCU 10: 113–115
25 Ralls PW, Colletti PM, Lapin SA, Chandrasoma P, Boswell WD, Ngo C, Radin DR, Halls JM (1985) Real-time sonography in suspected acute cholecystitis. Radiology 155: 767–771
26 Salmenkivi K (1964) Cholesterolosis of the gallbladder, a clinical study based in 269 cholecystectomies. Acta Chir Scand [Suppl] 324: 1–93
27 Williams J, Slavin G, Cox A, Simpson P, de Lacy G (1985) Diverticular disease (adenomyomatosis) of the gallbladder: a radiological-pathological survey. Br J Radiol 59: 29–34

Zur Sonographie der Gallenwege

R. Heckemann

Einleitung

Im folgenden soll auf neuere Aspekte der Sonographie der Gallenwege eingegangen werden, welche entscheidend durch die Entwicklung und zunehmende Anwendung von hoch auflösenden Real-time-Sektorscannern beeinflußt wurde. Dabei wird der Frage nachgegangen, ob die bisher eher skeptische Beurteilung der Aussagekraft im Nachweis intraluminaler Veränderungen Anlaß zu mehr Optimismus gibt. Gleichzeitig wird auf die methodischen Grenzen und möglichen Fehlleistungen hingewiesen. Nicht behandelt werden Malformationen des Gallenwegssystems.

Untersuchungstechnik

Zweifellos hat die Anwendung von Sektorschallköpfen zu einer verbesserten Darstellung des Gallengangssystems geführt. Im Leberhilus und intrahepatisch sind die Gallenwege am geeignetsten mit dem Subkostalschnitt zu untersuchen. Im weiteren Verlauf ist der Ductus hepatocholedochus am günstigsten in gestufter Linksseitenlage mit dem rechten Arm über dem Kopf anzugehen, wobei annähernd parasagittale Schnittführungen erfolgen [3]. So kommt es zu einer optimierten und aussagekräftigen Darstellung im Längsschnitt. Der distale Ductus choledochus ist dagegen am besten im Querschnitt auszumachen, besser am aufgerichteten Patienten als am liegenden [19]. Bei schlechter Darstellbarkeit dieser Region empfiehlt es sich, den Patienten 0,5 l Leitungswasser trinken zu lassen und ihn für

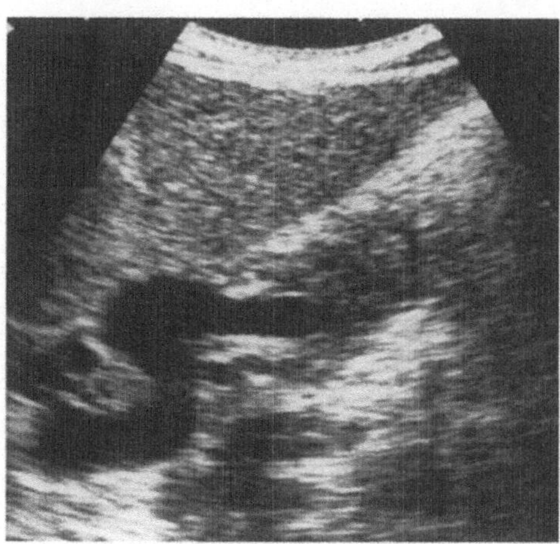

Abb. 1. Darstellung des Ductus hepatocholedochus auch im distalen retroduodenalen Abschnitt mit einer maximalen Aufweitung von 15 mm

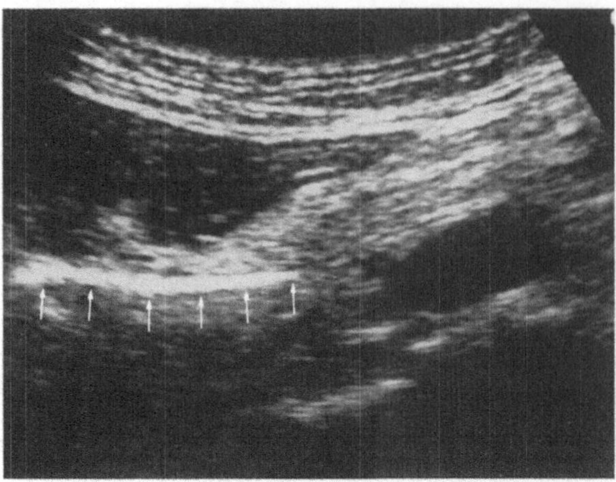

Abb. 2. Darstellung des nicht erweiterten Ductus hepatocholedochus, der sich kontinuierlich bis in die rechts parakavale Papillenregion heineinverfolgen läßt (→)

2–3 min in Rechtsseitenlage zu bringen. Danach erfolgt die Untersuchung wieder aufrecht. Wird gleichzeitig mittels des Transducers eine Kompression zur Verkürzung des Schallweges durchgeführt, so läßt sich selbst die Retroduodenalregion zunehmend einsehen (Abb. 1, 2) [32].

Zur Anatomie

Die normale Weite des Ductus hepatocholedochus beträgt bis zu 5 mm beim nicht Cholezystektomierten. Ein Kaliber von 10 mm und mehr wird als Dilatation angesehen; dazwischen liegt eine Grauzone von fraglichen Befunden [1, 4, 11, 12, 17, 24, 28, 34, 38]. Die Meßwerte der Sonographie unterscheiden sich von denen der CT nur unwesentlich [34].

Anatomisch bemerkenswert erscheint der Befund, daß der distale Choledochusabschnitt in 81% ventral, in 12% lateral und in 7% medial der Vena cava inferior lokalisiert war [12] (Abb. 2).

Gallenwegobstruktion

Bei sorgfältiger klinischer Untersuchung ist unter Einbeziehung der Labordaten eine hohe Treffsicherheit bei der Feststellung einer Obstruktion zu erreichen. Unter Verwendung ausschließlich klinischer Befunde wird ein prädiktiver Wert von 0,75 angegeben: d. h. nur 25% der Patienten hatten trotz Verdachtes keine Obstruktion, sondern eine hepatozelluläre Erkrankung [25, 31]. Die klinische Treffsicherheit wird bei sehr Erfahrenen sogar mit bis zu 90% angegeben [29]. Der klinische Eindruck muß jedoch durch bildgebende Verfahren erhärtet werden, darüber hinaus ist die Lokalisation und Art der Obstruktion festzulegen.

Die Erfassung der duktalen Dilatation hat sonographisch einen hohen prädiktiven Wert: falsch-positive Befunde sind überwiegend in weniger als 5% der Fälle zu erwarten [29]. Die sonographische Sensitivität ist diesbezüglich der der CT annähernd vergleichbar [7]. Sonographische Probleme stellen Adipositas und Luft in Kolon und Duodenum dar.

Die segmentale Dilatation – meist bedingt durch zentrale, hiläre, kleine primäre oder sekundäre Tumoren – geht charakteristischerweise mit einer isolierten Erhöhung der alkalischen Phosphatase ohne Bilirubinspiegelerhöhung einher [7].

Cholangiolithiasis

Bei der sonographischen Erfassung intraduktaler Konkremente hat sich in den letzten Jahren ein deutlicher Wandel vollzogen. Cronan [6] verbesserte die diagnostische Ausbeute von 13% im Jahre 1983 auf 55% im Jahre 1985. Seitz [32] steigerte die Sensitivität von 24% 1981 auf 76% 1985. Dabei wurden besonders deutliche Leistungsunterschiede zwischen weniger erfahrenen Untersuchern (Sensitivität 47%) und sehr erfahrenen Sonologen mit der ungewöhnlichen Sensitivität von 90% festgestellt. Diese Trefferquote dürfte eine umfangreiche klinische Vorinformation beinhalten, sind doch bei Blindstudien die Ergebnisse deutlich schlechter [25].

Die diagnostische Ausbeute ist weiterhin abhängig von der Steingröße: Konkremente in der Größenordnung von 5–7 mm wurden nur noch in der Hälfte der Fälle erfaßt [32]. Intraduktale Konkremente können jedoch bis zu einer Größe von 2 mm abgebildet werden [6].

Unterschiede in der Nachweisbarkeit ergeben sich auch aus der Lokalisation der Konkremente: diese wurden häufiger im proximalen Abschnitt des Ductus hepatocholedochus erkannt (89%) als im distalen retroduodenalen und intrapankreatischen Abschnitt (70%) [19]. Dabei muß betont werden, daß sich Konkremente relativ selten (12%) im proximalen Anteil des Ductus hepatocholedochus und wesentlich häufiger (65%) im distalen Choledochus befinden; aber es werden auch Konkremente gleichzeitig in beiden Abschnitten gesehen (23%), das Auftreten multipler Konkremente ist üblich (50%) [19] (Abb. 3). Die Möglichkeit des Nachweises von Konkrementen in nicht erweiterten Gallenwegen wird zunehmend bestätigt [6, 19, 26], quantitative Angaben liegen jedoch noch nicht vor. Dabei ist zu bemerken, daß ⅓ der Gallensteine in nicht erweiterten, sondern in

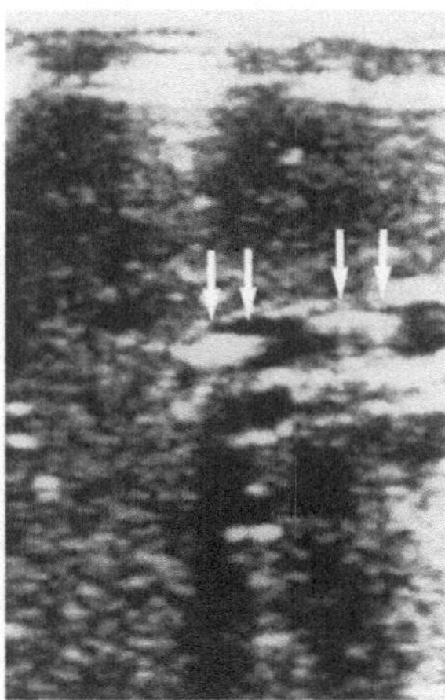

Abb. 3. Multiple, auslöschende Konkremente im Ductus hepatocholedochus, wobei 2 Komplexe erfaßt sind (→). Der Durchmesser des Ductus hepatocholedochus ist mit 6 mm kaum erweitert

normalkalibrigen Gangsystemen auftritt. Gallengangsteine treten häufig gleichzeitig mit Gallenblasensteinen auf. Fehlende Gallenblasensteine schließen Gallengangskonkremente jedoch nicht aus: 11% der Patienten mit Gallenwegssteinen zeigten keine Gallenblasensteine [5]. Andererseits ist bei 15% der Patienten mit einer Cholezystolithiasis gleichzeitig mit einer Choledocholithiasis zu rechnen.

Nach wie vor scheint der Ductus zysticus noch in sonographischer Dunkelheit zu liegen. Der normale Ductus zysticus ist nicht darstellbar, wahrscheinlich bedingt durch die englumige Anatomie der Valvula spiralis Heisteri und die unmittelbar umgebenden Fettstrukturen des Leberhilus. Cysticuskonkremente sind von den unmittelbar umgebenden lufthaltigen Intestinalstrukturen derzeit nicht zu diskriminieren [20].

Obstruktion ohne Dilatation

Eine mitunter ausgeprägte Obstruktion muß nicht unbedingt mit einer Dilatation der Gallenwege einhergehen [2, 13, 23, 27]. Das muß zweifellos den negativen sonographischen, in gleicher Weise aber auch den negativen computertomographischen Befund relativieren. Im Vordergrund stehen in dieser Situation die klinischen Cholestasezeichen. Ursächlich kommen wohl am häufigsten kleine Konkremente in Frage, welche im distalen Choledochus lokalisiert sind und einen episodischen Kugelklappeneffekt auslösen (Abb. 4), welcher von einer vorübergehenden Cholangitis begleitet wird [13]. Charakteristischerweise zeigt die Sonographie unter diesen Bedingungen Gallengänge von normalem Kaliber. Die fehlende Dilatation kann damit erklärt werden, daß der Grad der duktalen Aufweitung von der Dauer der Obstruktion abhängig ist: die akute, also kurzzeitig bestehende Obstruktion kann daher ohne Dilatation einhergehen [2]. Ohne weitere Untersuchungen (intravenöses Cholangiogramm, ERCP, PTC) entstehen unter diesen Bedingungen durch die Sonographie allein falsch-negative Diagnosen. Das Phänomen der Obstruktion ohne Dilatation wurde jedoch auch bei Papillenstenosen, sklerosierender Cholangitis, biliären und pankreatischen Karzinomen mit periduktaler Invasion [23] und bei der Leberzirrhose [32] beschrieben, also bedingt

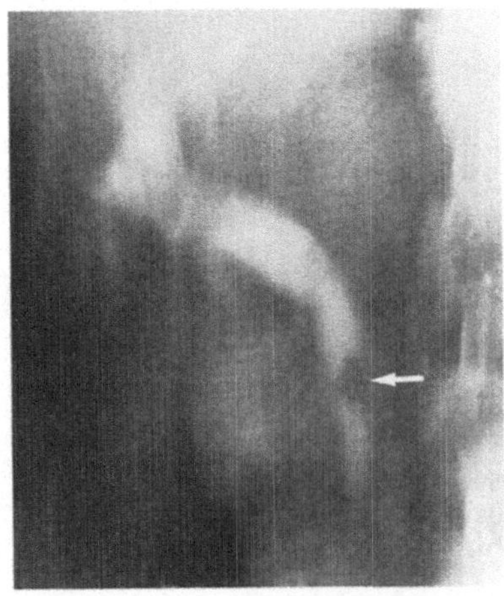

Abb. 4. I.v. Cholangiogramm mit Darstellung eines Konkrementes (→) im distalen Abschnitt des Ductus choledochus (und gleichzeitigem Cysticusverschluß). Anhand dieser Aufnahme ist die Theorie des Kugelventilmechanismus gut nachzuvollziehen

durch einen entzündlich induzierten Elastizitätsverlust oder durch die Fesselung der Gefäße in der Umgebung. Beinhart et al. [2] fanden eine Obstruktion ohne Dilatation bei 16 von 150 Fällen (11%). Interessanterweise war 5mal lediglich der Ductus choledochus erweitert, ohne daß sich die Dilatation auf die intrahepatischen Gallenwege ausbreitete. Zur Erklärung bietet sich das Laplace-Gesetz an, welches besagt, daß der Druck in einem Zylinder direkt proportional seinem Durchmesser ist. Damit sind die expandierenden Kräfte im Ductus choledochus stärker ausgeprägt als in den intrahepatischen Gallenwegen. Bei geringer Obstruktion ist damit der Choledochus früher erweitert als die intrahepatischen Gallengänge.

Dilatation ohne Ikterus

Das Auftreten von Gallenwegdilatationen ohne Manifestation von Cholestasezeichen wurde tierexperimentell beschrieben [33, 41]. Am Patienten wurde in einer Studie in 11 Fällen eine Dilatation der Gallenwege ohne Ikterus gesehen, jedoch war die alkalische Phosphatase in allen Fällen pathologisch.

Gallenwege bei Zustand nach Cholezystektomie

Es besteht kein Zweifel, daß bei einem Zustand nach Cholezystektomie bei einem Teil der Patienten (36%) eine Dilatation des Gallengangsystems ohne Obstruktion nachweisbar ist [10]. Die Erweiterung des Ductus choledochus wird als persistierende Dilatation, bedingt durch eine vorübergehende Obstruktion, angesehen [39]. Allerdings wurde andererseits auch beobachtet, daß der Ductus choledochus in kurzer Zeit, innerhalb von wenigen Minuten, vom dilatierten Zustand (Durchmesser 1,4 cm) zur normalen Weite (0,7 cm) zurückkehren kann, ohne daß eine Obstruktion bestand [8]. Dieses Verhalten wird auf das anatomisch bedingte Dehnungspotential der Gallengänge zurückgeführt: histologisch bestehen ausgeprägte elastische Fasern, während Muskulatur in 88% der Fälle vermißt wurde und in 12% desorganisiert war und somit ein aktiver Transport auf der Basis der Peristaltik nicht existiert [22]. Das führt zu der ausgeprägten Dehnfähigkeit, welche das 1,2- bis 2,5fache des normalen Kalibers ausmachen kann [30]. Glazer et al. [8] kalkulieren, daß ein zusätzliches Volumen von 5,8 ml im Gallensystem genügt, um eine maximale Dilatation auszulösen; der gleiche Effekt könnte bei einem 8- bis 9minütigem Verschluß des Oddi-Sphinkter zu erwarten sein. Insgesamt läßt sich sagen, daß insbesondere bei Zustand nach Cholezystektomie eine Dilatation des Ductus choledochus keine Obstruktion impliziert, andererseits bei fehlendem Konkrementnachweis biliäre und papilläre Stenosen vorliegen können, die grundsätzlich dem sonographischen Nachweis entgehen [14, 32, 39]. Daher wird man den symptomatischen Patienten nach Cholezystektomie frühzeitig einem intravenösen Cholangiogramm oder einer ERCP oder PTC zuführen.

Funktionsuntersuchungen der Gallenwege

Bei Patienten mit grenzwertiger Gallengangweite (6 bis 10 mm) wurde eine Fett-
mahlzeit verabreicht [35]. Diese führt zur Kontraktion der Gallenblase, zur Stimu-
lation der hepatischen Gallensekretion und zur Erschlaffung des Oddi-Sphinkter.
Bei einem normalen Verhalten nahm der Durchmesser der Gallenwege nach Reizmahlzeit um 2–3 mm ab. Eine fehlende Kaliberabnahme oder gar eine Zunahme
wurde als pathologisch angesehen und fand sich bei Choledocholithiasis, Sphink-
terstenose, chronischer Pankreatitis und Gallengangkarzinom.

Lokalisation und Ätiologie der Obstruktion

Das Problem der Festlegung von Lokalisation und Ätiologie einer Obstruktion
kann nur in einem Teil der Fälle befriedigend gelöst werden. Die sonographische
Treffsicherheit schwankt zwischen 38–66% [7, 17, 36]. Dabei ist die Lokalisation
noch eher zu erfassen als die Ätiologie. Obwohl die CT überlegen zu sein scheint
mit einer Treffsicherheit von 70–99% [7, 9, 15, 21, 34], können im Einzelfall ähnliche Unsicherheiten wie bei der Sonographie auftreten. Die ERCP oder PTC sind
besser geeignet, eine definitive Abklärung zu erbringen. Demgegenüber haben die
Schnittbildmethoden Ultraschall und CT den Vorteil, Aussagen über das Leberparenchym und die benachbarten retroperitonealen Strukturen zu machen.

Aerobilie

Die Aerobilie ist sonographisch zuverlässig zu beurteilen [16, 18]. Es lassen sich
dem Verlauf der Gallenwege entsprechend extra- und intrahepatisch breite Reflex-
streifen nachweisen, die sowohl Auslöschungen als auch laserstrahlartige Wiederholungsechos produzieren können (Abb. 5). Die Reflexe können sich entgegen der
Schwerkraft bei Lagewechsel des Patienten verschieben [3, 37].

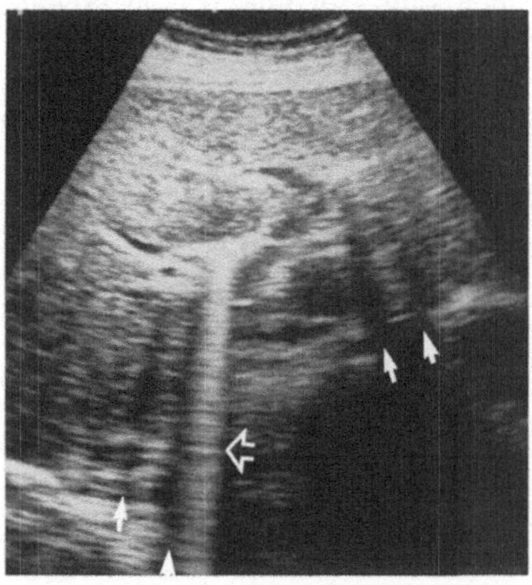

Abb. 5. Aerobilie mit simultanem Auftreten
eines laserstrahlartigen Artefaktes (⇒) und
Auslöschphänomenen (→)

Grenzen der Gallenwegsonographie

Stichwortartig sollen zusammenfassend die methodischen Limitierungen aufge-
zählt werden:
- Trotz apparativer und untersuchungstechnischer Verbesserungen wird lediglich
  gut die Hälfte der Gallengangkonkremente entdeckt.
- Ein negativer sonographischer Befund schließt damit eine Cholangiolithiasis
  nicht aus.
- Der Konkrementnachweis im nicht dilatierten Gallengangsystem ist grundsätzlich möglich, stellt jedoch noch eine diagnostische Herausforderung dar.
- Selbst hochgradige Obstruktionen brauchen—insbesondere in der akuten Pha-
  se—nicht mit einer Dilatation der Gallenwege einherzugehen und sind dann
  sonographisch nicht faßbar.
- Beim Cholezystektomierten ist die Feststellung einer duktalen Dilatation nicht
  gleichbedeutend mit einer biliären Obstruktion.
- Es gibt keine beweisenden Kriterien für den Nachweis einer Cholangitis.
- Kleine Gallengangtumoren sind direkt kaum zu erkennen.
- Die Differenzierung kleiner Tumor versus nicht schattengebendes Konkrement
  ist nicht möglich.
- Ein hohes Maß an Erfahrung und Geschick des Untersuchers sind im besonderen gefordert, was sich unter dem Aspekt der breitgefächerten Anwendung bela-
  stend auf die Methode auswirkt.

Diagnostisches Vorgehen bei der Cholestase

Das Prozedere ist in aller Kürze in Abb. 6 zusammengefaßt.

Bereits auf der Basis der klinischen Untersuchung läßt sich entscheiden, ob eine
biliäre Obstruktion unwahrscheinlich, möglich oder sehr wahrscheinlich ist. Trotzdem sollte immer eine sonographische Untersuchung als nächster Schritt folgen.
Die CT ist dann angezeigt, wenn die Sonographie technisch unzureichend oder
der Befund unklar ist, oder aber, wenn therapeutisch wichtige Entscheidungen zu
antizipieren sind.

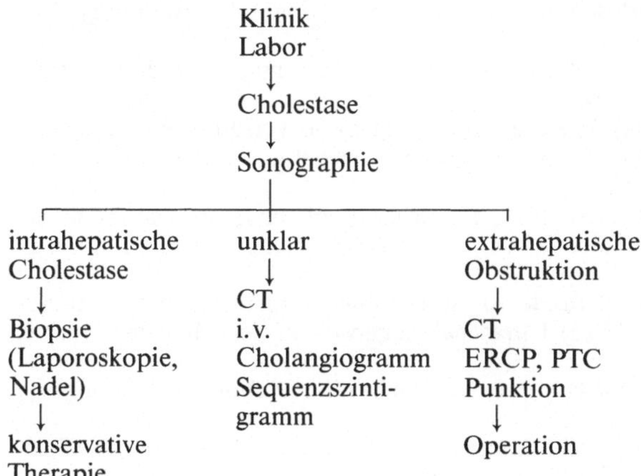

Abb. 6. Diagnostisches Vorgehen
bei Cholestase

Die Feststellung eines intrahepatisch bedingten Ikterus wird über eine Biopsie zu einer konservativen Therapie führen. In speziellen Situationen, z. B. bei Verdacht auf eine Choledocholithiasis nach Cholezystektomie, sollte die Diagnose frühzeitig durch eine i. v. Cholangiographie und/oder eine ERCP bzw. PTC (D) gesichert werden. Beim Nachweis einer extrahepatischen Obstruktion wird in vielen Fällen, individuell abgestimmt, eine weitergehende Diagnostik zur Erstellung einer operationsfähigen Diagnose notwendig sein.

Literatur

1 Baron RL, Stanley RJ, Lee JT et al. (1982) A prospective comparison of the evaluation of biliary obstruction using computed tomography. Radiology 145: 91–99
2 Beinart C, Efremidis SA, Cohen B et al. (1981) Obstruction without dilation. JAMA 245: 353–356
3 Braun B (1983) Biliäres System. In: Braun B, Günther R, Schwerk WB (Hrsg) Ultraschalldiagnostik. ecomed Landsberg/Lech, S 51
4 Cooperberg PL (1978) High-resolution real-time ultrasound in the evaluation of the normal and obstructed biliary tract. Radiology 129: 477–480
5 Cronan JJ, Mueller PR, Simeone JF et al. (1983) Prospective diagnosis of choledocholithiasis. Radiology 146: 467–469
6 Cronan JJ (1986) US diagnosis of choledocholithiasis: a reappraisal. Radiology 161: 133–134
7 Ferrucci JT, Adson MA, Mueller PR et al. (1983) Advances in the radiology of jaundice. AJR 141: 1–20
8 Glazer GM, Filly RA, Laing FC (1981) Rapid change in caliber of the nonobstructed common duct. Radiology 140: 162
9 Gold RP, Casarella WJ, Stern G et al. (1979) Transhepatic cholangiography: the radiological method of choice in suspected obstructive jaundice. Radiology 133: 39–44
10 Graham MF, Cooperberg PL, Cohen MM et al. (1981) Ultrasonographic screening of the common hepatic duct symptomatic patients after cholecystectomy. Radiology 138: 137–139
11 Graham MF, Cooperberg PL, Cohen MM et al. (1980) The size of the normal common hepatic duct following cholecystectomy: an ultrasonographic study. Radiology 135: 137–139
12 Greenberg M, Greenberg BM, Rubin JM et al. (1982) Computed-tomographic cholangiography. Radiology 144: 363–368
13 Greenwald RA, Pereiras R, Morris SJ et al. (1978) Jaundice choledocholithiasis, and a nondilated common duct. JAMA 240: 1983–1984
14 Gross BH, Harter PL, Gore RM et al. (1983) Ultrasonic evaluation of common bile duct: prospective comparison with endoscopic retrograde cholangiography. Radiology 146: 471–474
15 Havrilla TR, Haaga JR, Alfidi RJ et al. (1977) Computerized tomography and obstructive biliary disease. AJR 128: 765–768
16 Kleine P, Storp D, Gebel M (1984) Sonographischer Nachweis von Luft in den Gallenwegen, Differentialdiagnose und Ätiologie. In: Lutz H, Reichel L (Hrsg) Ultraschalldiagnostik 83, Thieme, Stuttgart, S 218
17 Koenigsberg M, Wiener SN, Waltzer A (1979) The accuracy of sonography in the differential diagnosis of obstructive jaundice: a comparison with cholangiography. Radiology 133: 157–165
18 Kremer H (1980) Sonographische Befunde von gasgefüllten Gallengängen. In: Hinselmann M, Anlicker M, Meudt R (Hrsg) Ultraschalldiagnostik in der Medizin. Thieme, Stuttgart, S 25
19 Laing FC, Jeffrey RB, Wing VW (1984) Improved visualization of choledocholithiasis by sonography. AJR 143: 949–952
20 Laing FC, Jeffrey RB (1983) Choledocholithiasis and cystic duct obstruction: difficult ultrasonographic diagnosis. Radiology 146: 475–479

21 Levitt RG, Sagel SS, Stanley RJ et al. (1977) Accuracy of computerized tomography of the liver and biliary tract. Radiology 124: 123–128

22 Mahour GH, Wakim KG, Soule EH et al. (1967) Structure of common bile duct in man. Ann Surg 166: 91–94

23 Muhletaler CA, Gerlock AJ, Fleischer AC et al. (1980) Diagnosis of obstructive jaundice with nondilated bile ducts. AJR 134: 1149–1152

24 Mueller PR, Harbin WP, Ferrucci et al. (1981) Fine-needle transhepatic cholangiography: reflections after 450 cases. AJR 136: 85–90

25 O'Connor KN, Snodgrass PJ, Swonder JF et al. (1983) A blinded prospective study comparing four current noninvasive approaches in the differential diagnosis of medical versus surgical jaundice. Gastroenterology 84: 1498–1504

26 Parulekar SG, McNamara MP (1983) Ultrasonography of cholelithiasis. J Ultrasound Med 2: 395–400

27 Quinn MR, Ralls PW, Boswell WD et al. (1982) Predicting the cause of common bile duct obstruction with sonographic data analysis of binary variables. Invest Radiol 17: 316–323

28 Sample WF, Sarti DA, Goldstein LI et al. (1978) Gray-scale ultrasonography of the jaundiced patient. Radiology 128: 719–725

29 Scharschmidt BF, Goldberg HI, Schmid R (1983) Approach to the patient with cholestatic jaundice. N Engl J Med 308: 1515–1519

30 Schein CF, Beneventura TC (1968) Choledochal dynamics in man. Surg Gynecol Obstet 126: 591–596

31 Schenker S, Bahut J, Schiff L (1962) Differential diagnosis of jaundice: a report of a prospective study of 61 proved cases. Am J Dig Dis 7: 449–463

32 Seitz K (1985) Ultraschalldiagnostik bei Erkrankungen der Gallenwege. Dtsch Med Wochenschr 110: 1539–1542

33 Shawker TH, Jones BL, Girton ME (1981) Distal common bile duct obstruction: an experimental study in monkeys. J Clin Ultrasound 9: 77–82

34 Shimizu H, Ida M, Takayama S et al. (1981) The diagnostic accuracy of computed tomography in obstructive biliary disease: a comparative evaluation with direct cholangiography. Radiology 138: 411–416

35 Simeone JF, Mueller PR, Ferrucci JT et al. (1982) Sonography of the bile ducts after a fatty mael: an aid in the detection of obstruction. Radiology 143: 211–215

36 Taylor KJW, Rosenfield AT (1977) Gray scale ultrasonography in the differential diagnosis of jaundice. Arch Surg 112: 820–825

37 Weeks LE, McCune BR, Martin JF et al. (1978) Differential diagnosis of intrahepatic shadowing on ultrasound examination. J Clin Ultrasound 6: 399–401

38 Weill F, Eisencher A, Zeltner F (1978) Ultrasonic study of the normal and dilated biliary tree. The „shotgun sign". Radiology 127: 221–224

39 Weinstein BJ, Weinstein DP (1980) Biliary tract dilatation in the nonjaundiced patient. AJR 134: 899–908

40 Weinstein DP, Weinstein BJ, Brodmerkel GJ (1979) Ultrasonography of biliary tract dilatation without jaundice. AJR 132: 729–734

41 Zeman RK, Taylor KJ, Rosenfield AT et al. (1981) Acute experimental biliary obstruction in the dog: sonographic findings and clinical implications. AJR 136: 965–967

Ist die Sonographie eine Bereicherung für die Diagnostik von Pankreaserkrankungen und ihren Komplikationen?

J. Freise

Einleitung

Seit 10 Jahren gehört die sonographische Untersuchung des Retroperitonealraums zum Standarduntersuchungsprogramm von niedergelassenen Ärzten und Kliniken. Die Äußerungen von Ärzten zur Wertigkeit der Sonographie speziell in der Pankreasdiagnostik schwanken aber immer noch zwischen „wertvolle Hilfe" und „stiftet nur Verwirrung" [18, 34, 43].

Die retroperitoneale Lage sowie das Fehlen einer Kapsel machen das Pankreas bereits beim Gesunden zu den sonographisch am schwierigsten darstellbaren Bauchorganen. Eine Beurteilung wird außerdem gelegentlich durch Darmluftüberlagerung und mesenteriales Fettgewebe behindert [14, 46]. Nach Einführung des Sektorscanners gelingt es jedoch, das Pankreas in über 80% der Fälle zuverlässig abzubilden [10, 56].

Sonotopographie und sonographische Deskription des normalen Pankreas

Als Leitstruktur zum Auffinden der Bauchspeicheldrüse dient die V.lienealis, der das Pankreas ventral aufliegt (Abb. 1). Die Pars descendens duodeni, teils luft-, teils flüssigkeitsgefüllt, läßt sich an der rechtslateralen Seite des Pankreaskopfes anhand der Peristaltik abgrenzen. Weitere, dorsal gelegene Strukturen zur räumlichen Orientierung sind die Wirbelsäule, die Aorta, die V.cava inferior und die

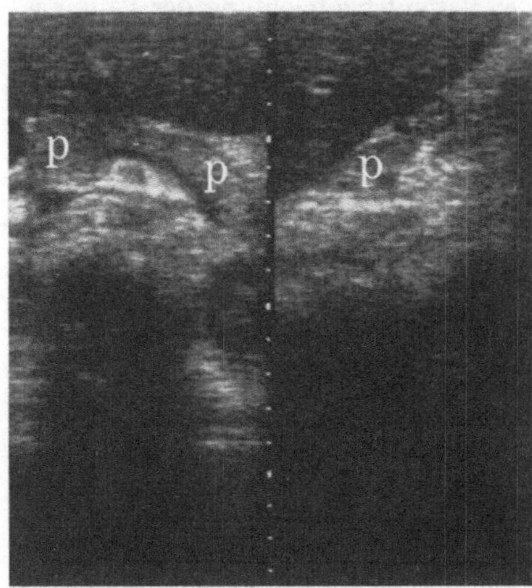

Abb. 1 a, b. Normales Pankreas.
a Querschnitt; auf der V.lienalis und dorsal der Leber liegt das Pankreas mit homogenem Echomuster und glatter Randbegrenzung. **b** Längsschnitt; dorsal der normalen Magenkokarde und dorsal des unteren Leberrandes liegt der in sagittaler Ebene getroffene Pankreaskorpus *(P* Pankreas)

A. mesenterica superior. Das Pankreas sollte im Kopf 2,5–3 cm, im Korpus 1,5 cm und im Schwanzbereich 2–2,5 cm im sagittalen Durchmesser nicht überschreiten. Als ventrale Begrenzung ist häufig die dorsale Magenwand zu erkennen. Beim Anwinkeln des Schallkopfes nach kranial läßt sich im Oberbauchquerschnitt der Truncus coeliacus mit der Aufzweigung in die A. lienealis und A. hepatica communis darstellen, z. T. auch mit der dünnkalibrigen A. gastrica sinistra.

Das Parenchym zeigt im gesunden Zustand ein homogenes und mosaikartiges Muster, das etwas heller und weicher als das der Leber erscheint, und mit zunehmendem Alter durch Fibrin- und Fetteinlagerungen echodichter wird. Die Begrenzung des normalen Pankreas ist scharf. Der Ductus pancreaticus läßt sich auch in normal weitem Zustand mit modernen Geräten (hohes sagittales Auflösungsvermögen) bei fast allen Patienten, bei denen das Pankreas gut abgrenzbar ist, wenigstens abschnittsweise darstellen [16, 17].

Pankreasfehlbildungen

Durch eine gestörte Vereinigung der ventralen und dorsalen Pankreasanlage kommt es zum Pancreas anulare, bei dem das Duodenum teilweise oder vollständig vom Pankreasgewebe umschlossen ist, oder zum Pancreas divisum. Beide Fehlbildungen lassen sich sonographisch nur sehr schwierig ausschließen oder nachweisen, da durch das luftgefüllte Duodenum das direkt periduodenal gelegene Gewebe sonographisch nur sehr schwer genau zugeordnet werden kann. Hier ist die endoskopisch retrograde Cholangiopankreatikographie die diagnostische Methode der Wahl.

Zystische Pankreasfibrose

Im Rahmen der Mukoviszidose führt das zähe Sekret des exokrinen Pankreas zum Sekretrückstau, wobei die Pankreasnebenausführungsgänge kleinzystisch erweitert werden. Das Parenchym zeigt dann zusätzlich eine verstärkte Lobulierung und zunehmende Atrophie. Die Domäne der Sonographie ist hier weniger in der Sicherung der Diagnose als vor allem in der Verlaufsbeobachtung der Pankreasveränderung, d. h. insbesondere in der Veränderung der Durchmesser der kleinen Zysten.

Akute Pankreatitis

Die Rolle der Sonographie bei der akuten Pankreatitis ist in der folgenden Übersicht aufgeführt. Zu Beginn der klinischen Symptomatik einer ödematösen Pankreatitis sind die sonographisch erkennbaren Änderungen sehr diskret (Abb. 2). Auffällig ist im wesentlichen die unscharfe Begrenzung des zunehmend vergrößerten Pankreas durch das peripankreatitische Ödem. Mit der Organvergrößerung tritt auch eine Zunahme der Echogenität durch das interstitielle Ödem ein. Die Volumenzunahme bedingt außerdem eine erhöhte Konsistenz und eine verminderte Atemverschieblichkeit. Die verminderte Flexibilität kommt in der auf das gesamte Pankreas übertragenen Aortenpulsation zum Ausdruck. Zu diesem Zeitpunkt, d. h. ca. 2–3 Tage nach Beginn der akuten Pankreatitis, ist die Organgrenze

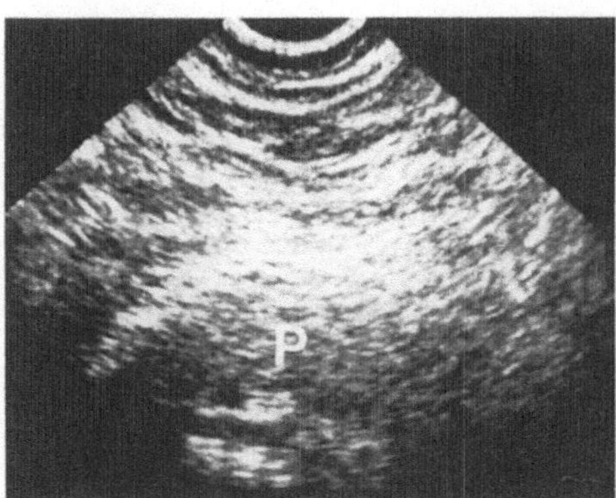
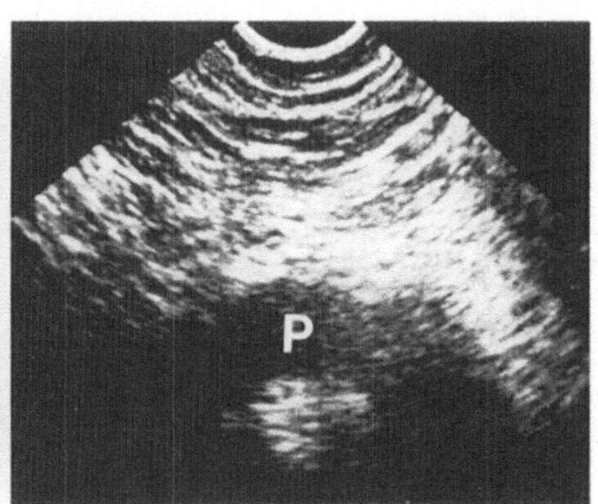

Abb.2. Beginn einer akuten Pankreatitis. Das Pankreas ist vergrößert, aber in den ersten 1–2 Tagen häufig nur unscharf abgrenzbar

Abb.3. „Klassisches" Bild der akuten Pankreatitis. Durch ödematöse Schwellung und Rückbildung des peripankreatitischen Ödems ist das Pankreas scharf abgrenzbar, echoarm und vergrößert. (Patient aus Abb.2 zwei Tage später.) *P* Pankreas)

wieder völlig scharf (Abb.3). Die Rückbildung dieser morphologischen Veränderung erfolgt ebenfalls mit zeitlicher Verzögerung zum klinischen Verlauf. Die Restitutio ad integrum erfolgt innerhalb von 2–12 Wochen [5, 15]. Trotz klinisch und laborchemisch nachgewiesener Pankreatitis fehlen jedoch in bis zu 30% aller Fälle jegliche morphologischen Zeichen [29, 54]. Etwa 90% aller akuten Pankreatitiden nehmen diesen unkomplizierten Verlauf [7].

In ca. 10% kommt es zu Komplikationen, wie Hämorrhagien, Nekrosen, Abszessen, Aszites, Pleuraerguß oder Schocknieren. Die intrapankreatitischen Komplikationen zeigen sich sonographisch als Inhomogenität im Echomuster des Pankreas [34]. In ca. 10–30% der Fälle mit schweren nekrotisierenden Pankreatitiden läßt sich jedoch die Pankreasregion wegen Überlagerung bei Subileus oder Ileus nicht darstellen. Block et al. [4] konnten bei 62 Patienten mit nekrotisierender Pankreatitis nur in 56% der Fälle die Diagnose sonographisch sichern.

Nekrosen und Hämatome stellen sich als echoarme Bezirke dar, können aber auch Fibrin und Detritus enthalten und sind dann von Binnenechos durchsetzt und manchmal sogar echodichter als die Umgebung. Eine sichere Differentialdiagnose Hämatom-Nekrose-Abszeß (Abb.4, 5) ist in der Regel nur mit Hilfe der Feinnadelpunktion und anschließender zytologischer und bakteriologischer Untersuchung möglich.

Bewertung der Sonographie in der Diagnostik der akuten Pankreatitis

Die Sonographie dient zur:
1. Diagnosesicherung und Verlaufskontrolle.
2. Abgrenzung der Pankreatitis von anderen akuten abdominellen Erkrankungen
    - Ileus,
    - Mesenterialgefäßverschlüsse,
    - Perforation (Gallenblase, Darm),
    - Gallenblasensteine/Entzündung.

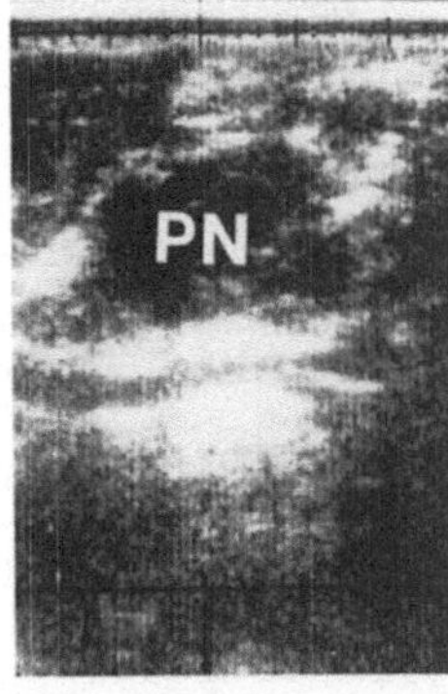

Abb. 4. Schwere nekrotisierende Pankreatitis im Längsschnittbild. *(PN* Pankreasnekrose)

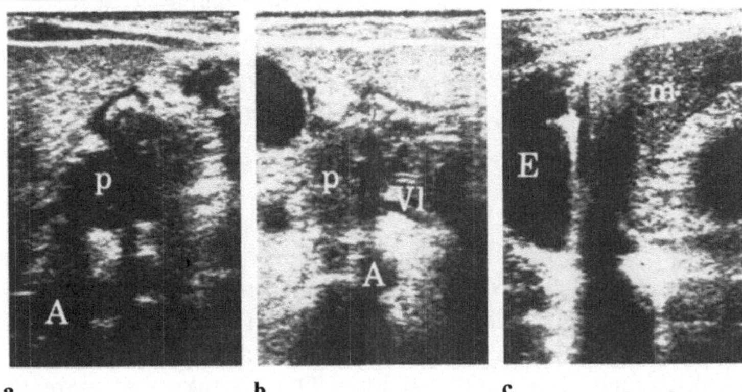

a   b   c

Abb. 5 a–c. Nekrotisierende Pankreatitis mit Pleuraerguß. **a** Längsschnitt; **b** Querschnitt, **c** Milz mit Pleuraerguß. *P* Pankreas, *M* Milz, *E* Erguß, *A* Aorta, *Vl* V. lienealis)

3. Klärung der Ätiologie
   - Gallenblasen-, Gallengangssteine,
   - akuter Schub bei chronischer Pankreatitis,
   - Fettleber.
4. Erfassung des Schweregrades, d.h. lokale Veränderungen in der Pankreasloge
   - Organgröße,
   - Nekroseareale (nur unsichere Größenangaben),
   - Blutungen, Abszesse, Nekrosen, Zysten (Punktion),
   - peripankreatitische Ödeme.
5. Erkennung von extrapankreatitischen Komplikationen
   - Obstruktion der Gallenwege,
   - Milzvenenthrombose, Splenomegalie,
   - Abszeßstraßen, meist lateral der linken Niere nach kaudal,
   - Aszites, Pleuraerguß,
   - Ileus.

Am schwierigsten ist es, regelmäßig die Pankreasschwanzregion abzubilden. Bei Luftüberlagerung im Oberbauchquerschnitt gelingt die Darstellung jedoch meist von linkslateral durch die Milz als „Schallfenster". In der Regel erlaubt auch die

Sonographie die Beantwortung der Frage, ob mehr oder weniger als 30% oder 50% des Organs nekrotisch umgewandelt sind. Diese morphologisch erkennbare Ausdehnung der Pankreasnekrosen wird zunehmend entscheidend für das operationstaktische Vorgehen [1, 2, 6, 23].

Spätkomplikationen, wie Pseudozysten sind mit 95%iger Treffsicherheit sonographisch zu diagnostizieren [34, 56]. Das Auftreten von Aszites und Pleuraergüssen ist meist eine Begleitreaktion bei größeren nekrotischen Arealen. Kleine Aszitesmengen kommen jedoch auch bei einer unkomplizierten ödematösen Pankreatitis vor. Eine häufige Lokalisation des Aszites ist die Bursa omentalis zwischen Ventralseite des Pankreas und Magenhinterwand. Auch um die Milz und an der Leberunterseite läßt sich oftmals ein schmaler Flüssigkeitssaum darstellen. Die peripankreatitischen Nekrosen finden sich häufig in der Bursa omentalis und dem linken anterioren Pararenalraum. Von hier aus ist eine Ausdehnung retrokolisch oder in den hinteren Pararenalraum möglich. Die hinter dem Kolon abwärts ziehenden Nekrosestraßen können bis ins kleine Becken reichen.

Hinweise zur Genese der akuten Pankreatitis

Die Sonographie ermöglicht nicht nur eine Beurteilung der morphologischen Veränderungen durch die akute Pankreatitis, sondern sie gibt häufig auch Anhaltspunkte oder sogar Beweise für die Genese der akuten Pankreatitis.
a) Der Nachweis einer Fettleber kann Hinweis auf eine alkoholtoxische Genese sein.
b) Eine akute oder akut rezidivierende Pankreatitis läßt sich vom akuten Schub einer chronischen Pankreatitis dadurch unterscheiden, daß sich bei letzterer häufig Organverkalkungen, Gangveränderungen, Parenchymstruktur- und Konturunregelmäßigkeiten finden.
c) Eine häufige Ursache für eine Pankreatitis ist ein passageres oder fortbestehendes Abflußhindernis für das Pankreassekret durch ein Gallengangskonkrement vor der Papilla Vateri. Erweiterte intra- und extrahepatische Gallenwege oder der Nachweis von Gallenblasensteinen sprechen für die Gallengangsteingenese der akuten Pankreatitis.

Abgrenzung einer segmentalen Pankreatitis zu einer malignen Pankreaserkrankung

Das Vorliegen einer segmentalen Pankreatitis, z. B. einer isolierten Kopfpankreatitis bereitet häufig differentialdiagnostische Schwierigkeiten [16]. In der Regel kann diese Differenzierung nur über eine sonographisch gesteuerte Feinnadelpunktion und anschließende zytologische Beurteilung der gewonnenen Zellen erfolgen. Besonders sorgfältig ist in diesen Fällen auch nach Lebermetastasen und Lymphknotenvergrößerungen im Retroperitonealraum zu suchen.

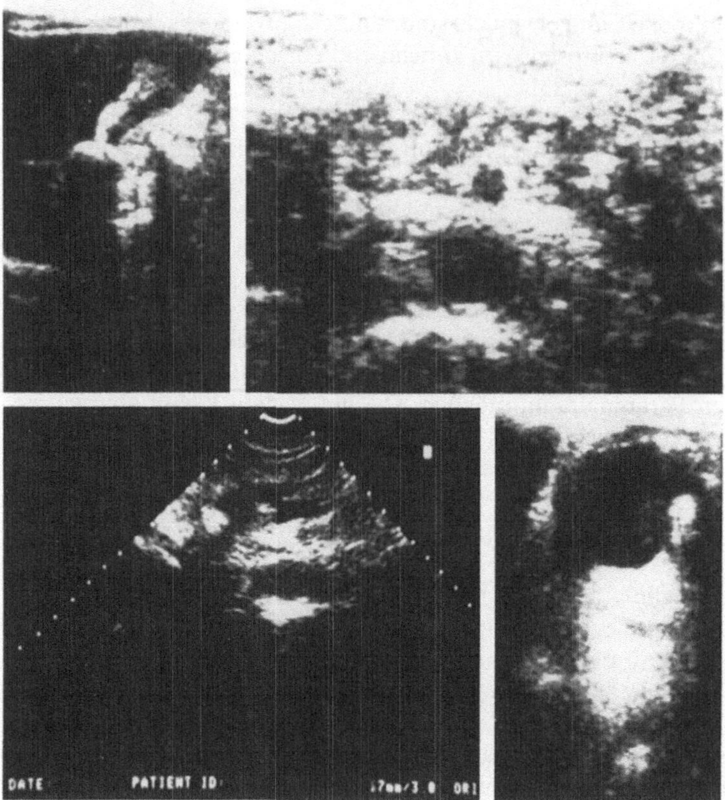

Abb. 6. Chronische Pankreatitis mit unregelmäßigem Echomuster *(rechts oben)*, Gallenblasenstein mit Sludge *(links oben)*, erweitertem Ductus pancreaticus mit Gangstein *(links unten)* und Pankreasschwanzcyste *(rechts unten)*

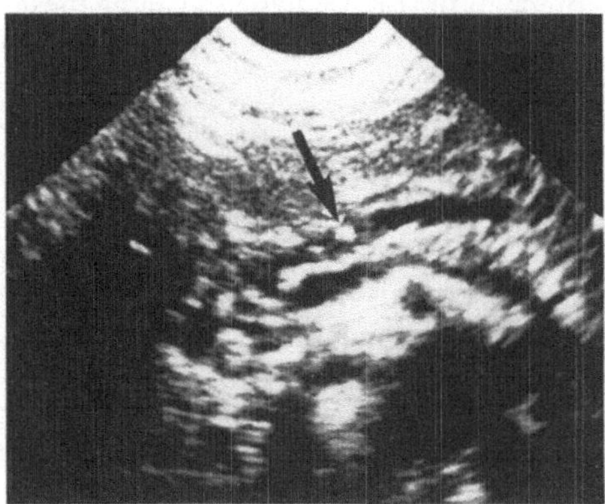

Abb. 7. Stein mit Auslöschphänomen
im erweiterten Ductus pancreaticus. →:
Stein in Ductus pancreaticus
(Bildaufnahme Dr. Horstkotte,
Hannover)

Chronische Pankreatitis

Noch bis vor wenigen Jahren war der Nachweis oder der Ausschluß morphologischer (ERCP) oder funktioneller Veränderungen (Sekretin-Pankreozymin-Test) aufgrund der hohen Untersuchungskosten bzw. des Nebenwirkungsrisikos nur bei wenigen Patienten möglich. Die Verlegenheitsdiagnose einer chronischen Pankreatitis bei unklaren Oberbauchbeschwerden war daher wegen der diagnostischen Schwierigkeiten weit verbreitet. Insgesamt ist die Inzidenz der chronischen Pankreatitis aber eher niedrig, etwa bei 0,01–0,1% [12, 20, 49, 52, 53].

Das sonographische Bild der chronischen Pankreatitis läuft den pathomorphologischen Drüsenparenchym- und Gangveränderungen häufig parallel [33]. Hinweise für eine chronische Pankreatitis sind:

1. Änderung der Organgröße, sowohl Hypertrophie wie Atrophie.
2. Die Organkontur ist unregelmäßig und z.T. narbig eingekerbt.
3. Änderung des normalerweise mosaikartigen Echomusters mit hyper- und hypoechogenen Zonen (Abb.6), z.T. mit brillianten Echokomplexen bei Kalkeinlagerungen.
4. Stärkere Verkalkung führt zu deutlichen Auslöschphänomenen.
5. Der Ductus pancreaticus kann bei der chronischen Pankreatitis abschnittsweise oder insgesamt deutlich erweitert sein (Abb.6 und 7), z.T. ebenso die Seitengänge, insbesondere der Ductus santorini.
6. Nachweis von Pankreasgangsteinen (Abb.7).
7. Nachweis von Pankreaspseudo- oder Retentionszysten (Abb.6).

Diese Veränderungen können zum Teil nur einzeln oder sehr diskret auftreten, zum Teil bei fortgeschrittener Krankheit auch zusammen und in sehr ausgeprägtem Ausmaß.

Die Diagnose der chronischen Pankreatitis ist oft nur aus der Verbindung klinischer, funktioneller und morphologischer Befunde zu stellen. Bei den morphologischen Untersuchungsverfahren steht aufgrund der einfachen Durchführbarkeit und Ungefährlichkeit die Sonographie an erster Stelle [44].

Liegen makromorphologische Pankreasparenchym- und Pankreasgangveränderungen vor, gelingt die sonographische Diagnosesicherung in 70–94% der Fälle [19, 27, 31, 36, 50] und beim Nachweis von Pseudozysten in 84–100% [32, 51].

Krankheitsspezifische Pankreasverkalkungen werden in der Reihenfolge zunehmender Genauigkeit durch Pankreaszielaufnahmen, Computertomographie und durch Sonographie bei 20–70% der Patienten [13, 48] entdeckt.

Das Pankreaskarzinom

Auf 100 000 Einwohner kommen im Jahr in Deutschland 8–10 Neuerkrankungen eines Pankreaskarzinoms [30, 60, 61]. Wenn auch nach allgemeiner Erfahrung [8, 26, 37, 39, 41, 55, 59, 60, 61] nur vereinzelt Patienten mit einem Pankreaskarzinom nach der Diagnosestellung einen Zeitraum von 2 Jahren überleben, so gilt das Tumorstadium zum Zeitpunkt der Diagnose jedoch für die Überlebenszeit nach der Diagnosestellung als entscheidend. Bei „frühzeitiger" Diagnose, d.h. im Stadium 1, leben 12 Monate nach der Diagnosestellung 6mal mehr Patienten als bei einer Diagnose in einem späteren Stadium. „Frühzeitig" heißt nach heutiger Definition, daß die Diagnose im Stadium 1 gelingt [9]:

1. Tumordurchmesser unter 2 cm.
2. Keine Tumorinvasion in die Kapsel.
3. Kein Lymphknotenbefall.
4. Keine Fernmetastasen.
5. Tumor muß operativ im Gesunden resektabel sein.

Die morphologischen Kriterien des Pankreaskarzinoms sind:

1. Echoarme, selten echoreichere solide Raumforderung in der Pankreasloge mit rundlicher bis ovaler, glatt begrenzter oder auch grobhöckriger Form (Abb. 8).
2. Unregelmäßige Randbegrenzung mit z. T. pseudopodienartigen Tumorausläufern.
3. Erweiterung des Ductus pancreaticus über 2–3 mm Durchmesser im prästenotischen Pankreasabschnitt.

Beim fortgeschrittenen Pankreaskarzinom können folgende Sekundärbefunde hinzukommen:

1. Regionale Lymphknotenmetastasen und Lebermetastasen (Abb. 9).
2. Infiltration des peripankreatischen Gewebes und Einbruch des Tumors in die retroperitoneal gelegenen großen Gefäße Aorta, V. cava inferior, Truncus coeliacus und A. mesenterica superior.

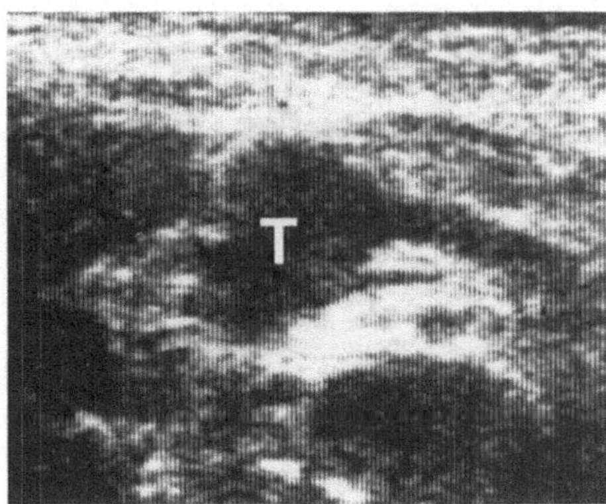

Abb. 8. Pankreaskopfkarzinom. *(T* Pankreastumor)

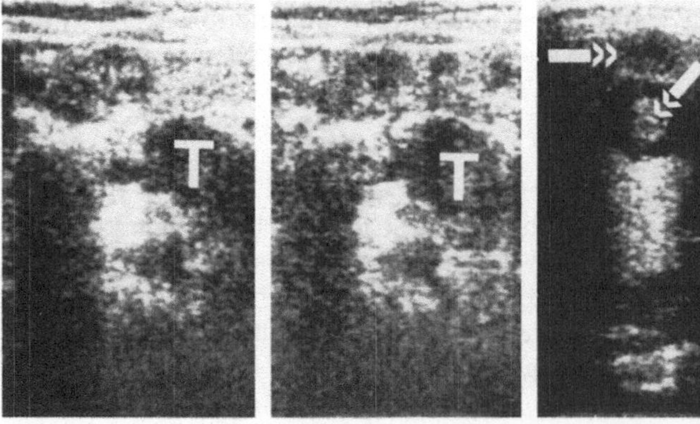

Abb. 9. Pankreasschwanzkarzinom mit Lebermetastase. Faustgroßes Pankreasschwanzkarzinom *(links und Mitte)* mit Lebermetastasen *(rechts)*. Zytologisch gesichert. Ca. 19, 9 negativ, Zufallsbefund bei allgemeinem Wohlbefinden. *(T* Tumor, → Metastasen)

3. Gallengangsobstruktion.
4. Aszites bei Peritonealkarzinose.
5. Maligner Pleuraerguß.
6. Prallgefüllter Magen bei Obstruktion des Duodenums.

Die Literaturangaben zur Sensitivität der Sonographie beim Pankreaskarzinom schwanken erheblich zwischen 96 und 100% [19, 22, 24, 25, 28, 31, 42, 47, 57].

Die eigenen Zahlen betragen je nach Kollektiv zwischen 75 und 85% [16]. Die Angaben zur Spezifität schwanken ebenfalls und erreichen in der Literatur Werte zwischen 90 und 99% [16, 60].

Das Pankreaskarzinom ist sonographisch nicht nur schwierig von einer segmentalen akuten Pankreatitis, sondern auch von einer chronischen Pankreatitis zu differenzieren [24, 28]. Die Sonographie erlaubt unter „Sicht" die Aspiration von Zellen aus dem tumorverdächtigen Areal mit Hilfe von 0,6 mm dünnen Aspirationsnadeln. Mit dieser sonographisch gesteuerten perkutanen Aspirationszytologie können heute 60-90% der Pankreaskarzinome präoperativ zytologisch gesichert werden [21, 38, 45, 58, 62].

Diskussion und Zusammenfassung

Abbildung 10 ist einer Übersichtsarbeit von Mossa [42] entnommen und ergibt einen zusammenfassenden Überblick über die Sensitivität verschiedener morphologischer Untersuchungsmethoden für das Pankreaskarzinom, wie sie ja heute unter optimalen Bedingungen von erfahrenen Untersuchern erreicht werden können. Die Sonographie hat im Vergleich zu den konkurrierenden morphologischen

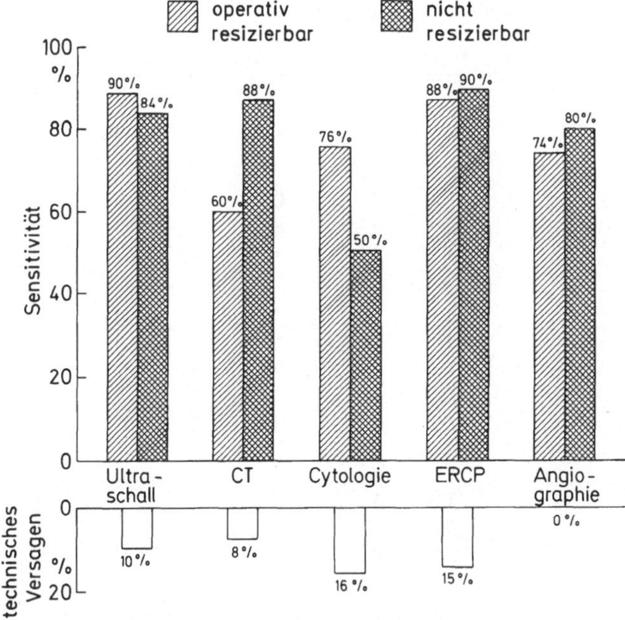

Abb. 10. Sensitivität verschiedener morphologischer Untersuchungsmethoden für das Pankreaskarzinom (nach Mossa et al [42])

Untersuchungsmethoden wie ERCP, Computertomographie, selektive Angiographie oder Szintigraphie nicht nur den Vorteil, daß sie überall schnell durchführbar, darüber hinaus preiswert, beliebig oft wiederholbar und völlig komplikationsfrei ist, sondern vor allem den Vorteil, daß sie in der Sensitivität und Spezifität bei entzündlichen und tumorösen Erkrankungen in der Pankreasloge den anderen Methoden ebenbürtig und z.T. deutlich überlegen ist. Die Sonographie ist nicht nur eine orientierende Screeninguntersuchungsmethode, sondern die Sonographie gibt in der Regel die entscheidende morphologische Beurteilung der Pankreasregion. Unübertroffen ist die Sonographie in der Differenzierung verschiedener Pankreaserkrankungen durch die sonographisch gesteuerte Zytopunktion, die in der Mehrzahl der Fälle präoperativ eine maligne Erkrankung nachweist oder ausschließt.

Der große Nachteil der Sonographie ist aber die vollständige Abhängigkeit der diagnostischen Befunde von der Erfahrung des Untersuchers. Dies gilt zwar für jede diagnostische Methode, aber für die Sonographie im besonderen. Zur Beurteilung von Röntgenbildern wird eine vieljährige ganztägige Ausbildung gefordert. Sonographische Befunde beruhen nicht selten auf der Ausbildung in einigen Wochenendkursen.

Von den letzten 16 sonographisch entdeckten und zytologisch gesicherten Pankreaskarzinomen war nur bei 6 Patienten diese Diagnose außerhalb vermutet worden, obwohl alle Patienten mehrfach, z.T. von verschiedenen Ärzten sonographiert worden waren. In der Regel hieß es in den Vorbefunden: Pankreasregion wegen Luftüberlagerung nicht darstellbar.

Tabelle 1. Zusammenfassung der sonographischen Befunde bei 50 Patienten mit akuter Pankreatitis in 6 verschiedenen Krankenhäusern.

Zeitraum der sonographischen Untersuchung: 0–3 Tage nach stat. Aufnahme

	Summe[a]	Krankenhaus					
		1	2	3	4	5	6
n =		16	8	11	11	2	2
Diagnose allgemein							
Pankreas ohne Befund	1	1	0	0	0	0	0
Pankreas nicht beurteilbar	21	2	4	8	4	2	1
Zeichen der akuten Pankreatitis	28	13	4	3	7	0	1
Einzelbefunde							
Kopfpankreatitis	6	4	1	0	1	0	0
Liquide Raumforderung	9	4	1	1	2	0	1
Peripankreatitisches Ödem	6	3	0	0	2	0	1
Aszites	11	5	1	2	1	1	1
Pleuraerguß	1	1	0	0	0	0	0
Gallenblasensteine	16	4	7	3	1	1	0
Gallengangssteine	1	1	0	0	0	0	0
Gallenwege erweitert	11	3	3	1	4	0	0
Pankreasgang erweitert	5	3	1	0	1	0	0
Ileus	2	2	0	0	0	0	0
Akuter Schub bei chronischer Pankreatitis	1	1	0	0	0	0	0
Stein in Ductus pancreaticus	1	0	0	0	1	0	0

[a] Summe = Zusammenfassung aller 6 Krankenhäuser

Die Zahlen der Literatur, mit denen die guten Ergebnisse der sonographischen Pankreasdiagnostik belegt werden, spiegeln den Standard von sehr erfahrenen Untersuchern wider [3, 11, 24, 35, 38, 40, 55, 58, 59]. Ebenso sind die Ergebnisse natürlich auch abhängig von einer optimalen Gerätequalität mit hohem sagittalem und lateralem Auflösungsvermögen, Kombination von Linear- und Sektorscan, Fokussierung und Bildausschnittsvergrößerung.

In einer Medikamentenstudie zur akuten Pankreatitis haben wir fortlaufend 50 Patienten aus 6 umliegenden Krankenhäusern erfaßt (Tab. 2). Bei 28 Patienten (56%) wurde die Diagnose der akuten Pankreatitis morphologisch anhand der Sonographie bestätigt. Bei 21 Patienten war eine Beurteilung nicht möglich. Bei der angegebenen Luftüberlagerung bei einem Patienten zeichnete sich ein normales Pankreas. Die Tabelle 1 enthält noch weitere Einzelbefunde, die im Rahmen der sonographischen Untersuchung dieser Patienten erhoben werden konnten. In Krankenhaus 1 bestand die weitaus längste sonographische Erfahrung. Entsprechend wurden hier ca. 80% der akuten Pankreatitiden einschließlich der Komplikationen richtig sonographisch diagnostiziert. In den übrigen Kliniken schwankt die Sensitivität nur um 50%.

Ein weiteres Problem bei der Beurteilung der Wertigkeit der Sonographie bei Pankreaserkrankungen ist die relative Seltenheit einzelner Erkrankungen, z.B. kommen in Hannover (520000 Einwohner) auf 41 Karzinome 421 praktische Ärzte und niedergelassene Internisten. Das heißt, alle 8–10 Jahre oder 3- bis 4mal im Berufsleben wird ein niedergelassener praktischer Arzt oder Internist ein Pankreaskarzinom als erster entdecken können. Bei einer Sensitivität von 80% und

Tabelle 2a. Was bedeutet es praktisch, wenn bei einer Krankheitsprävalenz von 1% ein Test eine Spezifität von 90% und Sensitivität von 80% hat?

Beispiel: 1000 Patienten, 10 (1%) davon haben die gesuchte Krankheit.

	+	−	Summe	
PI	8	2	10	80% Sensitivität
o PI	99	891	990	90% Spezifität
Summe	107	893	1000	

Ergebnis
Von den 10 Kranken wird bei 8 die Diagnose richtig gestellt.
Von den 990 Gesunden ist bei 99 die Diagnose falsch-positiv.
Auf einen „erfaßten Kranken" kommen somit 11 „Fehldiagnosen".

Tabelle 2b. Was bedeutet es praktisch, wenn bei einer Krankheitsprävalenz von 20% ein Test eine Spezifität von 90% und Sensitivität von 80% hat?

Beispiel: 1000 Patienten, 200 (20%) davon haben die gesuchte Krankheit.

	+	−	Summe	
PI	160	40	200	80% Sensitivität
o PI	80	720	800	90% Spezifität
Summe	240	760	1000	

Ergebnis
Von den 200 Kranken wird bei 160 die Diagnose richtig gestellt.
Von den 800 Gesunden ist bei 80 die Diagnose falsch-positiv.
Auf einen „erfaßten Kranken" kommen somit nur 0,5 „Fehldiagnosen".

einer Spezifität von 90% (Werte, die von nur sehr erfahrenen Untersuchern erreicht werden) wird es bei der relativen Seltenheit der Krankheit zu vielen falschen Verdachtsdiagnosen (Tabelle 2a und 2b) mit entsprechenden Folgen, wie nicht risikofreie Folgeuntersuchungen und großen psychischen Belastungen bei den Patienten kommen.

Literatur

1 Becker H, Gahlbauer H, Horn J, Mechler TH (1985) Korrelation klinischer und computertomographischer Befunde für die Therapie und Prognose der akuten Pankreatitis. Chirurg 56: 386–392

2 Beger HG, Block S, Kautzberger W, Bittner R (1982) Die nekrotisierende Pankreatitis, Operationsindigation und Ergebnisse bei 118 Patienten. Chirurg 53: 784–789

3 Bernardino ME, Barnes PA (1982) Imaging the pancreatic neoplasm. Cancer 50 [11 Suppl]: 2681–2688

4 Block S, Maier W, Clausen C, Büchler M, Malfertheiner P, Beger HG (1985) Diagnostik der nekrotisierenden Pankreatitis. Vergleich von Kontrastmittel-CT und Ultraschall in einer klinischen Studie. Dtsch Med Wochenschr 110: 826–832

5 Braun B (1980) Sonographische Untersuchungen bei akuter Pankreatitis. In: Schönborn H, Neher M, Schuster HP, Mangold G (Hrsg) Intensivmedizin bei gastroenterologischen Erkrankungen. Thieme, Stuttgart, S 105

6 Büchler M, Kautzberger W, Block S, Beger HG (1985) Neue Aspekte in der Chirurgie der akuten Pankreatitis. Klinikarzt 14: 455

7 Büchler M, Malfertheiner P, Schoetensack C, Uhl W, Scherbaum W, Beger HG (1986) Wertigkeit biochemischer und bildgebender Verfahren für Diagnose und Prognose der akuten Pankreatitis – Ergebnisse einer prospektiven klinischen Untersuchung. Z Gastroenterologie 24: 100–109

8 Cancer of the pancreas Task Force (1981) Staging of the cancer of the pancreas. Cancer 47: 1631–1637

9 Cancer incidence and mortality in the United States (1978) Seer 1973–1976. US Dept of Health, Education and Welfare, NI Publication No 78–1837. Bethesda Md

10 Clark LR, Jaffe MH, Choyke PL, Grant EG, Zeman RK (1985) Pancreatic imaging. Radiol Clin North Am 23: 489–501

11 Coopermann A (1983) Periampullary cancer. Semin Liver Dis 3: 181–192

12 Edmonson HA, Bullock WK, Mehl JW (1950) Chronic pancreatitis and lithiasis: pathology and pathogenesis of pancreatitis lithiasis. Am J Pathol 26: 37

13 Ferruci JT, Wittenberg J, Black EB, Kirkpatrick RH, Hall DA (1979) Computed body tomography in chronic pancreatitis. Radiology 130: 175–182

14 Fiegler W, Langer M, Weiss T (1984) Störfaktoren der Sonographie des Mittel- und Unterbauches. Radiologie 24: 516

15 Freise J, Gebel M (1980) Systematische Änderungen der Ultraschallbefunde im Verlauf der akuten Pankreatitis. In: Hinselmann M, Anliker M, Meudt R (Hrsg) Ultraschalldiagnostik in der Medizin. Thieme, Stuttgart, S 138–139

16 Freise J, Gebel M, Wellmann W, Huchzermeyer H (1981) Sonographie und endoskopische retrograde Pankreatikographie – Alternative oder komplementäre Untersuchungsverfahren in der Diagnostik der chronischen Pankreatitis und des Pankreaskarzinoms? Ultraschall 2: 65–69

17 Gebel M, Stiehl M, Freise J (1985) Wert der sonographischen Pankreasgangdarstellung für die Diagnose der chronischen Pankreatitis und des Pankreaskarzinoms im Vergleich zur ERCP. Ultraschall 6: 127

18 Geokas MC, Baltaxe HA, Banks PA, Silva J Jr, Frey CF (1985) Acute pancreatitis. Ann Intern Med 103: 86–100

19 Gmelin HD, Weiss HD, Reiser M (1981) Vergleich der diagnostischen Treffsicherheit von Ultraschall, Computertomographie und ERCP bei der chronischen Pankreatitis und beim Pankreaskarzinom. ROFO 134: 136–141

20 Goebell H (1975) Clinical aspects of diseases of the exocrine pancreatitis. In: Anacker H

(ed) Efficiency and limits of radiologic examination of the pancreas. Thieme, Stuttgart, pp 7-14

21 Gudjonsson B, Spiro HM (1978) Biopsy techniques in the diagnosis of pancreatic cancer. Gastroenterology 75: 726-728

22 Hessel SJ, Siegelmann SS, McNeil BJ, Sanders R, Adams DF, Alderson PO, Finberg HJ, Abrams HL (1982) A prospective evaluation of computed tomography and ultrasound of the pancreas. Radiology 143: 129-133

23 Hühnefeld G, Freise J, Döhring W, Löhlein D (1986) Vorgehen bei akuter Pankreatitis. Schwerpunktmedizin 9 (3): 21-27

24 Ihse I, Isaksson G (1984) Pancreatic carcinoma: diagnosis and treatment. Clin Gastroenterol 13: 961-984

25 Klapdor R, Grabbe E, Hagemann J, Soehendra M, Klöppel G (1980) Primärdiagnostik und Stadieneinteilung des Pankreaskarzinoms. MMW 122: 343-344

26 Klöppel G, Sosnowski J, Eichfuss HP, Rückert K, Klapdor R (1979) Aktuelle Aspekte des Pankreaskarzinoms. Dtsch Med Wochenschr 104: 1801-1805

27 Kremer H, Gebauer A, Scherer U, Rothe R, Schierl W, Lissner J, Zoellner N (1979) Sonographische und computertomographische Pankreasdiagnostik. Dtsch Med Wochenschr 104: 159-160

28 Kreuser ED (1985) Maligne Pleuraergüsse. Pathophysiologie, Diagnostik und Therapie. Dtsch Med Wochenschr 110: 1381-1386

29 Kümmerle F, Dzieniszewski GP (1985) Hämorrhagisch-nekrotisierende Pankreatitis und bildgebende Verfahren. Dtsch Med Wochenschr 110: 534-539

30 Kümmerle F, Kirschner P, Mangold G (1976) Zur Klinik und Chirurgie des Pankreaskarzinoms. Dtsch Med Wochenschr 101: 729-834

31 Lackner K, Frommhold H, Grauthoff H, Moedder U, Heuser L, Braun G, Buurmann R, Scherer K (1979) Wertigkeit der Computertomographie und der Sonographie innerhalb der Pankreasdiagnostik. ROFO 132: 509-513

32 Laing FC, Gooding GA, Brown TH, Leopold GR (1979) Atypical pseudocysts of the pancreas: an ultrasonographic evaluation. J Clin Ultrasound 7: 27-33

33 Lang C, Stalder GA (1984) Die Diagnostik der chronischen Pankreatitis. Ther Umsch 41: 606-613

34 Lawson TL (1983) Acute pancreatitis and its complications. Computed tomography and sonography. Radiol Clin North Am 21: 495-513

35 Lees WR (1984) Pancreatic Ultrasonography. Clin Gastroenterol 13: 763-789

36 Less WR, Vallon AG, Denger ME, Vahl SP, Cotton PB (1979) Prospective study of ultrasonography in chronic pancreatic disease. Br Med J 1: 162-164

37 Levin DL, Connelly RR, Devesa SS (1981) Demographic characteristics of cancer of the pancreas: mortality, incidence, and survival. Cancer 47: 1456-1468

38 McCain AH, Berkman WA, Bernardino ME (1984) Pancreatic sonography: past and present. JCU 12: 325-332

39 Macdonald JS, Gunderson LL, Cohn I (1982) Cancer of the pancreas. In: DeVita VT, Hellman S, Rosenberg SA (eds) Cancer-principles and practise of oncology. Philadelphia, Lippincott, p 1926

40 Meire HB (1984) Ultrasound in gastroenterology. Clin Gastroenterol 13: 183-203

41 Moossa AR (1982) Pancreatic cancer: approach to diagnosis, selection for surgery and choice of operation. Cancer 50 [11. Suppl]: 2689-2698

42 Moossa AR, Levin B (1981) The diagnosis of „early" pancreatic cancer: the University of Chicago experience. Cancer 47: 1688-1697

43 Neff CC, Ferrucci JT Jr (1984) Pancreatitis. Surg Clin North Am 64: 23-36

44 Niederau C, Grendell JH (1985) Diagnosis of chronic pancreatitis. Gastroenterology 88: 1973-1995

45 Otto R, Deyhle P, Pedio L (1980) Sonographisch gesteuerte perkutane Feinnadelaspirationspunktion von Pankreastumoren unter permanenter Sicht. Dtsch Med Wochenschr 105: 853-857

46 Pochhammer KF, Székessy T, Cromme R (1982) Untersuchungsbedingungen für Oberbauchsonographie in Abhängigkeit vom Tagesrhythmus. Ultraschall 3: 219

47 Pollock D, Taylor KJ (1981) Ultrasound scanning in patients with clinical suspision of pancreatic cancer: a retrospective study. Cancer 47: 1662-1665

48 Raptopoulus V, Schellinger D (1979) Imaging of the pancreas with computed tomography. Comput Tomogr 3: 37-47

49 Ritter U (1976) Gutachterliche Gesichtspunkte bei Pankreaserkrankungen. In: Forrell MM (Hrsg) Pankreas. Springer, Berlin Heidelberg New York, S 1175–1189 (Handbuch der Inneren Medizin, BD III/6)

50 Sahel J, Clement JP, Pietri H, Sarles H (1976) Valeur comparée de la wirsungographie endoscopique de l arteriographie abdominale et de l'echographie en pathologie pancreatique. Acta Endoskop Radiocinematogr 6: 1

51 Sankaran S, Walt AJ (1975) The natural and unnatural history of pancreatic pseudocysts. Br J Surg 62: 37

52 Sarles H (1973) An international survey on nutrition and pancreatitis. Digestion 9: 389–403

53 Sarles H, Sahel J, Bourry J, Langier R (1979) Chronic pancreatitis. In: Howat HT, Sarles H (eds) The exocrine pancreas. Saunders, London, pp 402–439

54 Silverstein W, Isikoff MB, Hill MC, Barkin J (1981) Diagnostic imaging of acute pancreatitis. Prospective study using CT and sonography. AJR 137: 497–502

55 Stanley JH, Schabel SI, Seymour EQ, Gobien RP, Vujic I, Ross P (1983) Pancreatic imaging. South Med J 76: 625–631

56 Struve C (1981) Sonographische Pankreasdiagnostik. Möglichkeiten und Grenzen. Dtsch Med Wochenschr 106: 67–70

57 Taylor KJ, Buchin PJ, Viscomi GN, Rosenfield AT (1981) Ultrasonographic scanning of the pancreas. Radiology 138: 211–213

58 Van Dyke JA, Stanley RJ, Berland LL (1985) Pancreatic imaging. Ann Intern Med 102: 212–217

59 Warshaw AL, Richter JM, Podolsky DK, Mueller PR, Ferrucci JT, Shipley WU (1982) A strategy against pancreatic cancer. J Clin Gastroenterol 4: 525–532

60 Weber W, Torhorst J, Obrecht JP (1980) Die Epidemiologie des Pankreaskarzinoms in Basel. Schweiz Med Wochenschr 110: 857–860

61 Weber W, von Essen CF, Metzger U, Stalder GA (1983) Das Pankreaskarzinom: Epidemiologie, Aetiologie, Diagnose und Therapie. Schweiz Med Wochenschr 113: 417–426

62 Wittenberg J, Ferrucci JT (1979) Radiographically guided needle biopsy of abdominal neoplasms – who, how, where, why? J Clin Gastroenterol 1: 273–284

Kann die Sonographie einen Beitrag zur Diagnostik von entzündlichen und tumorösen Erkrankungen des Magen-Darm-Traktes leisten?

H. Worlicek

Einleitung

In der Diagnostik der Krankheiten des Gastrointestinaltraktes sind endoskopische und röntgenologische Verfahren die Methoden der Wahl. Für die Sonographie stellten diese Krankheiten in der Routinediagnostik bisher keine Indikation dar, auch wenn in den vergangenen Jahren wiederholt sonographische Befunde, vor allem bei malignen und chronisch entzündlichen Erkrankungen, beschrieben wurden [4, 11, 12, 13, 16]. Ursache waren vor allem die Beeinträchtigung der Untersuchung durch Darmgase und Wiederholungsechos und die verhältnismäßig geringe Auflösung der Transducer. Unter den heute verbesserten technischen Voraussetzungen vermag die Sonographie jedoch auch im Bereich des Gastrointestinaltraktes einen sinnvollen Beitrag zur Diagnostik zu leisten.

Gerätetechnische Voraussetzungen

1. Durch die Verwendung moderner Transducer mit kleiner Auflagefläche gelingt es, Darmgase aus umschriebenen Bereichen zu verdrängen. Dabei sollte der Scanner so konstruiert sein, daß die Übersicht auch im Nahbereich, also unmittelbar unter der Bauchdecke, nicht durch einen zu kleinen Bildausschnitt eingeschränkt wird.
2. Im Nahbereich sollten möglichst keine Wiederholungsechos vorhanden sein. Dadurch können auch bei schlanken bzw. kachektischen Patienten der Bauchwand anliegende Darmabschnitte dargestellt werden.
3. Durch Einsatz hochauflösender Ultraschallgeräte gelingt es insbesondere bei Verwendung höherer Frequenzen (5,0 MHz), im Bereich des Intestinaltraktes tubuläre Strukturen in einer Größenordnung von 1–2 mm abzugrenzen. Wichtig ist hierbei eine optimale Bildwiedergabe auch bei 1,5- bis 2facher Vergrößerung [15].

Untersuchungstechnik

Die optimale Ausnutzung der technischen Möglichkeiten erfordert eine subtile Untersuchungstechnik, die im Vergleich zur Diagnostik parenchymatöser Organe höhere Anforderungen an den Untersucher stellt. Die Darmgase sollten durch verhaltenen Druck mit dem Schallkopf auf das Abdomen, bisweilen auch durch Umlagern des Patienten, aus dem Blickfeld verlagert werden. Wie üblich wird in 2 zueinander senkrecht stehenden Ebenen untersucht, wobei der gesamte Magen-Darm-Trakt gleichmäßig durchgemustert wird. Sofern die Wandstrukturen selbst nicht abgrenzbar sind, dient die enthaltene Luft bzw. Flüssigkeit als Orientierungshilfe.

Eine wesentliche Verbesserung der Beurteilung des Magens kann durch die Füllung mit Flüssigkeit erreicht werden. Der nüchterne Patient trinkt 500 bis maximal 1000 ml Orangensaft. Währenddessen erhält er 20 mg N-Butylscopolaminiumbromid (Buscopan) intravenös. Zur systematischen Darstellung des Magens wird der Patient auf einer Untersuchungsliege nacheinander in folgende Positionen gebracht: Kopftieflagerung in Linksseitenlage, Kopfhochlagerung jeweils in Linksseiten-, in Rücken- und in Rechtsseitenlage und zuletzt aufrechtes Stehen. Dabei werden Fundus, Korpus, Antrum und proximales Duodenum in Längs-, Quer- und linksseitigen subkostalen Schrägschnitten untersucht. Die weiter entfernt liegenden Abschnitte wie Fundus und proximale Hinterwand müssen wegen der größeren Eindringtiefe mit der Frequenz 3,5 MHz untersucht werden. Alle anderen Abschnitte werden vorzugsweise mit einer höheren Frequenz (5,0 MHz) beurteilt [14]. Prinzipiell ist auch die Untersuchung des flüssigkeitsgefüllten Dünn- und Dickdarmes möglich, beispielsweise durch retrograde Füllung des Kolons [7] oder im Rahmen der Darmlavage zur Koloskopievorbereitung (Abb. 1).

Normalbefund

Im Normalfall stellen sich Magen und Darm oft nur aufgrund der enthaltenen Luft oder Flüssigkeit dar. Lassen sich die Wandstrukturen abgrenzen, so zeigt sich im Querschnitt ein relativ echoarmer Ring, der ein echodichtes Zentrum umgibt. Dieses echodichte Zentrum entspricht der gefalteten Schleimhaut. Bei Füllung mit Flüssigkeit öffnet es sich und erscheint als echodichter Ring. Bei weiterer Aufdehnung des Lumens lassen sich gegebenenfalls Ringfalten abgrenzen. Ist das Lumen dagegen mit Luft gefüllt, so läßt sich bei geeigneter Geräteeinstellung allenfalls der schallkopfnahe Wandabschnitt abbilden. Die anderen Wandanteile verschwinden im Schallschatten. Anstelle des homogen echoarmen Ringes kann in 10–20% der Fälle ein 3fach geschichteter Ring (echoarm – echodicht – echoarm) treten, der ebenfalls ein echodichtes Zentrum umgibt. Eine sichere Zuordnung dieser Schichten zu Gewebsstrukturen ist vorerst nicht möglich. Bei der Untersuchung des flüssigkeitsgefüllten Magens gelingt die Abgrenzung von 5 Wandschichten häufig. Dabei begrenzt die innere echodichte Schicht das Lumen.

Als normale Dicke des echoarmen bzw. 3fach geschichteten Ringes gelten im Bereich des Darmes 2–3 mm; 4–5 mm müssen als grenzwertig angesehen werden [17], wobei eine geringe Echoarmut, erhaltene Peristaltik und gute Aufdehnbarkeit für den Normalbefund bzw. Wandkontraktionen sprechen. Beim Magen kann eine Wanddicke bis 5 mm als normal angesehen werden. Im distalen Antrum können in Abhängigkeit vom Kontraktionszustand auch 10 mm noch normal sein [9]. Beim flüssigkeitsgefüllten Magen sind gute Aufdehnbarkeit bei einer Wanddicke von 4–5 mm, im distalen Antrum bis zu 8 mm, erhaltene Wandschichtung, gleichmäßige Wanddicke und regelrechte Peristaltik beim Nachlassen der Pharmakonwirkung wesentliche Kriterien für den Normalbefund.

Pathologische Veränderungen

Pathologisch ist im Bereich des Darmes eine Dicke des echoarmen bzw. 3fach geschichteten Ringes von 6 mm und mehr. Weitere Zeichen einer krankhaften Veränderung sind erhebliche Echoarmut des äußeren Ringes, Haustrenverlust, fehlende Peristaltik mit Wandstarre und Lumeneinengung. Bei Vorliegen dieser Kriterien besteht auch bei der grenzwertigen Dicke von 4–5 mm der dringende Verdacht auf einen pathologischen Prozeß. Die Lumeneinengung läßt sich bei deutlicher Wandverdickung an einem nur sehr kleinen zentral oder exzentrisch gelegenen Reflex erkennen. Im Längsschnitt durch den Darm zeigen sich dann 2 echoarme Bänder, die von einem schmalen Reflexsaum getrennt werden. Die filiforme Stenose läßt sich anhand kleiner Reflexe mit nachfolgendem Schallschatten beweisen, die perlschnurartig durch diese Engstelle wandern. Gelegentlich kann der Durchmesser einer Stenose bestimmt werden, wenn man die maximale Öffnung während eines peristaltischen Flüssigkeitsschubes abwartet, der sich in der Stenose als Jeteffekt zeigt. Ausgedehnte Wandveränderungen des Magens lassen sich an gleichmäßigen oder wulstigen Wandverdickungen erkennen. Bei nicht sicher pathologischem Befund empfiehlt sich die Untersuchung des flüssigkeitsgefüllten Magens. Bei Infiltration liegt die Wanddicke dann über 5 mm, im distalen Antrum über 8 mm. Als weitere pathologische Veränderungen finden sich fehlende Entfaltbarkeit des Lumens bzw. Stenosierung, fehlendes Verstreichen grober Falten, aufgehobene Wandschichtung, Wandstarre, polypoide Formationen und submuköse Tumoren.

Daneben finden sich im Bereich des Gastrointestinaltraktes raumfordernde Prozesse unterschiedlicher Begrenzung, Ausdehnung und Struktur als Ausdruck von Abszeßbildungen, neoplastischen Tumoren und entzündlichen Konglomeraten. Letztere sind verwachsene Anteile von Darmschlingen, Netz und Mesenterium, die von Fistelgängen und Abszessen durchsetzt sein können. Erheblich flüssigkeitsgefüllte Darmschlingen lassen sich meist anhand der anatomischen Lage und des Verlaufs dem Dünn- oder Dickdarm zuordnen. Häufig sind die eng nebeneinander stehenden Kerckring-Falten des Dünndarms von den in größerem Abstand aufeinander folgenden Semilunarfalten des Dickdarms zu unterscheiden. Beachtet werden muß die Peristaltik (fehlend, gesteigert, retrograd).

Sonographisches Bild gastrointestinaler Erkrankungen

Eine Reihe von Erkrankungen des Magen-Darm-Traktes ist durch morphologische Veränderungen charakterisiert, die sonographisch nachgewiesen werden können. Ihr Erscheinungsbild ist nicht selten ähnlich oder identisch. Häufig bereitet auch die Abgrenzung leichterer Veränderungen vom Normalbefund Schwierigkeiten. Dennoch zeigen verschiedene entzündliche, neoplastische, funktionelle und andere Erkrankungen von Magen und Darm typische sonographische Erscheinungsbilder, die wichtige, wenn nicht entscheidende, diagnostische Hinweise geben. Die folgenden Beschreibungen des sonographischen Bildes neoplastischer und entzündlicher gastrointestinaler Erkrankungen beruhen auf 550 eigenen Untersuchungen und den Angaben verschiedener Autoren. Tabelle 1 zeigt eine Analyse der im eigenen Patientengut gesehenen Darmwandverdickungen.

Tabelle 1. Ursachen sonographisch nachgewiesener Darmwandverdickungen im eigenen Patientengut (n = 226)

Diagnose	Zahl der Fälle	Diagnose	Zahl der Fälle
Morbus Crohn	123	Peritonealkarzinomatose	4
Colitis ulcerosa	39	Invagination	4
Peridivertikulitis	5	Intramurales Hämatom	1
Gedeckte Perforation	1	Ischämische Enteritis	2
Appendizitis	2	Amyloidose	1
Karzinom	24	Lupus erythematodes	2
Karzinoid	1	Dekompensierte	3
Lymphominfiltration	3	Rechtsinsuffizienz	
Leiomyosarkom	1	Spastische Kontraktionen	5
		Ungeklärt	5

Darmtrakt

1. Entzündliche Darmerkrankungen

Morbus Crohn. Verdickte Darmwand [4, 13, 16], vorwiegend längerstreckig, z. T. in diskontinuierlicher Anordnung, meist homogen, gelegentlich inhomogen mit umschriebenen Reflexen oder Dreischichtung (echoarm – echodicht – echoarm), fehlende Peristaltik mit Wandstarre, Haustrenverlust und Lumeneinengung bzw. Stenose und prästenotische Dilatation (Abb. 1) [17]. Zuverlässiger Nachweis von entzündlichen Konglomeraten und Abszessen. Aufgrund eigener Erfahrungen Nachweis von Darmwandverdickung und/oder entzündlichem Konglomerat in 78% (n = 171), unter optimalen gerätetechnischen Bedingungen sogar in 89% der Fälle (n = 100).

Colitis ulcerosa. Verdickte Darmwand [4, 13, 16], häufig längerstreckig, morphologisches Bild ähnlich wie bei Morbus Crohn. Gelegentlich auffallend echoarmer Ring ohne Verbreiterung (3 mm) mit breitem echodichten Zentrum bei hochgradiger Pseudopolypose. Nach eigenen Erfahrungen Nachweis der im Vergleich zu Morbus Crohn geringeren Darmwandverdickung in 58% der Fälle (n = 67), bei hochfloridem Krankheitsbild allerdings in 80% der Fälle [17, 18].

Peridivertikulitis. Unregelmäßige Wandverdickung vorzugsweise im Bereich von distalem Colon descendens und Sigma (Abb. 2) [2, 4].

Gedeckte Perforation. Umschriebene Wandverdickung, echoarm [9].

Appendizitis. Englumige kurzstreckige Wandverdickung im rechten Unterbauch, Wandverdickung des Zökumpols bei Übergreifen der phlegmonösen Entzündung [15].

Enteritis. Erheblich flüssigkeitsgefüllte Dünn- und Dickdarmschlingen im Bereich des gesamten Abdomens mit lebhafter Peristaltik [9].

Abszeß. Unterschiedlich begrenzte echoarme bis echofreie Raumforderung zwischen den Darmschlingen oder an die Bauchwand angrenzend.

2. Neoplastische Darmerkrankungen

Karzinom. Vorwiegend kurzstreckige, wulstförmige oder unregelmäßig begrenzte Wandverdickung nachweisbar ab einer Größe von etwa 1 × 2 cm. Reflexmuster meist auffallend echoarm, gelegentlich inhomogen. Bei zirkulärem Wachstum

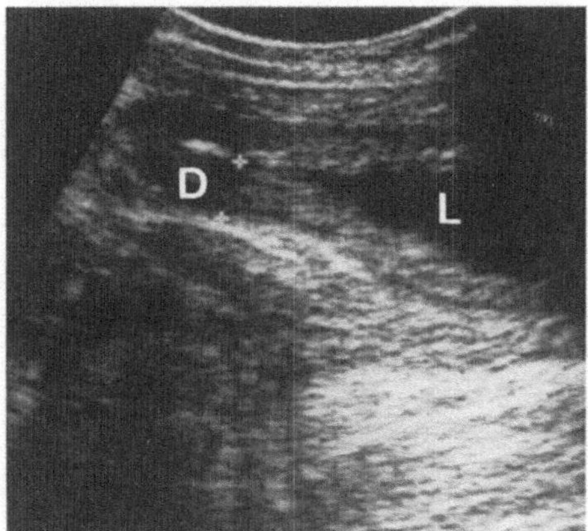

Abb. 1. Morbus Crohn:
Dünndarmschlinge *(D)* mit verdickter
Wand (9 mm), Lumen *(L)* prästenotisch
aufgeweitet

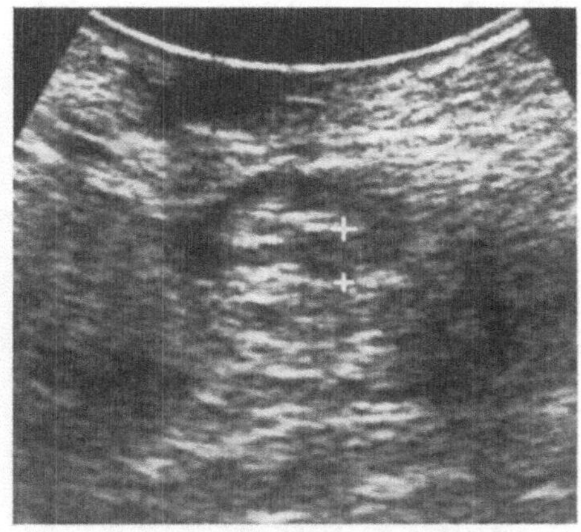

Abb. 2. Peridivertikulitis des Sigma
(Querschnitt), Wand auffallend echoarm,
teils verbreitert bis zu 5 mm

exzentrisch liegendes, stenosiertes Lumen. Im fortgeschrittenen Stadium Bild der umschriebenen Raumforderung (Tabelle 2, Abb. 3) [5, 10, 12, 15].

Karzinoid. Umschriebene Raumforderung im Bereich der Darmwand [5, 15].

Leiomyosarkom. Ausgedehnter wulstiger Tumor.

Lymphominfiltration. Wandverdickung unterschiedlicher Ausdehnung [1, 3].

Peritonealkarzinomatose. Unregelmäßige Verbreiterung des deutlich echoarmen Wandsaumes, gelegentlich Aszites.

Lipom. Glatt begrenzte, rundliche bis ovaläre Raumforderung, ins Darmlumen prolabierend, relativ echodicht [15].

3. Funktionelle Störungen und andere Erkrankungen des Darmes

Mechanischer Ileus. Weite, erheblich gefüllte Darmschlingen, initial mit lebhafter Peristaltik [9], teils auch Retroperistaltik.

Paralytischer Ileus. Weite flüssigkeitsgefüllte Darmschlingen ohne Peristaltik.

Mesenterialvenenthrombose. Langstreckige gleichmäßige Wandverdickungen [1].

Ischämische Enteritis. Echoarme Wandverdickung unterschiedlicher Länge, evtl. mit Lumeneinengung.

Invagination. Erhebliche Wandverdickung mit mehrfacher Schichtung, evtl. ödematöse Verbreiterung der beteiligten Darmabschnitte (Abb. 4) [3, 15].

Toxisches Megakolon. Hochgradige Erweiterung des gesamten Kolons mit verstrichener Haustrierung, Lumen teils flüssigkeitsgefüllt [4].

Volvulus. Tumorähnliche Raumforderung mit gestauten Venen [15].

Intramurales Hämatom. Ausgeprägte längerstreckige echoarme Wandverdickung [6].

Amyloidose. Ausgedehnte kontinuierliche echoarme Wandverdickung. Abhängig von den unterschiedlichen Befallsmustern sind auch andere sonographische Bilder zu erwarten. Träge Peristaltik.

Tabelle 2. Sonographischer Nachweis des Kolonkarzinoms (n = 31). Diagnose bekannt (13), klinischer Verdacht (14), Zufallsbefund (4)

Richtig-positiv	24
Richtig-negativ	6
Falsch-positiv	–
Falsch-negativ	4
Fraglich	3

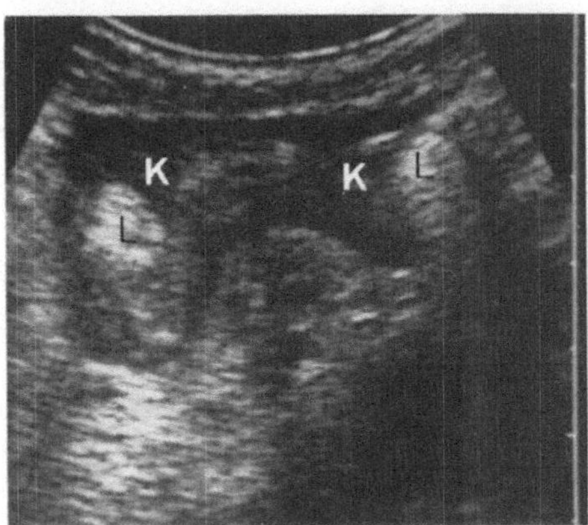

Abb. 3. Kolonkarzinom *(K)* der rechten Flexur, stenosierend, oberhalb und unterhalb erhaltenes Lumen *(L)* trotz Wandinfiltration

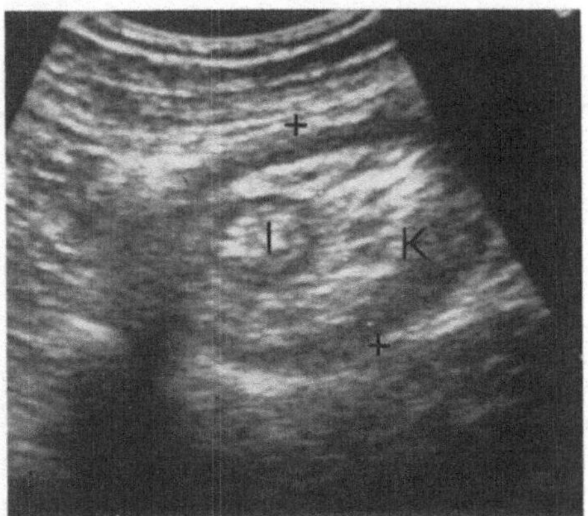

Abb. 4. Invagination des Ileum *(I)* in das aszendierende Kolon *(K)*, äußerer Durchmesser 33 mm, Querschnitt

Magen nüchtern

Magenszirrhus. Langstreckige, teils gleichmäßige, teils wulstige zirkuläre Wandverdickung, geringe Echodichte, aufgehobene Wandschichtung, fehlende Peristaltik, Wandstarre, Lumeneinengung bis Stenosierung [10]. Im eigenen Patientengut sicherer Nachweis in 95% der Fälle (n = 19). Bei Flüssigkeitsfüllung fehlende Entfaltbarkeit des Lumens (Abb. 5).

Lokalisiertes Magenkarzinom. Umschriebene Wandverdickung, teils wulstig, teils zirkulär stenosierend mit exzentrischem Lumen, evtl. Magenentleerungsstörung [2, 5, 10, 11].

Leiomyosarkom. Ausgedehnte wulstige Tumormasse zirkulär, exzentrisch wachsend, Echodichte variabel. Bei flüssigkeitsgefülltem Magen als submuköse zirkuläre bis ovaläre Raumforderung ab einer Größe von 1 cm nachweisbar [14].

Lymphominfiltration. Wandverdickung unterschiedlicher Ausdehnung, echoarme Wand mit aufgehobener Schichtung [2].

Narbenbulbus. Zirkuläre Wandverdickung in der Bulbusregion, echoarm, evtl. inhomogen, unregelmäßig begrenzt [9].

Ulkuspenetration. Umschriebene Wandverdickung, echoarm [10].

Morbus Ménétrier. Verbreiterung der Magenwand im Bereich der großen Kurvatur [9].

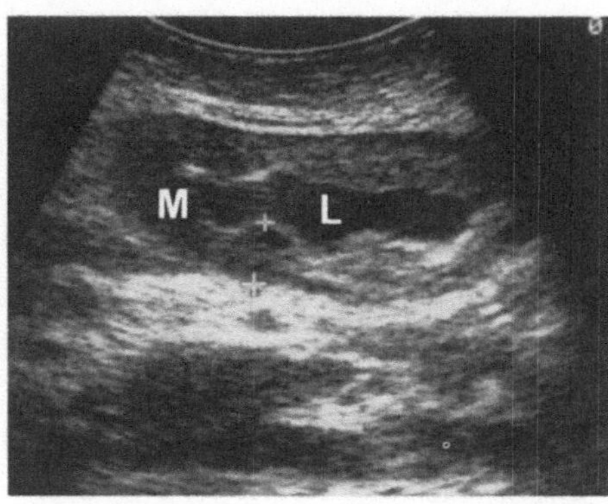

Abb. 5. Szirrhöses Karzinom des Magens *(M)* mit zirkulärer Wandverdickung bis zu 9 mm, das flüssigkeitsgefüllte Lumen *(L)* entfaltet sich nur unzureichend, Antrum im Längsschnitt

Magenentleerungsstörung. Gefüllter Magen auch im nüchternen Zustand [9], Ursache nicht selten erkennbar (Magenwandprozeß, Kompression von außen, z. B. Pankreaspseudozyste, Lebermetastase etc.).

Flüssigkeitsgefüllter Magen

Die Untersuchung des Magens nach Füllung mit Flüssigkeit verbessert die Nachweisbarkeit aller beschriebenen Wandveränderungen erheblich. Zudem lassen sich durch dieses Verfahren auch umschriebene Prozesse geringer Größe nachweisen, in der Übergangsregion und im Antrum ab einem Durchmesser von 4 mm. Im Korpus und Fundus ist die Nachweisbarkeit jedoch weniger gut. Tabelle 3 gibt eine Übersicht der eigenen, innerhalb eines Jahres erhobenen Befunde.

Frühkarzinom. Flach polypoide Formation bei erhaltener Wandschichtung (Abb. 6).

Submuköse Tumoren (Leiomyom, Lipom etc.). Zirkuläre bis ovaläre Raumforderung unterschiedlicher Echodichte mit konvexbogiger Vorwölbung zum Lumen

Tabelle 3. Sonographie des flüssigkeitsgefüllten Magens. Diagnose bekannt (19), Verdacht auf Magenerkrankung (44), Zufallsbefund (3)

	n	Richtiger Befund	Verdacht	Nicht erkannt
Frühkarzinom	2	2		
Lokalisiertes Karzinom	10	7	2	1
Szirrhöses Karzinom	12	11	1	
Leiomyosarkom	3	3		
Lymphom	2	2		
Adenomatöser Polyp	5	3		2
Leiomyom	4	4		
Ulkus mit Randwall	4	2		2
Prominente Lebermetastase	1	1		
Prominenter Milzlappen	1	1		
Riesenfalten	3	3		
Submuköser Prozeß, ungeklärt	4	4		
Kein pathologischer Befund	15	15		
Gesamt	66	58	3	5

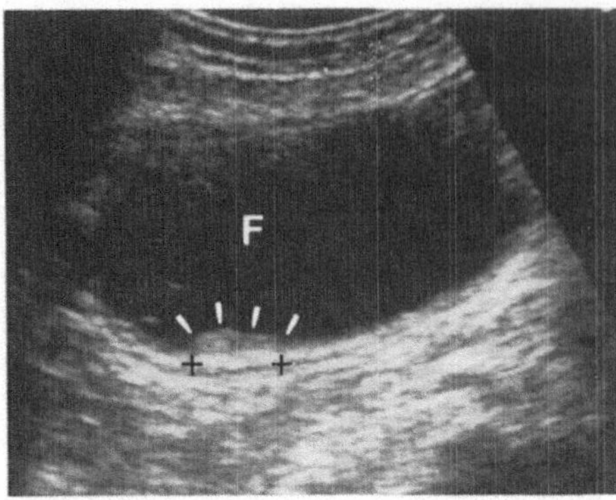

Abb. 6. Frühkarzinom *(Pfeile)* an der Hinterwand des Magenantrum, Durchmesser 15 mm, erhaltene lamelläre Wandstruktur, Lumen bei der Füllung mit Flüssigkeit *(F)* normal aufgeweitet, Längsschnitt

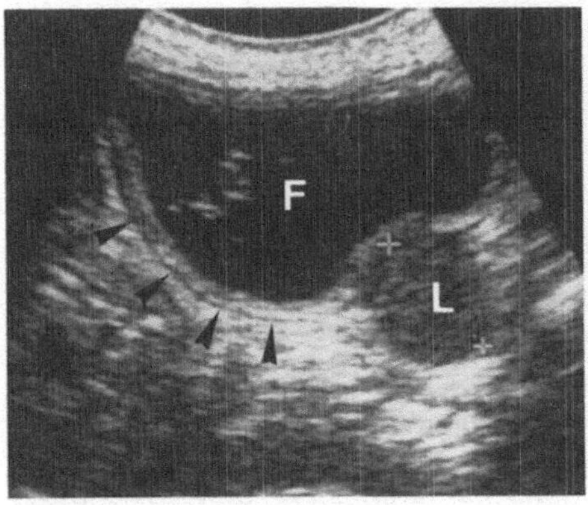

Abb. 7. Leiomyom *(L)* der Magenhinterwand, Durchmesser 22 mm, Magenwand *(Pfeile)* durch die Flüssigkeit *(F)* entfaltet, Längsschnitt durch das Antrum

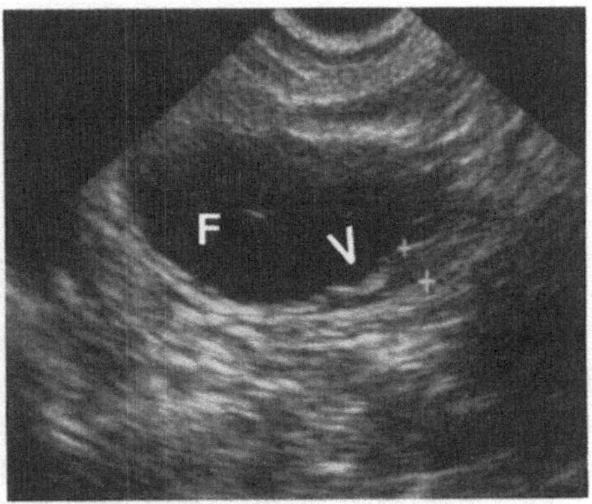

Abb. 8. Ulcus ventriculi der Antrumhinterwand mit echoarmen Randwall (8 mm) und schüsselförmiger Eindellung (<), Flüssigkeit *(F)* im Magen, Längsschnitt

(Abb. 7). Sie wird von der inneren echodichten Lamelle der Magenwand begrenzt. Eine Unterbrechung dieser Lamelle kann Hinweis auf eine Exulzeration sein [14].

Polyp. Polypoide Formation, relativ echodicht, bei größeren Polypen auch inhomogen, Kontur je nach Oberflächenbeschaffenheit des Polypen glatt oder unscharf, Nachweis eines Stiels möglich.

Ulkus mit Randwall. Wulstförmige Verbreiterung der Magenwand mit zentraler schüsselförmiger Eindellung, echodichte Lamelle über dem Randwall erhalten (Abb. 8).

Sogenannte Riesenfalten. Breite Schleimhautfalten, die bei Füllung des Magens mit Flüssigkeit nicht verstreichen. Erhaltene Schichtung in der Falte spricht für Normvariante, aufgehobene Schichtung für pathologischen Prozeß (Lymphom, M. Ménétrier).

Impression durch Nachbarorgane. Darstellung von Impressionen der Magenwand, z. B. prominenter Lappen von Leber oder Milz, Lebermetastase, Pankreaspseudozyste, Pankreastumor etc.

Entzündliche oder maligne Infiltration aus Nachbarorganen (z. B. Pankreas). Einwachsen des Prozesses in die Magenwand mit Unterbrechung der lamellären Wandstruktur, Konturunregelmäßigkeit der Magenwand.

Wertung

Gerätetechnische Verbesserungen der letzten Jahre ermöglichen die Ausdehnung der sonographischen Oberbauchdiagnostik auf den Magen-Darm-Trakt [8]. Während ausgedehnte tumoröse Prozesse einem Nachweis relativ leicht zugänglich sind, erfordern die meisten krankhaften Veränderungen des Gastrointestinaltraktes eine subtile, verhältnismäßig zeitaufwendige Untersuchungstechnik. Schwierigkeiten kann die Abgrenzung leichterer krankhafter Veränderungen vom Normalbefund bereiten, der im Vergleich zu dem parenchymatöser Organe eine wesentlich größere Formenvielfalt aufweist.

Bei Einsatz optimal geeigneter Geräte und bei entsprechender Erfahrung des Untersuchers ermöglicht die Sonographie einen direkten Nachweis der Verdikkung der Magen- und Darmwand in einem hohen Prozentsatz. Chronisch entzündliche Darmerkrankungen lassen sich in 80–90% nachweisen [4, 13, 18], bei Colitis ulcerosa in dieser Häufigkeit allerdings nur bei hochfloridem Krankheitsbild [17]. Das Kolonkarzinom kann nach eigenen Erfahrungen in 77% der Fälle (Tabelle 2) und der Magenszirrhus in 95% der Fälle (n = 19) sicher nachgewiesen werden. Die anatomische Zuordnung krankhafter Prozesse ist aufgrund ihrer Lage und der Verlaufsrichtung angrenzender Magen- bzw. Darmanteile gut möglich, sofern keine resezierenden Operationen vorausgegangen sind und keine Lageanomalien vorliegen. Problematisch ist die differentialdiagnostische Zuordnung langstreckiger Infiltrationen der Darmwand. Für den M. Crohn und gegen die Colitis ulcerosa spricht die höhergradige Wandverdickung von terminalem Ileum und Zökum bei unauffälligem distalen Kolon. Das gilt besonders, wenn zusätzlich ein entzündliches Konglomerat oder ein Abszeß vorliegt. Bei der Colitis ulcerosa findet sich im Gegensatz zum M. Crohn gelegentlich ein nur schmaler echoarmer Wandsaum, der ein breites, leicht inhomogenes echodichtes Zentrum umgibt. Sein Substrat ist die hochgradige Pseudopolypose. Längerstreckige unregelmäßige Wandverdickungen geringeren Grades finden sich bei der Peridivertikulitis und der Peritonealkarzinomatose (Tabelle 1). Für das Kolonkarzinom sind kurzstreckige stenosierende, tumoröse Raumforderungen mit exzentrischem stenosierten Lumen typisch. Darüber hinaus ergeben sich derzeit nur wenige differentialdiagnostische Hinweise. Im Bereich des Magens ermöglicht die Füllung mit Flüssigkeit eine erhebliche Verbesserung der diagnostischen Möglichkeiten, ohne daß das Verfahren seinen nichtinvasiven Charakter verliert. Mit dieser Methode konnten in 84% der Fälle (n = 51) pathologische Befunde nachgewiesen werden (Tabelle 3).

Zusammenfassung

Zusammenfassend kann festgestellt werden, daß die Sonographie vor allem bei gezielter Fragestellung ein geeignetes Verfahren für die Magen-Darm-Diagnostik darstellt. Das gilt sowohl für die initiale orientierende Untersuchung vor invasiver Diagnostik als auch als alternative diagnostische Methode für den nicht belastbaren Patienten. Die Untersuchung des flüssigkeitsgefüllten Magens bietet sich als Alternative für die Ultraschallendoskopie an. Inwieweit der Aufwand einer retrograden Füllung des Kolons mit Flüssigkeit [7] für die Routinediagnostik Vorteile bietet, läßt sich derzeit noch nicht abschätzen. Die Sonographie kann zwar keinesfalls die herkömmlichen Verfahren in der Magen-Darm-Diagnostik ersetzen, sie verdient jedoch einen festen Platz als dritte Säule neben endoskopischen und röntgenologischen Verfahren. Eine sonographische Ausschlußdiagnostik ist nach wie vor nicht möglich.

Literatur

1 Bluth EI (1983) Ultrasound evaluation of small bowel abnormalities. Am J Gastroenterol 78: 788–793
2 Bluth EI, Merritt CRB, Sullivan MA (1979) Ultrasonic evaluation of the stomach, small bowel, and colon. Radiology 133: 677–680
3 Fleischer AC, Muhletaler CA, James AE (1980) Detection of bowel lesions during abdominal and pelvic sonography. JAMA 244: 2096–2099
4 Gebel M (1983) Sonographie des Magen-Darm-Traktes. Verdauungskrankheiten 1: 5–14
5 Kremer H, Kellner E, Schierl W, Zöllner N (1978) Sonographische Diagnostik bei infiltrativen Magen-Darm-Erkrankungen. Dtsch Med Wochenschr 103: 965–966
6 Lee T, Brickman F, Avicella L (1978) Ultrasound diagnosis of intramural intestinal hematoma. J Clin Ultrasound 6: 423–424
7 Limberg B (1986) Diagnostik entzündlicher und tumoröser Dickdarmveränderungen durch Kolonsonographie. Dtsch Med Wochenschr 111: 1273–1276
8 Lutz H, Lux G, Worlicek H, Heyder N (1985) Ultrasonic diagnosis of diseases of the stomach and the intestine, revision after 12 years? In: Gill RW, Dadd MJ (eds) Proceedings of the Fourth Meeting of the World Federation for Ultrasound in Medicine and Biology, Sydney. Pergamon, Sydney, p 168
9 Lutz H, Meudt R (1981) Ultraschallfibel. Springer, Berlin Heidelberg New York
10 Lutz H, Petzoldt R (1976) Ultrasonic patterns of space occupying lesions of the stomach and the intestine. Ultrasound Med Biol 2: 129–132
11 Lutz H, Rettenmaier G (1973) Sonographic pattern of tumors of the stomach and the intestine. Proceedings of the 2nd World Congress on Ultrasound in Medicine, Rotterdam 1972. Excerpta Medica, Amsterdam, Nr. 67
12 Schwerk W, Braun B, Dombrowski H (1979) Real-time ultrasound examination in the diagnosis of gastrointestinal tumors. J Clin Ultrasound 7: 425–431
13 Sonnenberg A, Erckenbrecht J, Peter P, Niederau C (1982) Detection of Crohn's disease by ultrasound. Gastroenterology 83: 430–434
14 Worlicek H, Lederer P, Lux G (1986) Ultrasonographic evaluation of the wall of the fluidfilled stomach – Case report of a leiomyoblastoma. Hepatogastroenterol 33: 184–186
15 Worlicek H, Lutz H (1986) Ultraschallbefunde des Darmtraktes. In: Otto R, Schnaars P (Hrsg) Ultraschalldiagnostik 85. Thieme, Stuttgart, S 457–458
16 Worlicek H, Lutz H, Reichel L, Thoma B (1984) Ultraschalldiagnostik bei Morbus Crohn und Colitis ulcerosa. In: Lutz H, Reichel L (Hrsg) Ultraschalldiagnostik 83. Thieme, Stuttgart, S 268–270
17 Worlicek H, Lutz H, Thoma B (1986) Sonographie chronisch entzündlicher Darmerkrankungen – eine prospektive Studie. Ultraschall 7: 275–280
18 Worlicek H, Lutz H, Thoma B, Heyder N (1985) Possibilities and Limitations of Ultrasonography in Crohn's Disease and Ulcerative Colitis. In: Gill RW, Dadd MJ (eds) Proceedings of the Fourth Meeting of the World Federation for Ultrasound in Medicine and Biology, Sydney. Pergamon, Sydney, p 166

Der interessante sonographische Fall
in der Gastroenterologie

Problematik bei der Diagnostik von Raumforderungen der Leber

H. Weiss, W. Bersch, R. X. Zittel, G. Ach, H. Birzle

Einleitung

Zufällig sonographisch entdeckte Leberveränderungen bei völlig fehlender klinischer Symptomatik stellen ein diagnostisches Problem dar. Wie weit soll hier eine Diagnostik erfolgen zum Ausschluß eines malignen Prozesses? Wie weit soll die Diagnostik vorangetrieben werden?

In der Behandlung dieser täglichen Frage hat sich ein diagnostisches Stufenprinzip bewährt, das von der Sonographie über Szintigraphie, CT und Angiographie bis hin zur laparoskopisch gezielten Biopsie und zur Probelaparotomie führt. Meist gelingt es jedoch, die Diagnostik nach Durchführung von Sonographie, Erythrozytenszintigraphie, Hepatobidaszintigraphie und CT mit Bolus zu beenden [1]. Schwierigkeiten entstehen, wenn die Aussagen der genannten Methoden diskrepant sind, so daß die Diagnose nicht eindeutig zu stellen ist.

Kasuistik

Die bis dahin beschwerdefreie 31jährige Patientin spürte 6 Wochen vor der Aufnahme eine Schwellung im rechten Oberbauch. Außerhalb durchgeführte Sonographien, eine CT und auch ein statisches Leberszintigramm sowie eine Magen-Darm-Passage hatten eine Raumforderung im rechten Oberbauch nachgewiesen, die nicht sicher der Leber zuzuordnen war. Die Patientin wurde zur weiteren Klärung stationär eingewiesen. Die klinische Untersuchung ergab keine Auffälligkeiten, außer einem im rechten Oberbauch durch die weichen Bauchdecken der schlanken Patientin gut tastbaren Tumor. Im Sonogramm war ein 8,4·8,2·4,2 cm großer reflexkräftiger, deutlich vom Lebergewebe abgesetzter Tumor am unteren Rand des rechten Leberlappens lateral der Gallenblase nachweisbar, der die Gallenblase nach dorsomedial verdrängte (Abb. 1).

Bei der Einfingerpalpation und im Stehen sowie bei tiefer Inspiration war der Prozeß etwas von der Leber abzudrängen, jedoch weiter mit der Leberkapsel verbunden. Das Lebersequenzszintigramm sowie ein Hepatobidaszintigramm ergaben keinen sicheren Beweis für eine FNH, ein Adenom oder ein Hämangiom. Im CT mit Bolusinjektion fand sich eine identische Kontrastmittelaufnahme im Tumor im Vergleich zum restlichen Lebergewebe, so daß ein Adenom, ein Hamartom oder eine FNH möglich erschienen.

Laparoskopisch war ein überfrauenfaustgroßer hämangiomatös wirkender Tumor vom Unterrand des rechten Leberlappens in die Bauchhöhle vorspringend erkennbar. Auf eine Biopsie wurde aufgrund des Gefäßreichtums verzichtet. Angiographisch war eine gefäßreiche, aus mehreren Ästen der A. hepatica dextra versorgte, glatt begrenzte, gut mannsfaustgroße Raumforderung mit pathologischen Gefäßformationen am kaudalen Rand des rechten Leberlappens darstellbar, so daß doch ein Leberzellkarzinom nicht auszuschließen war. Es wurde aus diesem Grunde eine Probelaparotomie durchgeführt; der Tumor wurde im Gesunden

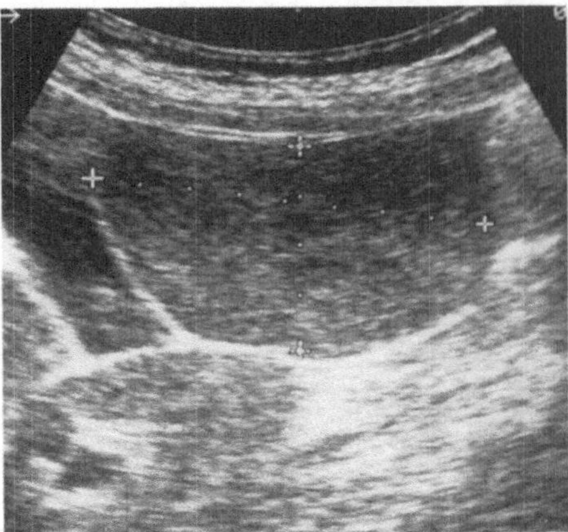 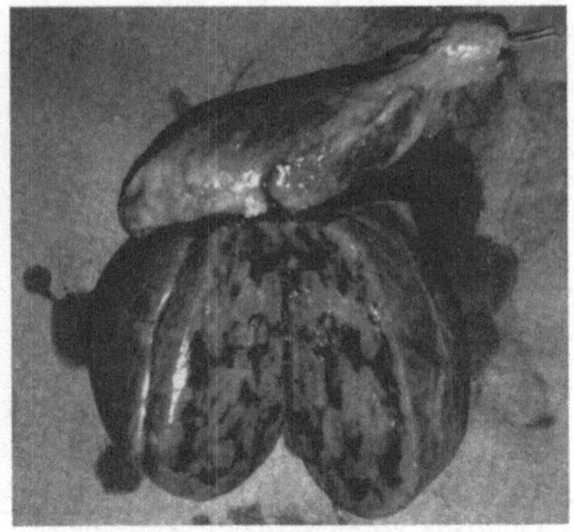

Abb. 1. Von ventral kranial nach rechts lateral verlaufender leicht gedrehter Längsschnitt durch den rechten Oberbauch. Der Tumor stellt sich in dieser Schnittebene kaudal der Gallenblase ventral der Niere dar

Abb. 2. Operationspräparat: der Tumor ist reseziert und aufgeschnitten. Man erkennt die lakunär angeordneten Blutungen innerhalb des Tumors

reseziert, die Operation wurde komplikationslos überstanden. Der gefäßreiche, zum Teil hämorrhagisch inbibierte Tumor erwies sich histologisch als ein Leberzelladenom (Abb. 2).

Literatur

1 Weiss H, Weiss A (1986) Präoperativer Ausschluß und Nachweis von Lebermetastasen. Therapie Woche 36: 1252–1257

Ungewöhnliche Befunde bei Tumoren in der Leber

H. Horstkotte, J. H. Körber, M. Gebel, G. Luska, W. Döhring, J. Freise

Einleitung

Die Befunde von 2 Patienten, die beide computertomographisch multiple Raumforderungen in der Leber zeigten, werden einander gegenübergestellt, wobei insbesondere der Wert der Real-time-Sonographie für die Differentialdiagnose aufgezeigt werden soll. Mit der Ultraschalluntersuchung ließen sich in beiden Fällen Strömungsphänomene innerhalb der Tumoren nachweisen, die in Verbindung mit anderen Befunden wie Konsistenz und Lage zu den Lebergefäßen, erste Hinweise auf die Dignität erlaubten.

Kasuistiken

Bei dem ersten Patienten (A) handelte es sich um einen 50jährigen Mann, bei dem seit Jahren eine Leberzirrhose auf dem Boden einer chronisch-aktiven Hepatitis-B-Virusinfektion bekannt war. Er kam zur Aufnahme in erheblich reduziertem Allgemeinzustand mit Haut- und Sklerenikterus und klinisch eindeutigem Aszites. Die Computertomographie (Abb. 1 a) zeigt eine von Aszites umgebene Leber mit deutlich höckriger Oberfläche sowie zahlreiche kleine und große Raumforderungen unterschiedlicher Dichte innerhalb des Leberparenchyms.

Der zweite Patient (B) wurde unter dem Verdacht auf eine Metastasenleber eingewiesen. Es handelte sich um einen 38jährigen Mann, der klinisch Schwindelzustände und Kollapsneigung bei zwischenzeitlich voller körperlicher Leistungsfähigkeit angab. Sonographisch waren vom Hausarzt echoarme Raumforderungen in der Leber nachgewiesen worden. Die Laborwerte zeigten eine γ-GT von 30 U/l und einen leicht erhöhten Bilirubinspiegel von 48 μmol/l. Die übrigen Laborwerte waren normal. Die Computertomographie (Abb. 1 b) zeigte eine vergrößerte Leber, ebenfalls mit zahlreichen, gegenüber dem Leberparenchym jedoch hypodensen intrahepatischen Raumforderungen. Kein Aszites.

Bei dem ersten Patienten (A) bereitete die Diagnostik keine Schwierigkeiten. Bei erhöhtem α-Fetoprotein wurde die Diagnose eines multilokulären hepatozellulären Karzinoms gestellt und durch Feinnadelpunktion bestätigt. Beide Leberlappen waren massiv mit Tumormassen infiltriert. Bei der Sonographie stellte sich im rechten Leberlappen, im Interkostalschnitt, eine 5 cm große Metastase mit einer 3,5 cm großen, zentralen Nekrosehöhle dar, die ein arterielles Gefäß arrodiert hatte. Am dorsokaudalen Rand der Nekrosehöhle sah man pulssynchron ein „Jet-Phänomen", das die gesamte Nekrosehöhle mit Turbulenzen und Wirbelbildungen ausfüllte. Die Abb. 2 läßt den Bluteinstrom angedeutet erkennen.

Andererseits mußte über venöse Gefäße ein Abfluß im Sinne eines intrahepatischen Shunts bestehen, denn bei Kontrolle nach mehreren Tagen war der Befund unverändert.

Der zweite Patient (B) zeigte sonographisch ein völlig anderes Bild. Es fanden sich multiple große und kleine echoarme Raumforderungen in beiden Leberlappen (Abb. 3).

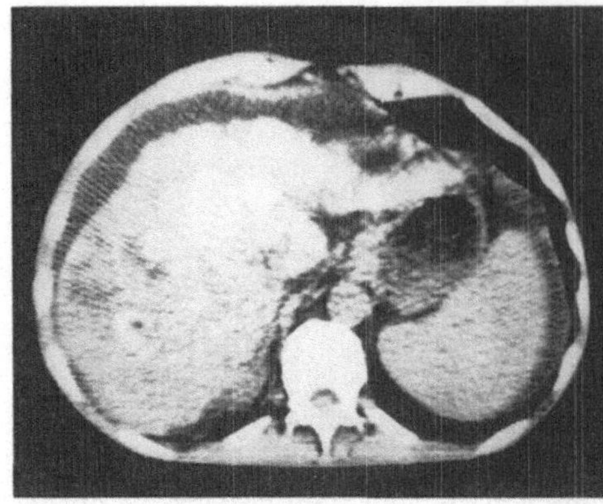

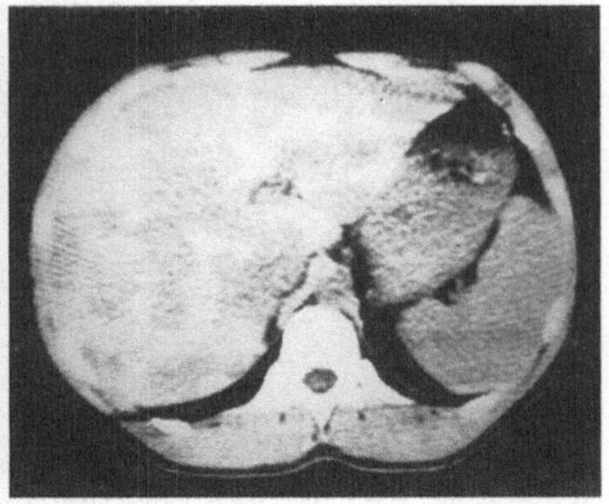

a   b

Abb. 1a CT (Patient A) Leber mit höckriger Oberfläche von Aszites umgeben. Intrahepatisch zahlreiche kleine und größere Raumforderungen. Im rechten Leberlappen mit zentraler Nekrose. Splenomegalie **b** CT (Patient B) Beide Leberlappen durchsetzt mit multiplen, gegenüber dem normalen Leberparenchym hypodensen Raumforderungen unterschiedlicher Größe. Kein Aszites

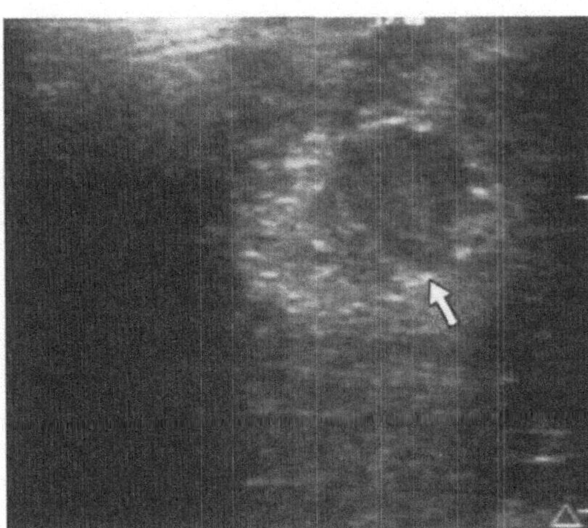

Abb. 2. Sonographie (Patient A). 5 cm große Metastase im rechten Leberlappen mit zentraler Nekrosehöhle. „Jet-Phänomen" vom dorsokaudalen Rand der Nekrosehöhle ausgehend (↑). Strömungsrichtung kranial-ventral mit seitlichen Turbulenzen. Arterielle Gefäßarrosion

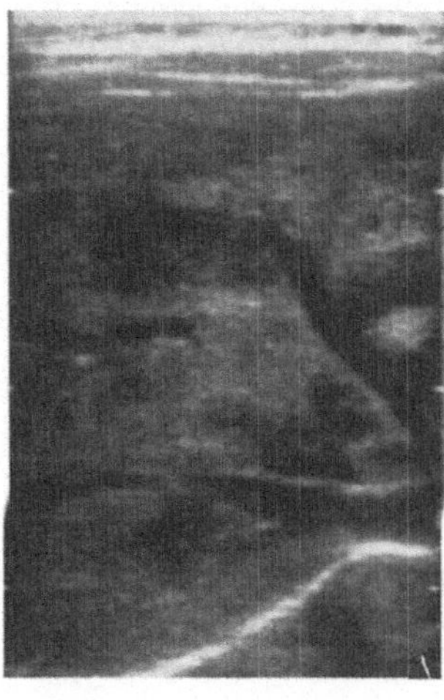

Abb. 3. Sonographie (Patient B). Verschieden große echoarme Raumforderungen im rechten Leberlappen. Enge Nachbarschaft zu den großen Lebervenen und Pfortaderästen ohne Gefäßverdrängung

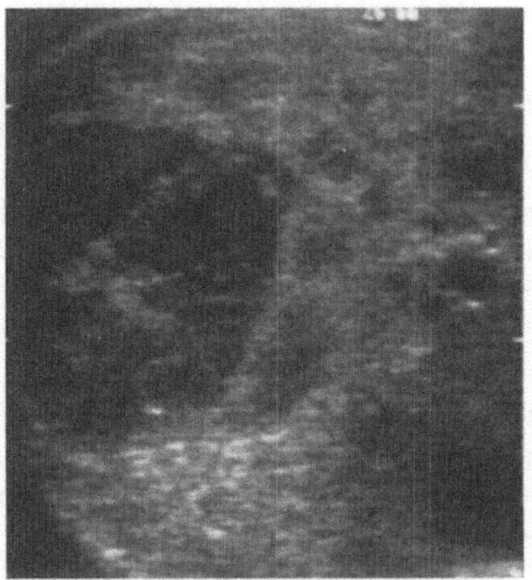

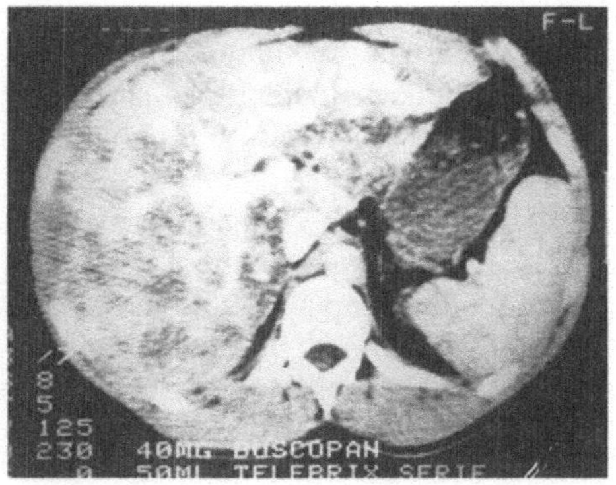

Abb.4. Sonographie (Patient B). Im lateralen rechten Leberlappen große echoarme Raumforderung in der diffus verteilte Strömungsphänomene nachweisbar werden

Abb.5. Angio-CT (Patient B): Die im Nativbild (Abb.1 b) darstellbaren hypodensen Areale kontrastieren sich sofort nach Anfluten des Kontrastmittels über die Pfortader

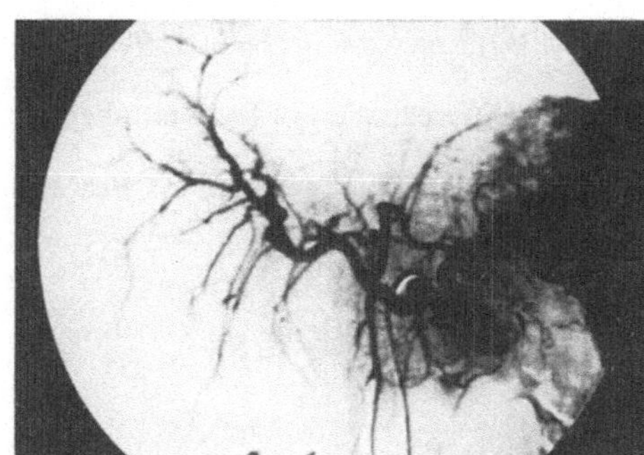

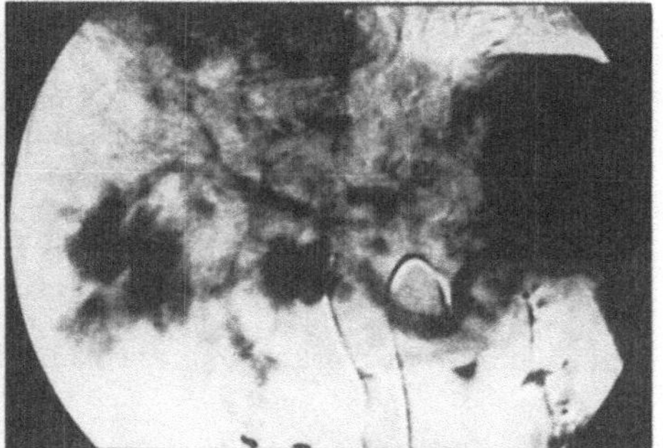

a b

Abb.6.a Arterielle DSA der A.hepatica (Patient B). Regelrechter Gefäßverlauf mit unauffälligen intrahepatischen Gefäßaufzweigungen. **b** Indirekte Splenoportographie über die A.lienalis (Patient B). Entsprechend dem Angio-CT füllen sich über die V.portae intrahepatisch zahlreiche Gefäßkonvolute mit Kontrastmittel auf

Die „Tumore" schienen weich und von wabiger Binnenstruktur. In der größten dieser Raumforderungen, im rechten lateralen Leberlappen (Abb.4), waren bei genauer Betrachtung Strömungsphänomene, aber keine arteriellen Pulsationen zu erkennen.

Alle Raumforderungen waren gegenüber dem Leberparenchym unscharf begrenzt und zeigten eine auffällig enge Nachbarschaft zu den großen Lebervenen und zu den Portalgefäßen.

Die Computertomographie mit Bolusinjektion zeigte, wie sich die zunächst hypodensen Bezirke in der Leber sofort nach Anfluten des Kontrastmittels über die Pfortader hyperdens darstellten (Abb.5).

Die selektive Angiographie des Truncus coeliacus (Abb.6a, b) zeigte in der arteriellen Phase eine unauffällige Darstellung der Leberarterien und nach Anspritzen der A. lienalis eine regulär konturierte V. portae, über die sich zahlreiche kleinere und größere Gefäßkonvolute anfüllten.

Die Gefäßknäuel ließen sich auch retrograd über die Lebervenen darstellen. Es lag also eine Gefäßverbindung zwischen intrahepatischen Pfortaderästen und Lebervenen vor bei unauffälliger, frei durchgängiger Pfortader außerhalb der Leber. Demnach handelte es sich nicht um eine kavernöse Transformation der Pfortader, die einen Verschluß oder zumindest eine Teilthrombosierung der V. portae voraussetzt [3].

Auch die typischen angiographischen und computertomographischen Kriterien, wie sie üblicherweise beim kavernösen Hämangiom vorkommen, fehlten [1, 5]. Darüber hinaus ergab auch die Szintigraphie mit 99 m TC-markierten Erythrozyten [2, 4] keinen Anhaltspunkt für ein Hämangiom.

Ein Krankheitsbild mit dieser Form einer wohl gutartigen Gefäßmißbildung ist unseres Wissens bisher nicht beschrieben worden. Das Risiko einer Feinnadelbiopsie oder gar einer Schneidbiopsie erschien uns zu hoch. Eine zytologische bzw. histologische Klassifizierung war deshalb nicht möglich. Nach jetzt halbjähriger Verlaufsbeobachtung fand sich keine Progredienz des Befundes.

Literatur

1 Abrams RM, Beranbaum ER, Santos JS, Lipson J (1969) Angiographic features of cavernous hemangioma of liver. Radiology 92: 308–312
2 Engel MA, Marks DS, Sandler MA, Shetty P (1983) Differentiation of focal intrahepatic lesions with ^{99m}Tc-red blood cell imaging. Radiology 146: 777–782
3 Mathieu D, Vasile N, Dibie C, Grenier P (1985) Portal cavernoma: dynamic CT. Features and transient differences in hepatic attenuation. Radiology 154: 743–748
4 Rabinowitz SA, McKusick KA, Strauss HW (1984) ^{99m}Tc-red blood cell scintigraphy in evaluating focal liver lesions. AJR 143: 63–68
5 Yuji Itai, Shigeru Furui, Tsutomu Araki, Naobumi Yashiro, Akira Tasaka (1980) Computed tomography of cavernous hemangioma of the liver. Radiology 137: 149–155

Sonographische Befunde der Gallenwege und der Leber bei Mukoviszidose

R. Brunkhorst, M. Gebel

Einleitung

Die Mukoviszidose ist mit etwa 2 Erkrankungen auf 10 000 Neugeborene die häufigste erbliche Stoffwechselerkrankung. Aufgrund der zunehmend erfolgreichen Therapie der pulmonalen Symptome erreichen Mukoviszidosekranke vermehrt das frühe Erwachsenenalter, und entsprechend häufiger werden biliäre und hepatische Komplikationen beobachtet.

Kasuistik

Im vorliegenden Fall handelt es sich um einen 1964 geborenen Patienten. 1968 wird im Anschluß an eine Pneumonie die Diagnose einer Mukoviszidose mit bereits bestehender leichter Pankreasinsuffizienz gestellt. Unter Substitution der Pankreasenzyme und konsequenter Therapie der 1- bis 2mal jährlich auftretenden Bronchialinfekte verläuft die Erkrankung ohne Komplikationen bis 1983. Im Herbst 1983 kommt es zu einem mehrwöchigen stationären Aufenthalt wegen eines zunächst therapieresistenten pulmonalen Infektes. Anfang 1984 wird erstmals ein flüchtiger Ikterus beobachtet. Im Sommer 1984 treten starke rechtsseitige Oberbauchschmerzen sowie erneut ein Ikterus auf. Bei der klinischen Untersuchung fällt eine Vergrößerung des rechten Leberlappens auf. Laborbefunde: GOT 32 U/l (normal bis 18 U/l), GPT 52 U/l (normal bis 22 U/l), γ-GT 215 U/l (normal bis 28 U/l), alkalische Phosphatase 306 U/l (normal bis 190 U/l), Bilirubin 33 µmol/l (normal bis 17 µmol/l). CHE, Gerinnungsparameter und Serum-Protein-Konzentrationen im Normbereich. Die Erhebung der im folgenden dargestellten sonographischen Befunde erfolgt im August 1984.

1. *Hepar:* In der MCL 16 cm großes Organ, Oberfläche glatt, Rand leicht abgerundet. Parenchymmuster insgesamt mäßig, regional deutlich verdichtet. Lebervenen regional rarefiziert, insgesamt verzogen; V. porta erweitert.

2. *Biliäres System:* Intrahepatisches Gangsystem regional bis in die Peripherie zystisch erweitert, im linken Lappen aber auch normal kalibrierte Ganganteile. Wände der Gallen-

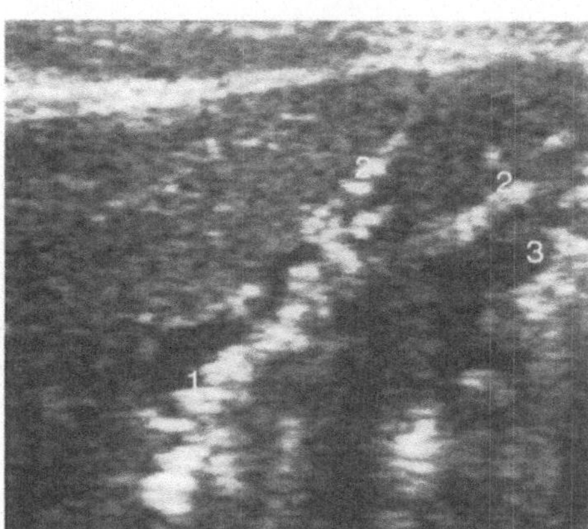

Abb. 1. Subkostaler Schrägschnitt des linken Leberlappens. Zystische Erweiterung der intrahepatischen Gallengänge. Konkrementbildung *(1)* und sklerosierende Cholangitis in der Peripherie *(2).* Leberparenchym unregelmäßig verdichtet, Oberfläche unregelmäßig, besonders auf der dorsalen Fläche *(3)*

wege mit deutlich verdichtetem Reflexmuster, besonders in den zentralen Ganganteilen multiple Konkremente, die sich zum Teil pulsabhängig bewegen (Abb. 1). Ductus hepatocholedochus mit 1,2 cm erweitert, Wand verbreitert und verdichtet. Gallenblase mit zahlreichen Konkrementen.

3. *Pankreas:* Größe obere Norm, Gang nicht erweitert. Parenchymmuster verdichtet, einzelne intraparenchymatöse Verdichtungen mit hoher Reflexogenität, Konsistenz erhöht.

4. *Milz:* Größter Durchmesser 16 cm, Milzvene deutlich dilatiert.

Gesamtbeurteilung: Regional betonte biliäre Leberzirrhose mit portaler Hypertension. Gallenwege intrahepatisch regional zystisch erweitert mit Konkrementen und sklerosierender Cholangitis. Cholezystolythiasis. Pankreasfibrose.

Diskussion und Zusammenfassung

Bei 25% der Mukoviszidosekranken wird post mortem eine fokale biliäre Zirrhose der Leber diagnostiziert [1]. Nur bei etwa 3% der Kranken kommt es zu einer schweren multilobulären biliären Zirrhose mit portaler Hypertension [2]. Die erhöhte Viskosität der Sekrete aller exokrinen Drüsen führt auch am biliären System zu lokalen Obstruktionen mit einer nachfolgenden Abflachung des Gangepithels, zu zystischen Gangdilatationen und -fibrosierungen sowie zur Konkrementbildung [3]. Differentialdiagnostisch muß angesichts des sonographischen Befundes an ein Caroli-Syndrom [4] gedacht werden, das aber zumeist nicht zu zystischen Gallenwegserweiterungen bis in die Leberperipherie führt und nicht nur fokal betont auftritt.

Literatur

1 Grand, RJ (1970) Changing pattern of gastrointestinal manifestation of cystic fibrosis. Clin Pediatr 9: 588
2 Tyson KRT et al (1968) Portal hypertension in cystic fibrosis. J Pediatr Surg 3: 271
3 Valman HB et al (1971) Prolonged neonatal jaundice in cystic fibrosis. Arch Dis Child 46: 805
4 Caroli J et al (1958) La dilatation polycystique congenitale des voies biliaires intrahepatiques. Essai de classification. Sem Hop Paris 34: 488

Luft im Pfortaderkreislauf

M. Brandt

Einleitung

Ein Nachweis von Gas im portalvenösen System stellt in der Regel einen ernsthaften, prognostisch ungünstigen Befund dar. Ursachen einer Gasansammlung in der portalen Einstrombahn der Leber sind zum einen lokale Mukosaschädigungen [8] der Darmwand infolge Infarzierung, Infektion oder Ulzeration mit Übertritt von intraluminalem Darmgas in das Gefäßsystem, zum anderen Folge bakterieller Gasbildung [1, 4]. Die diesem Pathomechanismus folgenden Krankheiten sind in mehreren Einzelbeschreibungen in der Literatur dokumentiert (s. Übersicht bei [9]): Eine *portalvenöse Gasembolie* wurde beschrieben bei Mesenterialinfarkten, Ischämie oder umschriebenen Nekrosen des Darmes [4], nekrotisierender Enterokolitis [10], Säure- und Laugenverätzungen, intraabdominalen Abszessen mit septischer Streuung [3], perforierenden Ulzera des Magens, Volvolus des Magens, perforierender Divertikulitis [5], Kolonkarzinomen, aber auch als Folge von Bronchopneumonien mit Pneumatosis intestinalis [7]. Der portalvenöse Gasnachweis muß in diesen Fällen als signum mali ominis gewertet werden, er ist auch bei sofortiger operativer Intervention mit einer Letalität von etwa 90% verbunden. Ein prognostisch günstigerer Verlauf wird lediglich bei der in der Regel nur passageren Gasansammlung im Portalkreislauf, z.B. nach Umbilikalvenenkatherisierung oder radiologischer/endoskopischer Untersuchung des Intestinaltraktes beobachtet.

Kasuistik

Die stationäre Aufnahme der von uns untersuchten Patientin erfolgte bei dekompensiertem Diabetes mellitus im ketoazidotischen Koma. Die sonographische Untersuchung erfolgte am Tag nach der Aufnahme, nachdem sich zunehmend ein akutes Abdomen mit beginnendem Nierenversagen ausgebildet hatte. Erhöhte Amylasewerte stützten den Verdacht auf eine akute Pankreatitis. Die sonographische Untersuchung zeigte einen ausgeprägten Meteorismus sowie gering freie Flüssigkeit im Abdomen. Das Pankreas war aufgrund der Untersuchungsbedingungen nicht ausreichend beurteilbar abgrenzbar, die Nieren beidseits eingeschränkt atemverschieblich ohne Zeichen einer Abflußbehinderung. Die Leber stellte sich normal groß dar, sie zeigte peripher betont grobe, periportale und intraportale Echos (Abb. 1), bei Einstellen des Pfortaderhauptstammes ließ sich ein Transport von groben Echos (Luftblasen) mit dem Blutstrom in die Leber beobachten. Dieser Befund wurde als portalvenöse Gasembolie interpretiert. Im Anschluß an die Ultraschalluntersuchung erfolgt umgehend eine Röntgenabdomenübersichtsaufnahme in Linksseitenlage (Abb. 2), die den sonographischen Befund einer portalvenösen Gasembolie bestätigte. Bei einer erneuten Ultraschalluntersuchung unmittelbar danach fanden sich die groben intrahepatischen Echos bereits weitgehend grob diffus über die ganze Leber verteilt, das Organ als solches war schlecht abgrenzbar, ein Flow in der nicht abgrenzbaren Pfortader nicht mehr erkennbar. Die Patientin, deren schlechter Allgemeinzustand zu keinem Zeitpunkt ein operatives Vor-

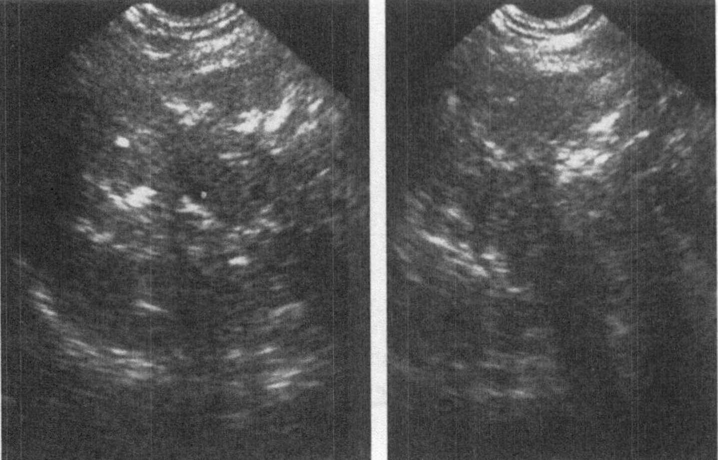

Abb. 1. Rechtslateraler Interkostalschnitt. Leberparenchym mit auffallend groben Echos, peripher in den portalen Gefäßaufzweigungen: Luftblasen im portalen Gefäßsystem

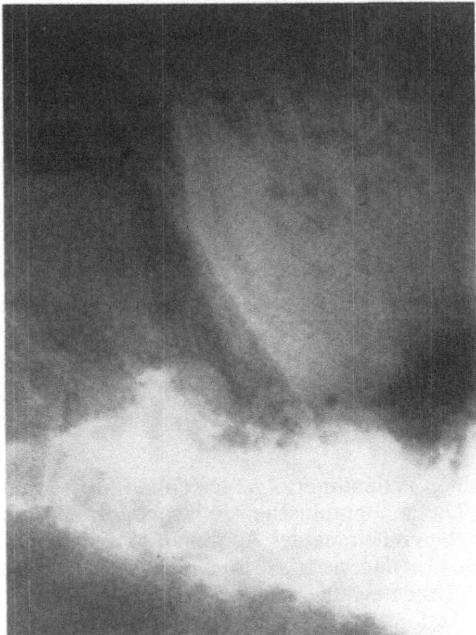

Abb. 2. Ausschnitt einer Abdomenübersichtsaufnahme in Linksseitenlage: lufgefülltes portales Gefäßsystem bis in die peripheren Portalvenenäste, pathologischer Darmspiegel im rechten Oberbauch als Hinweis auf Ileus

gehen zugelassen hatte, starb innerhalb weniger Stunden. Die Sektion bestätigte die portal-venöse Gasembolie, als deren Ursache eine ausgedehnte Dünndarmnekrose infolge nekroti-sierender Pankreatitis festgestellt wurde.

Diskussion und Zusammenfassung

Der Nachweis einer portalvenösen Gasembolie muß als alarmierendes Spätsym-ptom einer in der Regel fortgeschrittenen schweren Erkrankung mit ernster, wenn nicht zu diesem Zeitpunkt bereits infauster Prognose angesehen werden. Um so wichtiger erscheint es, den sonographischen Befund im Rahmen der notfallmäßi-gen abdominalen Untersuchung sicher zu erkennen und von anderen Gasan-sammlungen im rechten Oberbauch differenzieren zu können, um die notwendi-gen, eventuell noch möglichen therapeutischen Maßnahmen unverzüglich einlei-ten zu können.

Bei der Unterscheidung von Gasansammlungen im rechten Oberbauch gilt es zum einen, Luft außerhalb der Leber zu erkennen; zu nennen sind hier lufthaltige Areale der Lunge bei gelegentlich tiefreichendem Emphysem, gashaltige Darm-schlingen, insbesondere bei Chilaiditi-Syndrom sowie freie Luft im Bauchraum. Der sichere Nachweis dieser Luft außerhalb der Leberkapsel und ohne Bezug zum portalvenösen System läßt jedoch eine Differenzierung sicher zu. Auch der Nachweis eines gashaltigen Abszesses als umschriebene intrahepatische Raumfor-derung schließt eine Verwechslung mit einer portalvenösen Gasembolie aus. Schwierig ist die Differenzierung der portalvenösen Gasansammlung von einer *Aerobilie* wegen der engen Nachbarschaft der beiden gashaltigen Gangstrukturen in der Glisson-Trias [6]. Eine Unterscheidung gelingt jedoch, wenn man das unter-schiedliche Verhalten des Gases in den Gangsystemen bei der Beurteilung berück-sichtigt (Tabelle 1): Portalvenöses Gas zeigt eine strömungsabhängige Ansamm-lung peripher in der Leber [2], es finden sich multiple gröbere portale und periportale Einzelechos, diese ruhen intrahepatisch, extrahepatisch gelingt in der V. porta zumindest vorübergehend der Nachweis eines hepatopetalen, intraporta-len *Gasblasentransportes (bubble-transport)*. Biliäre Gasansammlung dagegen zeigt eine Verteilung, die von der Lagerung des Patienten abhängig ist, sie findet sich vorwiegend in den zentralen großen Gallengängen in Form von gröberen Echos, konfluierend zu linearen Echos; diese zeigen intrahepatisch ein perlendes Verhal-ten, extrahepatisch ist der luftgefüllte Gallengang häufig nicht abgrenzbar. Das portale Gefäßsystem wird durch eine Aerobilie in seiner Darstellbarkeit nicht

Tabelle 1. Kriterien intraluminärer Gasansammlung im portalvenösen Gefäß- und biliären Gangsystem

Portalvenöses Gas	Biliäres Gas
- strömungsabhängige Verteilung,	- lagerungsabhängige Verteilung
- gröbere Einzelechos peripher, intra- und periportal,	- gröbere Echos konfluierend zu linearen Echos zentral
- intrahepatisch ruhende Echos	- intrahepatisch perlende Echos
- extrahepatisch eventuell Nachweis eines Gastransports in der V. porta	- extrahepatisch V. porta unauffällig darstellbar
- massiv progredienter Befund	- konstanter, in gleicher Weise reproduzierbarer Befund

beeinträchtigt. Eine Aerobilie zeigt eher einen konstanten Befund, der in gleicher Weise auch noch nach Stunden und Tagen reproduzierbar ist. Der Befund einer portalvenösen Gasembolie ist in der Mehrzahl massiv progredient, nur in Ausnahmefällen entsprechend Einzelbeobachtungen gelegentlich auch rückbildungsfähig [1, 8].

Unter Berücksichtigung der gesamten Charakteristika sollte es somit möglich sein, eine portalvenöse Gasansammlung auch beim schwerkranken Patienten mit unklarem Abdomen ebenso sicher zu erkennen wie dies durch eine Röntgenübersichtsaufnahme [2] des Abdomen in Rücken- oder Linksseitenlage möglich ist. Der Patient kann dann gegebenenfalls unverzüglich einer in der Regel allein noch rettenden Operation zugeführt werden.

Literatur

1 Benson MD (1985) Case report: adult survival with intrahepatic portal venous gas secondary to acute gastric dilatation, with a review of portal venous gas. Clin Radiol 36: 441-443
2 Beyer D, Köster R (1984) Bildgebende Diagnostik akuter intestinaler Durchblutungsstörungen. Die Radiologische Klinik. Springer, Berlin Heidelberg New York
3 Dennis MA, Pretorius D et al (1985) CT detection of portal venous gas associated with suppurative cholangitis and cholecystitis. AJR 145: 1017-1018
4 Dodds WJ, Stewart ET, Goldberg HJ (1976) Pneumatosis intestinalis associated with hepatic portal venous gas. Dig Dis 21: 992-995
5 Fataar S, Cadogan E et al. (1986) Ultrasonography of hepatic portal venous gas due to diverticulitis. Br J Radiol 59: 183-185
6 Gosink BB (1981) Intrahepatic gas: differential diagnosis. AJR 137: 763-767
7 Hegenbarth R, Oelert H et al. (1978) Luftportogramm bei Pneumatosis intestinalis im Neugeborenenalter. Klin Padiatr 191: 372-376
8 Laing FC, Rego JR et al. (1984) Ultrasonographic identification of portal vein gas. J Clin Ultrasound 12: 512-514
9 Liebman PR, Patten MT et al. (1978) Hepatic-portal venous gas in adults: etiology, pathophysiology and clinical significance. Ann Surg 187: 281-287
10 Merrit Ch, Goldsmith J, Sharp M (1984) Sonographic detection of portal venous gas in infants with necrotizing enterocolitis. AJR 143: 1059-1062

Sonographische Choledochussteindiagnostik

U. Hege, K. Seitz, G. Rettenmaier

Einleitung

Bei der Diagnosestellung eines Verschlußikterus gilt die Sonographie seit langem als Verfahren mit hoher Aussagekraft; die Diagnose stützt sich in vielen Fällen allein auf das Vorliegen erweiterter extra- und vor allem intrahepatischer Gallengänge. Die Verschlußursache dagegen wird sonographisch oft nicht direkt dargestellt, da der distale Anteil des Ductus choledochus von Darmluft überlagert wird.

Untersuchungstechnik

Mit einer neuen Untersuchungstechnik, kleinen Sektorscannern mit hoher Auflösung und erfahrenen Untersuchern wird in der Regel auch der distale Abschnitt des Ductus choledochus einsehbar und damit die direkte Darstellung einer distalen Abflußbehinderung – sei es Konkrement oder Raumforderung – möglich.

Der Ductus choledochus wird wie üblich im proximalen Abschnitt dargestellt. Entscheidend ist dann eine ausreichende Kompression der Bauchdecken mit Hilfe des kleinen Schallkopfs, um die den präpapillären Abschnitt überlagernde Darm-

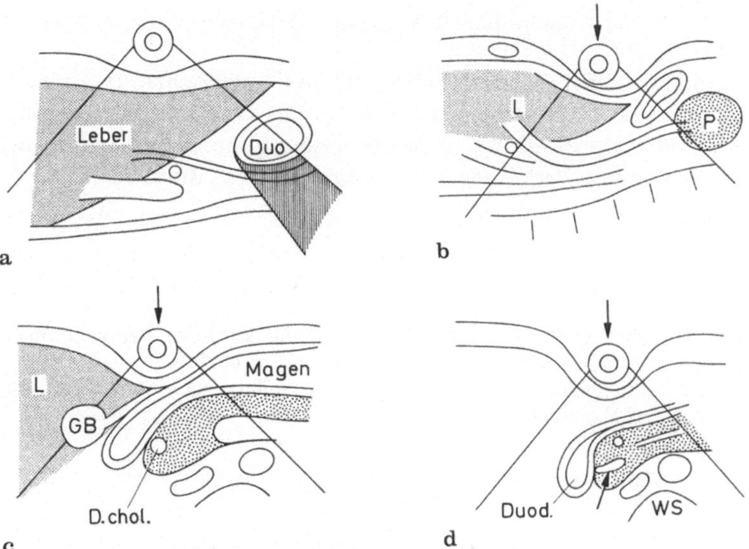

Abb. 1 a–d. Schematische Erläuterung der Untersuchungstechnik. *a* Aufsuchen des Choledochus in herkömmlicher Technik; *b* Darstellung des distalen Choledochus durch Kompression; *c* Darstellung des distalen Choledochus im Querschnitt intrapankreatisch; *d* Darstellung des präpapillären Choledochusabschnittes

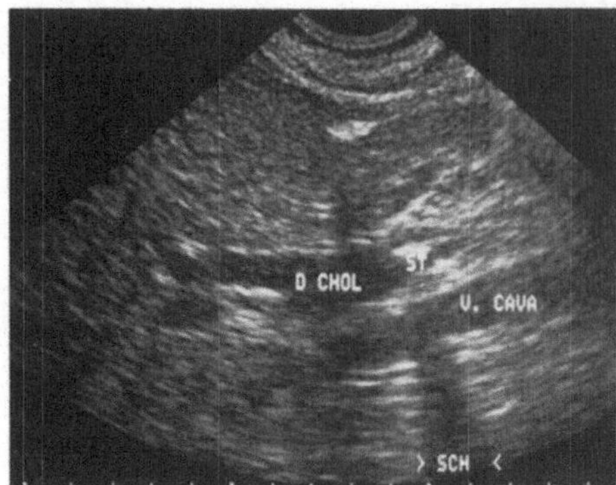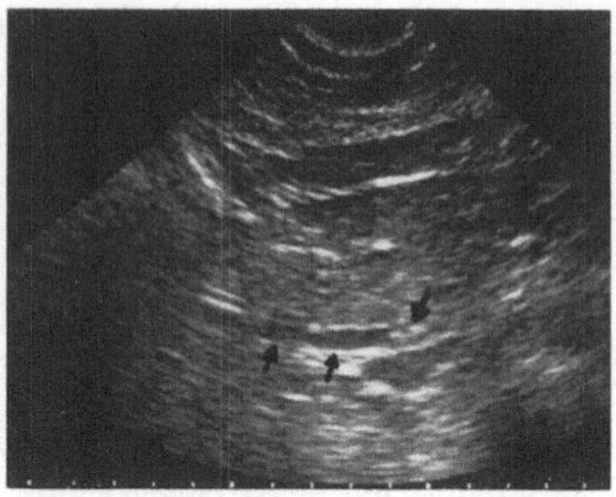

Abb. 2. 12–13 mm weiter Ductus
choledochus mit ca. 8 mm großem Stein
mit Schallschatten

Abb. 3. Noch normal weiter Ductus
choledochus mit kleinem Konkrement
ohne Schallschatten (→)

luft beiseite zu drängen. Unter Kompression wird der Ductus choledochus
zunächst im Längsverlauf, dann im Oberbauchquerschnitt schrittweise nach kaudal bis zur Papille verfolgt.

Ergebnisse

In einer 1983 und 1984 in unserer Klinik durchgeführten prospektiven Studie an
insgesamt 229 Patienten mit Ikterus oder vor Cholezystektomie betrug die Sensitivität der sonographischen Choledochussteindiagnostik 76% (sehr erfahrene Untersucher erreichten 90%, mäßig erfahrene Untersucher nur 47%). Über die Hälfte
der Steine wurde bei normal weitem oder nur gering erweitertem Ductus choledochus gefunden (Abb. 2, 3).

Bei 16 von 84 in den Jahren 1983–1985 beobachteten Choledochussteinsträgern
kam es, meist nach einer Kolik, zu einem spontanen transpapillären Steinabgang.
Bei 2 dieser 16 Patienten wurde dies nur durch Sonographie dokumentiert, bei
den restlichen 14 durch andere Verfahren (ERC und/oder Operation) bestätigt.

Literatur

1 Schneider H, Seitz K (1986) Sonographischer Nachweis und klinische Beobachtungen
  beim spontanen Abgang von Gallengangsteinen. Ultraschall 7: 114–116
2 Seitz K (1985) Ultraschalldiagnostik bei Erkrankungen der Gallenwege – Stellenwert und
  Möglichkeiten. Dtsch Med Wochenschr 110: 1539–1542

Sonographisches Bild der Dünndarmamyloidose – ein Fallbericht

H. Worlicek, H. Fritz

Einleitung

Die Amyloidose ist eine relativ seltene Erkrankung, die fast immer mit Amyloid-ablagerungen im Gastrointestinaltrakt einhergeht. Diese Ablagerungen führen zur Verdickung der Darmwand und beeinträchtigen die Motilität und die intestinale Absorption. Die Sicherung der Diagnose erfolgt histologisch [2, 4]. Für die Beurteilung der Wandinfiltration, aber auch der Motilität, bietet sich die Sonographie an.

Kasuistik

Die stationäre Einweisung eines 64jährigen Patienten erfolgte zur weiteren Abklärung einer durch Rektumbiopsie nachgewiesenen Amyloidose. Der Patient klagte über Gewichtsab-nahme und über zunehmende breiige Durchfälle seit einem halben Jahr, zuletzt 6- bis 7mal täglich. Bei der körperlichen Untersuchung fielen der reduzierte AZ und EZ sowie ausge-prägte Unterschenkelödeme auf. Bei den Laboruntersuchungen waren Gesamteiweiß mit 3,9 g/dl und Albumin mit 2,1 g/dl deutlich erniedrigt. Die Ultraschalluntersuchung zeigte sämtliche Dünndarmschlingen mit auffallend echoarmer Wand und träger Peristaltik. Die Wand von Jejunum und Ileum war mit einer Dicke von (4 bis) 5 bis 9 mm verbreitert (Abb. 1, 2). Somit zeigte sich das Bild einer kontinuierlichen Infiltration des gesamten Dünndarms. Bei der Dünndarmdoppelkontrastuntersuchung waren die Darmschlingen relativ steif und schlecht verschieblich. Im unteren Ileum und im Jejunum fand sich teils Faltenverlust, teils Faltenvergröberung. Während das Kolon endoskopisch unauffällig

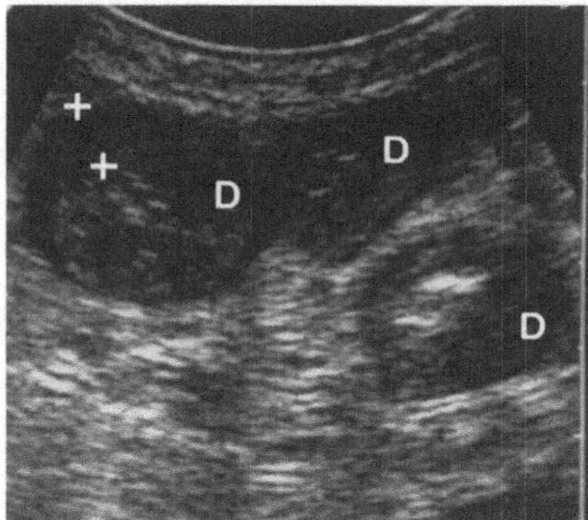

Abb. 1. Amyloidose des Dünndarms mit echoarmer, verbreiterter Darmwand (8 mm); 3 Darmschlingen *(D)* quergeschnitten

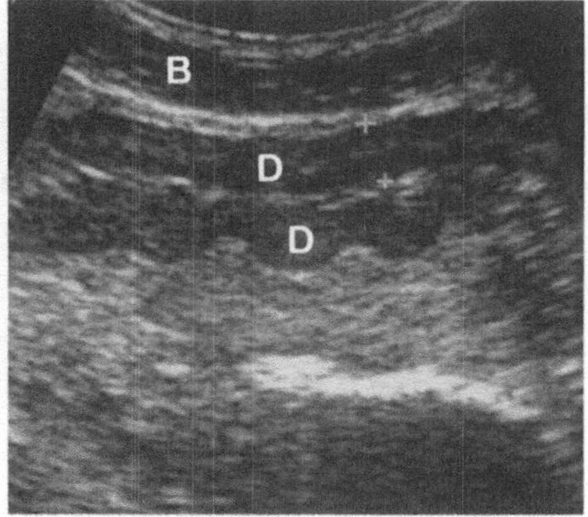

Abb. 2. Amyloidose des Dünndarms; deutliche Echoarmut der verdickten Wand, ventraler Wandanteil 7 mm, Längsschnitt durch Darmschlinge *(D)*, Bauchdecke *(B)*

erschien, zeigten sich im terminalen Ileum flache, konfluierende, lineare Läsionen. Sie waren fibrinbedeckt mit rötlichem Randsaum. Histologisch wurden im Kolon und Rektum nur spärliche, im terminalen Ileum dagegen massive Amyloidablagerungen nachgewiesen. Die weiterführenden Untersuchungen führten schließlich zu der Diagnose Amyloidose A-lambda des gesamten Gastrointestinaltraktes bei reifzelligem Plasmozytom.

Diskussion

Die Sonographie ist ein geeignetes Verfahren zum Nachweis der Wandverdickung von Dünndarm und Kolon. Bei Morbus Crohn konnten entzündliche Infiltrationen in bis zu 87% der Fälle, bei hochflorider Colitis ulcerosa in 80% der Fälle erkannt werden [5]. Entsprechend konnten im vorliegenden Fall die ausgedehnten Amyloidablagerungen im Dünndarm sonographisch nachgewiesen und ihr Ausmaß beurteilt werden. Differentialdiagnostisch muß bei Verdickungen der Darmwand mit typischer Echoarmut neben den genannten Erkrankungen auch an die Hämorrhagie der Darmwand, die ischämische Enteritis, die Peridivertikulitis, die Peritonealkarzinomatose und die Lymphominfiltration gedacht werden [1]. Treten die Amyloidablagerungen in Form von nodulären oder umschriebenen lumenobstruierenden Raumforderungen auf [2, 3], dürfte das Kolonkarzinom als weitere Differentialdiagnose hinzukommen.

Es scheint sinnvoll, bei der Amyloidose die Sonographie des Gastrointestinaltraktes in die Diagnostik einzubeziehen, da zumindest bei schweren Amyloidablagerungen eine Beurteilung des Befallsmusters und eine Verlaufskontrolle möglich sein dürften. Voraussetzung ist die histologische Sicherung der Diagnose. Eine Ausschlußdiagnostik durch Ultraschall ist grundsätzlich nicht möglich.

Literatur

1 Bluth EI (1983) Ultrasound evaluation of small bowel abnormalities. Am J Gastroenterol 78: 788–793
2 Gilat T, Spiro HM (1968) Amyloidosis and the gut. Am J Dig Dis 13: 619–633
3 Pandarinath GS, Levine SM, Sorokin JJ, Jacoby JH (1978) Selective massive amyloidosis of the small intestine mimicking multiple tumors. Radiology 129: 609–610
4 Schmidt H, Riemann JF (1981) Die Amyloidose des Magen-Darmtraktes. Leber Magen Darm 11: 105–111
5 Worlicek H, Lutz H, Thoma B (1986) Sonographie chronisch entzündlicher Darmerkrankungen – eine prospektive Studie. Ultraschall 7: 275–280

Sonographische Befunde bei der *Invagination* des Darmes

M. Brandt

Einleitung

Eine *Darminvagination* ist primär eine Erkrankung des Säuglings- und Kleinkind-
alters und Folge einer (angeborenen) abnormen Beweglichkeit eines Darmseg-
mentes. Im Erwachsenenalter ist die Invagination des Darms ein seltener Befund.
Als Ursache finden sich hier überwiegend umschriebene pathologische Wandpro-
zesse; insbesondere Polypen werden festgestellt.

Kasuistik

Die von uns beobachteten 3 Patientinnen mit Darminvagination (Tabelle 1) zeigten in Übereinstimmung mit der Literatur [1, 5] eine typische Anamnese. Geklagt
wird über intermittierend auftretende, nur wenige Stunden anhaltende, oft sich
selbst limitierende diffuse oder krampfartige abdominale Schmerzen. Gelegentlich
besteht Erbrechen und Gewichtsverlust sowie auch Blut- und Schleimabgang mit
dem Stuhl. Typisch und auffallend ist hierbei eine häufig lange Anamnesedauer
mit z. B. 2 bzw. 5 Jahren bei 2 unserer Patientinnen mit wiederholter ergebnisloser,
ausgedehnter ambulanter und stationärer Diagnostik.

Die stationäre Aufnahme erfolgte bei unseren 3 Patientinnen unter dem klinischen Bild eines akuten Abdomens. Bei der Palpation fand sich ein druckdolenter
walzenförmiger Tumor. Eine Patientin mit jejunojejunaler Invagination infolge
eines Peutz-Jegher-Polypen hatte eine chronische Anämie. Die Patientin mit der
ileozökalen Invagination infolge eines malignen Karzinoids hatte Blut und
Schleim im Stuhl.

Tabelle 1.

Patient	Anamnese	Klinik	Befund	Therapie
C.H. 45 Jahre	3 Jahre periodisch krampfartige Schmerzen im Abdomen	intermittierender druckdolenter Tumor des Abdo-mens, chronische Anämie	jejuno-jejunale Invagination bei Peutz-Jegher-Polyp	Resektion
G.S. 62 Jahre	5 Jahre periodisch krampfartige Schmerzen	druckdolenter Tumor, linker Unterbauch	jejuno-jejunale Invagination bei villösem Adenom (Abb. 4)	Resektion
M.S. 79 Jahre	leer	Ileus druckdolen-ter Tumor, rechter Mittelbauch	ileozökale Invagi-nation, malignes Karzinoid des Colon ascendens	Resektion

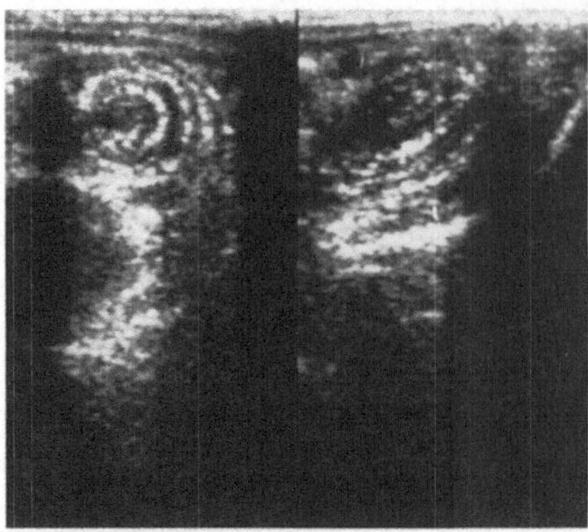

Abb. 1. Invagination (jejunojejunale) mit dem typischen „Schießscheibenphänomen". Links zentral Darstellung des die Invagination verursachenden Polypen

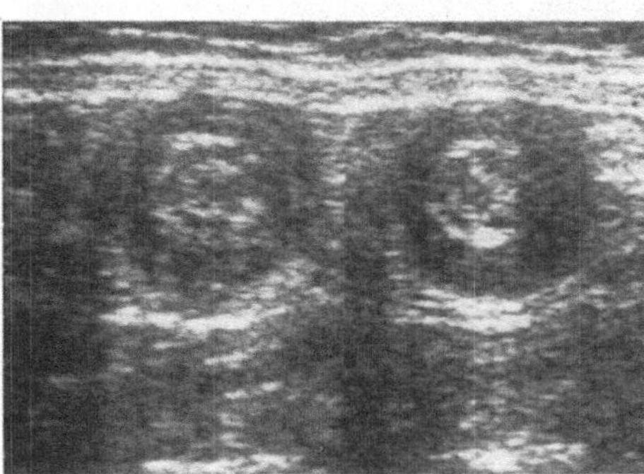

Abb. 2. Querschnitt einer jejunojejunalen Invagination mit dem typischen „double ring sign". Erkennbar sind Hypertrophie und Wandödem der äußeren Kokarde sowie die restperistaltikabhängige unterschiedliche Darstellung *beider* Kokarden

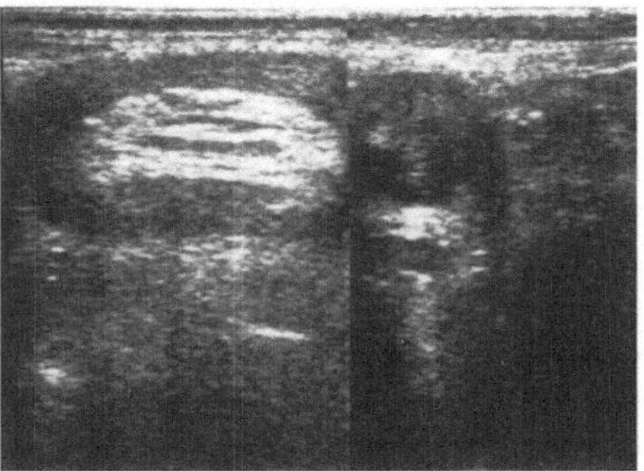

Abb. 3. *Links:* Längsschnitt einer jejunojejunalen Invagination mit dickwandiger äußerer Kokarde. *Rechts:* Querschnitt der jejunojejunalen Invagination mit dickwandiger äußerer Kokarde und zentralem invaginierten Polypen

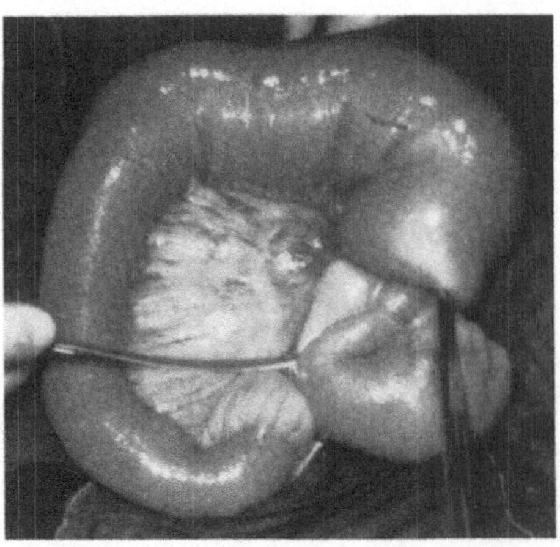

Abb. 4. Operationssitus der jejunojejunalen Invagination

Bei der notfallmäßig durchgeführten sonographischen Untersuchung der Patienten fand sich in allen 3 Fällen das typische Bild einer Darminvagination. Charakteristische Zeichen sind

1. das sogenannte *Schießscheibenphänomen* (target sign) (Abb.1),
2. eine *Doppelkokarde* sowohl im Quer- als auch im Längsschnitt (Abb.2, 3)
3. der Nachweis voneinander unabhängiger peristaltischer Bewegungen der an der Invagination beteiligten Darmabschnitte, gut erkennbar insbesondere in Querschnitten (Abb.2) und
4. die Darstellung der sogenannten Apex (lead point) des die Invagination verursachenden Polypen (Abb.1, 3).

Diskussion und Zusammenfassung

Die Untersuchung im Real-time-Verfahren ermöglicht es, die Peristaltik der an der Invagination beteiligten Darmschlingen gut zu beobachten. Die Diagnose einer Invagination ist insbesondere aufgrund der erkennbaren peristaltischen Bewegungen im Bereich einer Doppelkokarde sonographisch eindeutig zu sichern. Auch der zur Invagination führende Polyp (lead point) läßt sich bei einer Invagination in der Regel gut darstellen, wohingegen der Nachweis polypöser Läsionen im Dünn- oder Dickdarm im beschwerdefreien Intervall (d.h. zu einem Zeitpunkt, an dem kein Invaginationszustand vorliegt) sowohl radiologisch als auch sonographisch äußerst schwierig sein kann und häufig nicht gelingt. Dies erklärt, warum die Diagnose einer Darminvagination häufig erst spät nach langer Anamnesedauer trotz umfangreicher Vordiagnostik im Rahmen einer akuten Notfallsituation mit Komplikationen gestellt werden kann. Hier liegt die Bedeutung und der Vorteil der sonographischen Real-time-Untersuchung, die eine unmittelbare Untersuchung und Abklärung des dann akut aufgetretenen druckdolenten walzenförmigen Tumors im Bereich des Abdomens schnell und nicht invasiv erlaubt und aufgrund der charakteristischen diagnostischen Zeichen eine eindeutige Klärung der Ursache zuläßt. Ödem und Hypertrophie der Darmwand erlauben in der Regel nicht zu unterscheiden, ob es sich um eine Invagination im Bereich des Dünndarms oder Kolon handelt. In der Regel gelingt jedoch die Darstellung der übrigen gesunden Darmabschnitte, insbesondere ist der Kolonrahmen gut erkennbar, so daß auch allein mit Hilfe der Sonographie zwischen Invaginationen im Bereich des Dünndarmes und Invaginationen im Bereich der Ileozökalklappe unterschieden werden kann. Eine zusätzliche aufwendige radiologische Lokalisationsdiagnostik ist aus diesen Gründen in der Regel nicht mehr erforderlich.

Literatur

1 Bowerman RA et al. (1982) Real-time ultrasound diagnosis of intussusception in children. Radiology 143: 527–529
2 Montali G et al. (1983) Intussusception of the bowel: a new sonographic pattern. Br J Radiol 56: 621–623
3 Morin ME, Blumenthal DH et al. (1981) The ultrasonic appearance of ileocolic intussusception. JCU 9: 516–518
4 Parienty RA et al. (1981) Sonographic and CT features of ileocolic intussusception. AJR 136: 608–610
5 Weissberg DL et al. (1977) Ultrasonographic appearance of adult intussusception. Radiology 124: 701–702

Die sonographische Diagnose der hypertrophischen Pylorusstenose

A. Majewski, E. Schirg, M. Gebel

Einleitung

Bei der hypertrophischen Pylorusstenose handelt es sich um eine ätiologisch ungeklärte, durch eine zirkuläre Hypertrophie der Wandmuskulatur des Pylorus bedingte Entleerungsstörung des Magens bei Säuglingen im 1. Lebensvierteljahr. Die Pylorusstenose führt zu schwallartigem Erbrechen, Flüssigkeitsverlust, Elektrolytstörungen, Dystrophie und schließlich zum Coma pyloricum. Die Häufigkeit der hypertrophischen Pylorusstenose liegt bei 0,5% der männlichen und 0,12% der weiblichen Lebendgeborenen [1]. Das klinische Bild dieser Erkrankung mit der typischen Anamnese, dem tastbaren Pylorustumor sowie dem Nachweis einer Hypochlorämie, Hypokaliämie und metabolischen Alkalose ist häufig charakteristisch. Bildgebende Verfahren haben ihre besondere Bedeutung bei untypischen Fällen sowie in der differentialdiagnostischen Ausschlußdiagnostik anderer oder zusätzlicher Erkrankungen (Pylorospasmus, Kardiainsuffizienz, Hiatushernie, Achalasie). Röntgenaufnahmen des Abdomens lassen nativdiagnostisch einen mit Luft gefüllten, ektatischen Magen erkennen. Die Röntgenzeichen bei der Kontrastdarstellung des Magens wurden erstmalig 1934 von Meuwissen und Slooff [1] beschrieben. Man findet einen vergrößerten Magen mit starker Verzögerung der Entleerung (Abb. 1a). Der Pyloruskanal ist stricknadeldünn, manchmal doppellinig („string sign") sowie mehr als 2 cm und bis zu 5 cm verlängert (Abb. 1b). Röntgenologisch läßt sich gut eine zusätzlich bestehende Kardiainsuffizienz oder Hiatushernie ausschließen.

Sonographie

Der direkte Nachweis der Pylorusmuskelhypertrophie durch ein bildgebendes Verfahren gelang 1977 erstmals Teele und Smith durch die Sonographie [2]. Sie beschrieben bei der hypertrophischen Pylorusstenose laterokaudal des vergrößerten, flüssigkeitsgefüllten Magens (Abb. 1c) eine ovale, echoarme Struktur mit zentral hellem Reflexband (Abb. 1d), die der Pylorusmuskulatur und dem eingeengten Pyloruskanal entspricht. Die direkte Darstellung der Hypertrophie des Pylorusmuskels ließ die Erarbeitung metrischer Kriterien für diese Diagnose zu [3]. Die Untersuchungen von Wilson und Vanhoutte (1984) zeigen, daß die Messung des Pylorusdurchmessers von mehr als 1,5 cm die Diagnose einer hypertrophischen Pylorusstenose in 72%, die Messung der Pyloruswanddicke von mehr als 4 mm in 92% und die Messung der wahren Pylorusmuskellänge von mehr als 2 cm in 100% der Fälle zuläßt bzw. bei Unterschreitung der Werte ausschließt. Dadurch erhält die Sonographie – eine optimale Untersuchungstechnik mit Dokumentation des Pylorusmuskels in seiner längsten Ausdehnung vorausgesetzt – eine besondere Bedeutung in der Diagnostik der hypertrophischen Pylorusstenose.

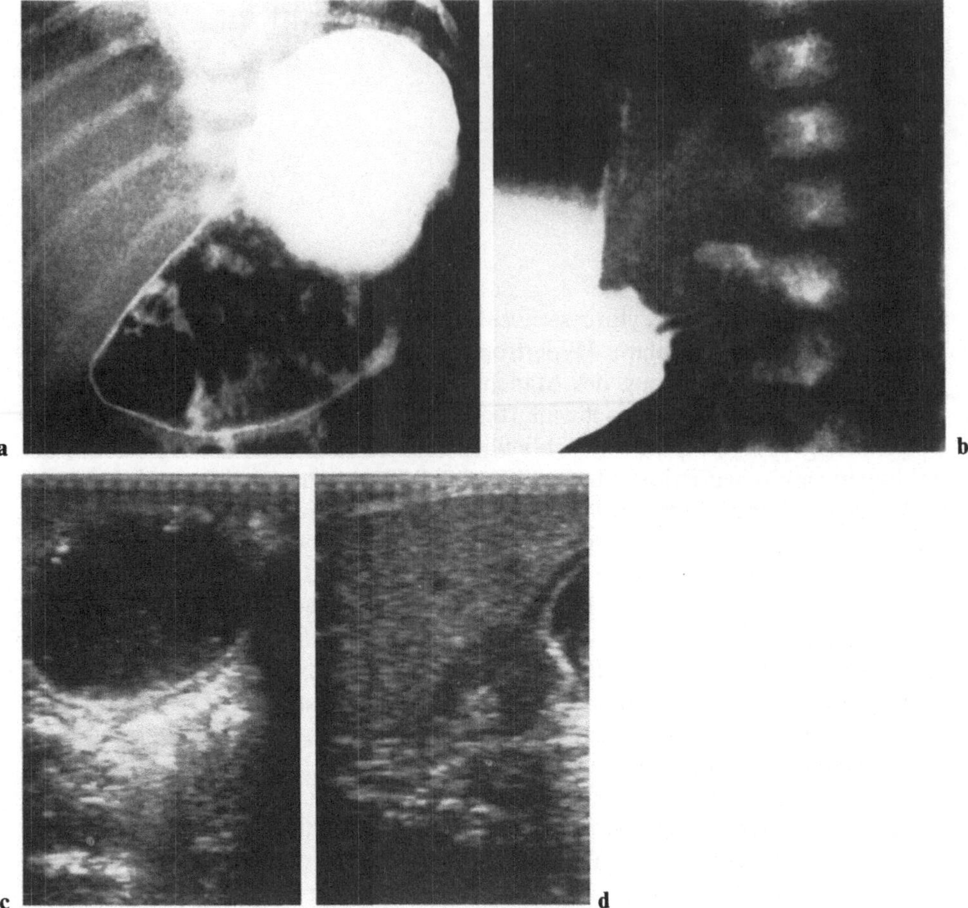

Abb. 1 a–d. Männlicher Säugling mit schwallartigem Erbrechen in der 6. Lebenswoche. Fraglich tastbarer Pylorustumor, bestehende Hypokaliämie, metabolische Alkalose. Die Röntgenuntersuchung des Magens mit verdünntem, wasserlöslichem, nichtionischen Kontrastmittel zeigt einen großen atonischen Magen mit verzögerter Entleerungsfunktion (**a**). In Schrägposition (**b**) erkennt man einen dünnen, verlängerten Pyloruskanal. Die sonographische Untersuchung (Real-time, 7,5 MHz) läßt den atonischen, flüssigkeitsgefüllten Magen erkennen (**c**). Laterokaudal des Magens und dorsal des rechten Leberlappens läßt sich in einem schrägen Lateralschnitt (**d**) der hypertrophierte Pylorusmuskel als echoarme ovale Struktur in seiner längsten Ausdehnung erkennen und vermessen. Seine Länge beträgt 27 mm, die Diagnose einer hypertrophischen Pylorusstenose ist gesichert und wurde operativ (Pyloromyotomie nach Weber-Ramstedt) gesichert

Literatur

1 Meuwissen T, Slooff JP (1934) Roentgen examination of the pyloric canal of infants with congenital hypertrophic pyloric stenosis. Am J Dis Child 48: 1304
2 Teele RL, Smith EH (1977) Ultrasound in the diagnosis of idiopathic hypertrophic pyloric stenosis. N Engl J Med 296: 1149
3 Wilson DA, Vanhoutte JJ (1984) The reliable sonographic diagnosis of hypertrophic pyloric stenosis. J Clin Ultrasound 12: 201

Sonographische Diagnose des mechanischen Ileus

H. Horstkotte, M. Gebel

Einleitung

Im klinischen Alltag steht die Abdomenübersichtsaufnahme nach der Auskultation weiterhin an erster Stelle der diagnostischen Maßnahmen beim Ileusverdacht. Beim sicheren Nachweis von Spiegelbildungen ist die Situation eindeutig. Da die Mehrzahl der Patienten, die mit Ileusverdacht zur Aufnahme kommen, unter abdominellen Schmerzen leiden und da die Ileusursache allein durch das Röntgenbild nicht geklärt ist, wird in der Regel die Diagnostik durch eine Ultraschalluntersuchung fortgesetzt.

Bei fehlender Spiegelbildung auf der Abdomenübersichtsaufnahme, also radiologisch negativem Ileusnachweis, findet man bei einem Teil dieser Patienten sonographisch erweiterte, flüssigkeitsgefüllte Darmschlingen als einzigen pathologischen Befund.

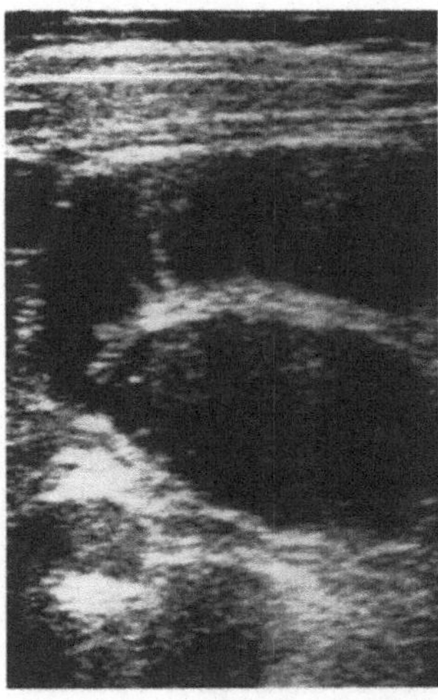

Abb. 1. Dilatierte, flüssigkeitsgefüllte Darmschlingen mit fehlender Peristaltik bei einem Patienten mit mechanischem Ileus. Dünndarmileus mit Kerckring-Falten (Schrägschnitt rechter Unterbauch)

Ein Ileus liegt vor, wenn bei intraluminärer Flüssigkeitsansammlung die Darmdistension ≤ 3,5 cm erreicht, und wenn die Peristaltik aufgehoben ist. Ein Darmwandödem (6 ± 2 mm) gilt als zusätzliches Kriterium [1–3]. Die vorherige Gabe von Spasmolytika sollte erfragt werden, da sonst Fehlbeurteilungen nicht auszuschließen sind. Auf diese Weise läßt sich ein Ileus oft bereits im Frühstadium und damit eher als radiologisch diagnostizieren. Ein guter sonographischer Befund, der den Ileus und, wenn möglich, noch dessen Ursache sicher beschreibt, kann bei genügendem Vertrauen des Chirurgen in Methode und Untersucher Operationsindikation und -zeitpunkt entscheidend beeinflussen.

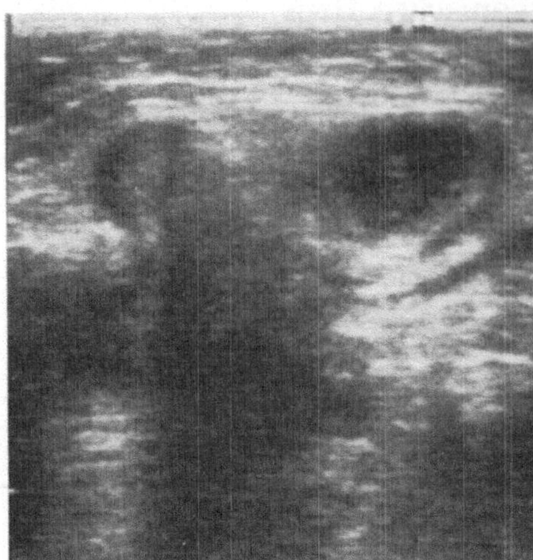

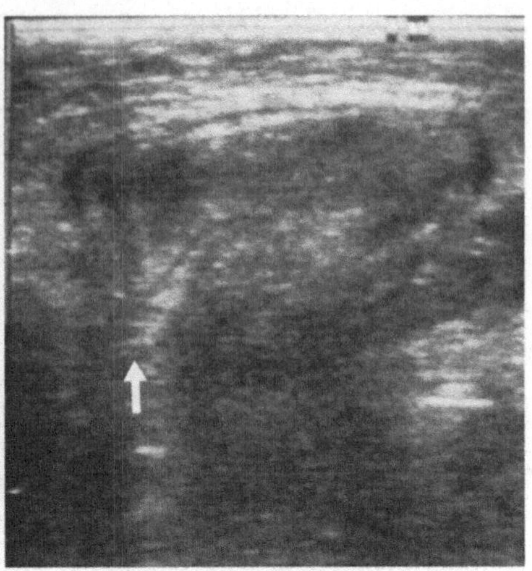

Abb. 2. Luft- und flüssigkeitsgefüllte Darmschlinge mit verdickter Wand. Inkarzeration in einer Bauchwandhernie. Ventral der Hernie subkutanes Fettgewebe (Längsschnitt in der Medianlinie)

Abb. 3. Darstellung der Bruchpforte (↑) derselben Hernie wie in Abb. 2 (Längsschnitt in der Medianlinie)

Kasuistik

Eine 56jährige Patientin kam in die Notaufnahme mit seit längerem bestehenden, in den letzten Tagen progredienten Bauchschmerzen. Sie wurde primär von den Urologen versorgt, weil 1974 wegen eines Harnstaus bei retroperitonealer Fibrose eine transperitoneale Ureterolyse durchgeführt worden war. 1979 war eine Narbenhernie aufgefallen, die 1984 nach Abszedierung und Fistelbildung verschlossen wurde.

Bei der jetzigen Aufnahme bestanden Schmerzen im gesamten Abdomen. Die Abdomenübersichtsaufnahme zeigte keine Spiegel. Die notfallmäßige Sonographie zeigte keinen Harnstau. Für den relativ unerfahrenen Ultraschalluntersucher ergab sich der Verdacht auf freie Flüssigkeit im Abdomen. Mit dieser Frage wurde die Patientin am nächsten Morgen in unserer gastroenterologischen Ultraschallabteilung vorgestellt. Bei schwierigen Untersuchungsbedingungen der extrem adipösen Frau fanden sich im gesamten Abdomen erweiterte, flüssigkeitsgefüllte Darmschlingen ohne Peristaltik. Freie Flüssigkeit war nicht nachweisbar. Im Bereich der Bauchwand, in der Medianlinie, fand sich eine Hernie mit Inkarzeration mehrerer teilweise flüssigkeits-, teilweise luftgefüllter Darmschlingen.

Die Bruchpforte war deutlich erkennbar, die Darmwand war verdickt.

Die Patientin wurde am selben Tag laparotomiert. Intraoperativ fand sich ein zusammenhängendes System von mehreren Narbenhernien, in die Dünndarm eingeschlagen war. Der Darm war massiv dilatiert mit geröteter und verdickter Wand. Dieser Befund erstreckte sich bis 40 cm vor die Ileozökalklappe. Hier fand sich eine Bride, die den Darm abgeschnürt hatte. Die Bride wurde gelöst, und eine Dünndarmteilresektion war bei jetzt wieder guter Durchblutung aller Darmabschnitte nicht erforderlich.

Diskussion und Zusammenfassung

Retrospektiv betrachtet ist der Ileus sonographisch richtig diagnostiziert worden, noch bevor radiologisch Spiegelbildungen nachweisbar waren. Die Bride als Ursache des Ileus konnte sonographisch nicht erkannt werden. Die im Bruchsack der

Bauchdecke liegenden Dünndarmschlingen waren wegen ihrer Flüssigkeitsfüllung zwar optimal darstellbar, aber sie waren nach dem intraoperativen Befund nicht die Ursache des Darmverschlusses.

Literatur

1 Bluth EI (1983) Ultrasound evaluation of small bowel abnormalities. Am J Gastroenterol 78: 788–793
2 Meiser G, Meissner K (1985) Zum Stellenwert der sonographischen Ileusdiagnostik. Chirurg 56: 46–49
3 Meiser G, Meissner K (1985) Sonographische Differentialdiagnose des Darmverschlusses — Ergebnisse einer prospektiven Untersuchung an 48 Patienten. Ultraschall 6: 39–45

Akutes Abdomen: Pneumoperitoneum im Oberbauchsonogramm

A. Majewski, M. Gebel

Einleitung

Zum Nachweis von freier Luft in der Peritonealhöhle (Pneumoperitoneum) wurde schon 1911 von Schwarz die Röntgenübersichtsaufnahme des Abdomens im Stehen eingeführt und von Kloiber (1919) als Routinemethode empfohlen (zit. nach Swart 1984). Für eine optimale radiologische Untersuchung des Abdomens zum Ausschluß eines Pneumoperitoneums sind Röntgenaufnahmen des Thorax in stehender Position — wenn der Allgemeinzustand des Patienten dies zuläßt — sowie eine Röntgenaufnahme des Abdomens in Rückenlage mit vertikalem Strahlengang und eine Abdomenröntgenaufnahme in linker Seitenlage im horizontalen Strahlengang notwendig [3]. Trotzdem muß in ca. 10% der Fälle mit falsch-negativen Röntgenbefunden berechnet werden. Ein Pneumoperitoneum kann bei asymptomatischen Patienten nach Laparatomie und Laparaskopie, bei Frauen nach einer Tubendurchblasung und bei Pneumatosis cystoides intestinalis vorliegen. Bei symptomatischen Patienten weist ein Pneumoperitoneum auf eine Perforation am Magen-Darm-Kanal hin.

Kasuistiken

Bei der sonographischen Untersuchung von Patienten mit unklaren Abdomen muß auch nach freier Luft intraperitoneal gefahndet werden. Sonographische Befundkriterien für freie Luft in der Bauchhöhle sind kräftige Echobänder mit Schallschattenphänomen oder weit in die Tiefe reichenden Vielfachechos [2]. In Rückenlage des Patienten liegen diese Echophänomene prähepatisch, so daß die Leber kaum erkennbar wird (Abb. 1). Am geeignetsten ist nach Seitz und Reising (1982) eine 30–45°-Linksseitenlage am flach liegenden Patienten. In dieser Position sammelt sich die freie Luft ventrolateral der Leber unter der Bauchdecke (Abb. 2) und ähnelt damit dem Röntgenbefund in Seitenlage (Abb. 3). Der sonographische Befund darf nicht mit dem lufthaltigen Lungengewebe im Sinus phrenicocostalis, mit Rippenschatten oder mit der Kolonflexur verwechselt werden. Differentialdiagnostisch müssen das Chilaiditi-Syndrom, ein Abszeß mit gasbildenden Bakterien und eine Aerobilie erwogen werden. Wesentlichstes Unterscheidungsmerkmal ist, daß die Echos der freien Luft sich bei Atemexkursion nicht mit der Leber verschieben lassen, sondern nur durch Umlagerung oder Einfingerpalpation mobilisieren lassen [2].

Zusammenfassung

Der Wert der Kenntnis um die sonographische Nachweismöglichkeit liegt in der Erweiterung des Spektrums der Notfallsonographie im Falle des „Daran-Den-

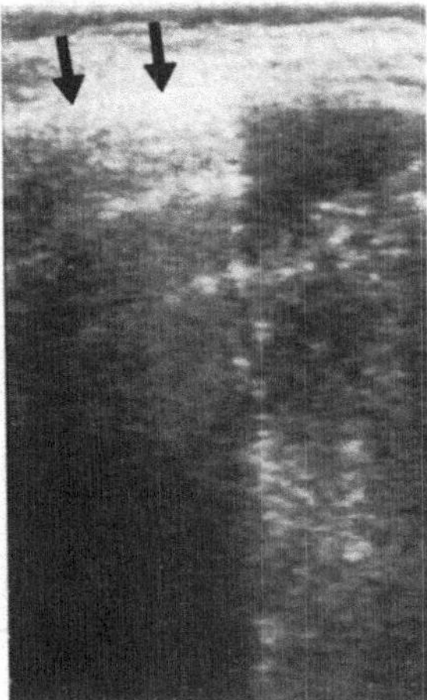

Abb. 1. Freie Luft bei perforiertem Duodenalulkus. Bandförmige prähepatische Vielfachechos in Rückenlage

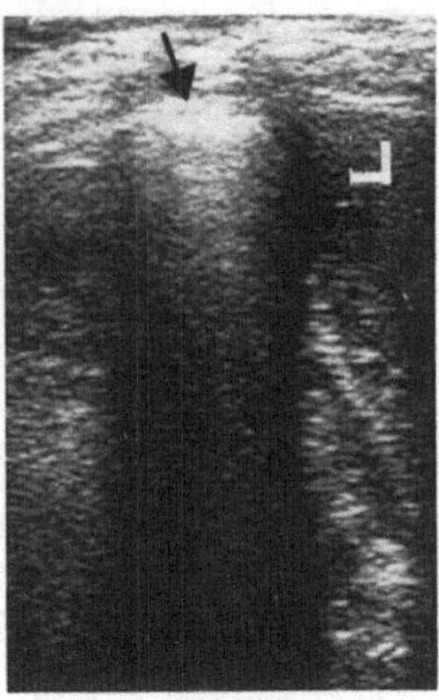

Abb. 2. Freie Luft bei perforiertem Magenulkus. Vielfachechos lateral und unterhalb der Leber in schräger Linksseitenlage

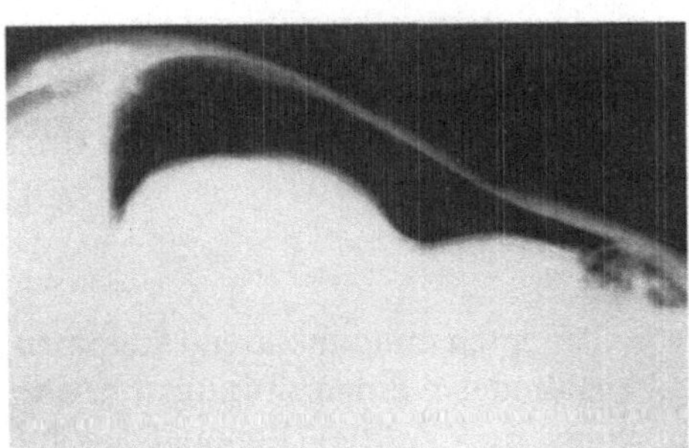

Abb. 3. Typisches Röntgenbild in Linksseitenlage

kens". Auf die Röntgenuntersuchung des Abdomens darf aber beim „akuten Abdomen" nicht verzichtet werden. Erst nach Ausschöpfung der Möglichkeiten der konventionellen Röntgendiagnostik und der Real-time-Sonographie führt bei akuten abdominellen Krankheitsbildern zu der gewünschten diagnostischen Klärung [1].

Literatur

1 Majewski A, Kaemmerer H, Rosenthal H (1985) Sonographie und konventionelle Röntgendiagnostik — Bildgebende Basisdiagnostik bei abdominellen Notfällen. Radiologische Praxis 3: 79
2 Seitz K, Reising KD (1982) Sonographischer Nachweis freier Luft in der Bauchhöhle. Ultraschall 3: 4
3 Swart B, Meyer G (1974) Die Diagnostik des akuten Abdomens beim Erwachsenen. Ein neues klinisch-röntgenologisches Konzept. Radiologe 14: 1

Interventionelle Sonographie: Ultraschall zur Überwachung diagnostischer und therapeutischer Eingriffe

Die diagnostische Feinnadelpunktion zur zytologischen und histologischen Tumordiagnose

R. Ch. Otto

Einleitung

Während weniger Jahre hat die rasche Entwicklung der modernen Schnittbildverfahren Sonographie und Computertomographie die diagnostischen Möglichkeiten beträchtlich erweitert. Noch ist kaum absehbar, wie weit gerade die neue Kernspintomographie andere Verfahren erweitert oder ablöst.

Schon bald nach der routinemäßigen Anwendung der Sonographie und der Computertomographie war in der Klinik allerdings bekannt, daß beide Verfahren zwar zahlreiche umschriebene Organveränderungen erkennbar machen können, deren definitive Deutung und Diagnose aber verborgen bleibt. So kann ein Herd in der Leber einer gutartigen Veränderung entsprechen, z. B. einem Regeneratknoten oder gar einer Metastase. Selbst mit ausgefeilten konventionellen Techniken der Radiologie, etwa der Angiologie, ist in den meisten Fällen die Diagnose nicht genauer zu bestimmen, so daß der einzig mögliche Weg einer effizienten raschen und billigen Diagnostik die geführte Feinnadelpunktion bleibt.

Heute ist es möglich geworden, mit wenigen Zellen oder Zellverbänden eine schlüssige Diagnose der Dignität umschriebener Veränderung zu stellen. Die ultraschallgezielte oder CT-geführte Punktion ist heute derart perfektioniert und risikoarm durchführbar, daß sie viele, vor allem operative diagnostische Eingriffe erübrigt.

Methode

Die ultraschallgeführte Punktion unter Real-time-Bedingungen

Sie wurde u. a. auch in Zürich entwickelt, hier mit einem zentral perforierten Transducer [6]. Diese Methode wurde inzwischen vielfach modifiziert und wird weltweit angewendet. Die zentral perforierten Transducer nehmen in der Mitte die Punktionsnadel oder das entsprechende Punktionsbesteck auf (Abb. 1). Der Eingriff kann völlig steril durchgeführt werden, indem der Transducer in eine sterile Plastikhülle gepackt wird, dem die Punktionsnadel von außen angelegt wird.

Auch andere Transducer eignen sich für die Punktion, so der Sektorscanner, jedoch soll auf diesen nicht eingegangen werden, da er für Spezialprobleme verwendet wird, etwa die Gewinnung von Oozyten aus dem Ovar.

In unserem Hause wurden in der Zwischenzeit mehr als 5000 Kranke mit dem zentral perforierten Ultraschalltransducer punktiert, und zwar sowohl mit der Feinnadel (Typ Chiba-Nadel) für die Materialgewinnung zur feingeweblichen zytologischen Untersuchung als auch mit der Schneidbiopsiekanüle für die histologische Gewebeentnahme (Abb. 2). Ferner wird die ultraschallgeführte Feinnadelpunktion auch für die Punktion von Hohlsystemen mit anschließender Kon-

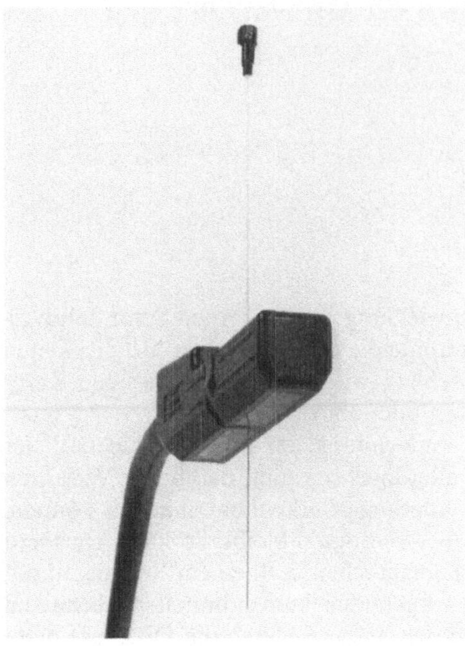

Abb. 1. Zentral perforierter
Ultraschalltransducer mit eingeführter
Feinnadel

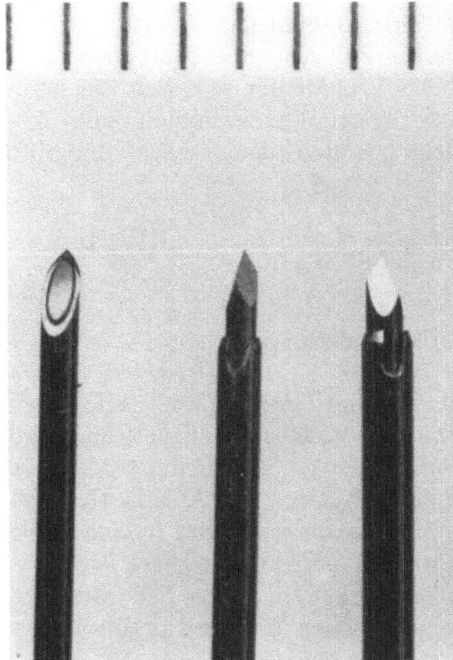

Abb. 2. Feinnadeln für zytologische und
histologische Gewebeproben. Links
Chiba-Nadel, Bildmitte und rechts
Schneidbiopsiekanülen mit
unterschiedlichem Außendurchmesser.
Stilett wie zum Einstich ausgefahren.
(Millimeterskala)

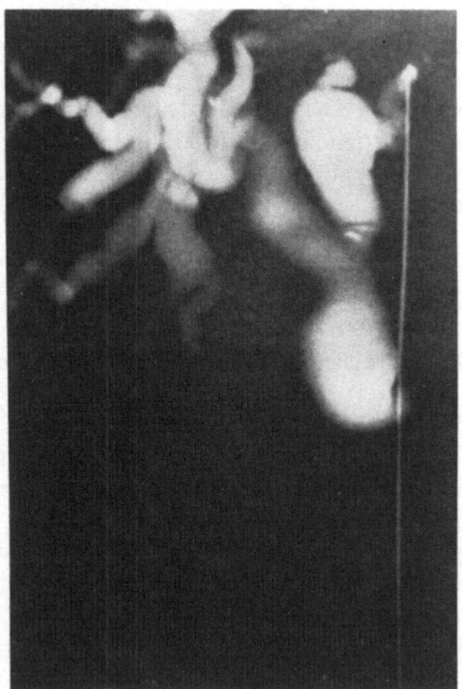

Abb. 3. Perkutane Cholangiographie
über den linken Leberlappen.
Tumorstenose des Ductus choledochus

trastmittelfüllung unter Röntgenkontrolle vorgenommen (Abb. 3), zudem lassen sich heute auch bestimmte therapeutische Eingriffe sehr leicht mit diesem Verfahren vornehmen.

Technik der perkutanen Punktionen mit dem zentral perforierten Ultraschallkopf

Nachdem man einen unklaren raumfordernden Herd in einem Organ erkannt hat, richtet man die Visierlinie — sie entspricht einer dunkleren, zentral liegenden Linie in der Mitte des Monitorbildes und wird durch die fehlenden Kristalle im Transducer mit hervorgerufen — auf diesen Befund. Die Punktionsnadel, deren Spitze sich durch ein deutliches Echo auszeichnet, wird nun entlang der Visierlinie vorgeschoben. Die keilförmige Rinne des zentral perforierten Ultraschallkopfes erlaubt dabei eine geringe Winkelverschiebung der Nadel, falls dies wegen der Atembeweglichkeit des anvisierten Herdes erforderlich wird.

Grundsätzlich ist bei der Punktion darauf zu achten, daß man den Schallkopf möglichst in der Körperlängsachse hält, damit auch bei Atemexkursionen gewährleistet ist, daß die Nadelspitze weiterhin sichtbar bleibt. Obwohl der Eingriff nur wenige Sekunden Zeit in Anspruch nimmt, erlauben wir dem Patienten eine oberflächliche Atmung. Um tiefer gelegene Körperregionen zu erreichen, etwa das Retroperitoneum, ist es oft unvermeidlich, Magen oder Darm zu durchstechen. Dies ist belanglos und wird vom Patienten gut toleriert.

Punktionsnadeln für die Zytologie

Für die zytologische Überprüfung und zur Gewinnung von Material für die bakteriologische Aufarbeitung sowie für die Kontrastmittelinjektion verwenden wir i. a. Feinnadeln vom Chiba-Typ [5]. Diese klassische Punktionsnadel wurde leicht modifiziert und verfügt über einen geschliffenen Mandrain, hat einen Außendurchmesser von ca. 0,7 mm und eignet sich zur Gewinnung von Körperzellen aus allen Regionen (Fa. Angiomed, Karlsruhe). Die Einmalnadel ist sehr flexibel, nimmt an Atemexkursionen der inneren Organe mühelos teil und verhindert damit ein Einreißen der Kapsel, sofern sie tief genug eingestochen wird. Zudem ist ihre Spitze sonographisch besonders exakt sichtbar, insbesondere dann, wenn man den Mandrain geringfügig zurückzieht [3].

Das gleiche Instrument ist geeignet, Kontrastmittel unter Röntgenkontrolle in Hohlorgane zu injizieren, nachdem man es vorher unter Ultraschallsicht in den entsprechenden Bereich vorgeschoben hat, z. B. in das Gallengangssystem.

Die sorgfältige Weiterverarbeitung des gewonnenen zytologischen Materials ist von großer Bedeutung. Es muß unverzüglich ausgestrichen und fixiert werden. Der Vorgang des Ausspritzens aus der Nadel auf den Objektträger, das Aufstreichen auf denselben, die Fixation in Delaunay-Lösung darf nur wenige Sekunden in Anspruch nehmen, um ein Eintrocknen des Zellmaterials zu vermeiden. Zum Fixieren verwenden wir bewußt keine Sprays, da sie nach Ansicht unserer Zytologen keine optimale Fixation erlauben.

Die Feuchtfixation mit Delaunay-Lösung und die anschließende Färbung erlauben eine erste Begutachtung der Ausstriche schon 10 min nach Gewebsentnahme. Diese Verarbeitung bietet daher einen beträchtlichen Vorteil im Vergleich zu allen anderen Fixationsmethoden und natürlich auch zur zeitlich aufwendigen histologischen Verarbeitung von Gewebeproben.

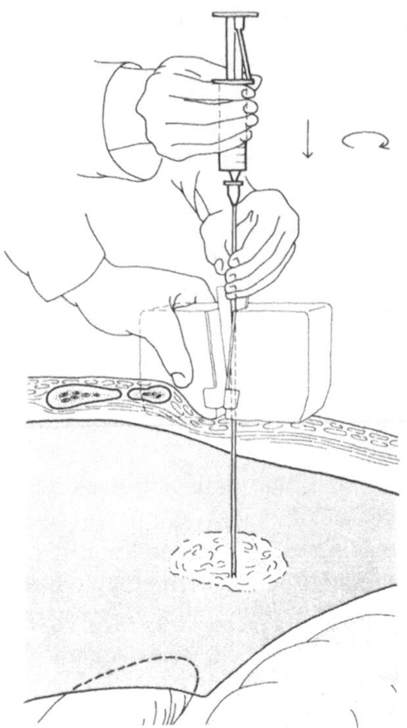

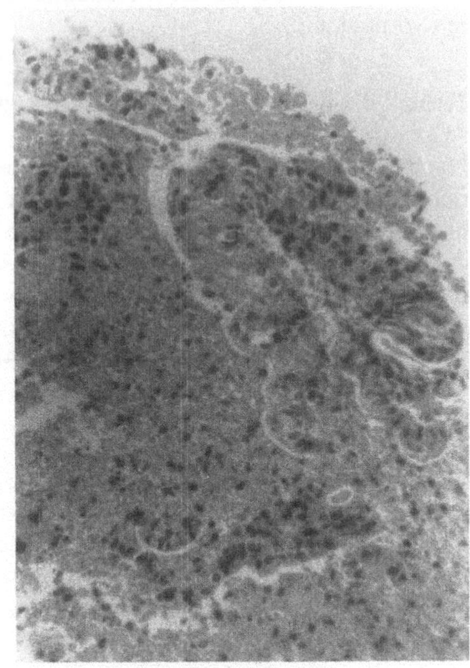

Abb. 4. Einsatz der
Schneidbiopsiekanüle für die
Gewinnung einer histologischen
Gewebeprobe unter Ultraschallkontrolle
[7]

Abb. 5. Leberzellkarzinom.
Histologische Gewebeprobe, mit einer
Schneidbiopsiekanüle gewonnen

Die Feinnadelaspirationstechnik ist besonders geeignet zur Untersuchung unklarer umschriebener Raumforderungen in den parenchymatösen Organen oder an deren Kontur; ferner dient sie der Überprüfung von vergrößerten Lymphknoten, etwa des Retroperitoneums, wenn der Verdacht auf ein malignes Lymphom oder auf das Vorliegen von Metastasen besteht. Schließlich lassen sich Abszesse punktieren und das Material, welches oft viskös erscheint, zur bakteriologischen Untersuchung weiterleiten.

Punktionsnadeln für die Histologie

Die früher üblichen Punktionsnadeln, vor allem auch die Trucut-Nadel, sind inzwischen durch die Schneidbiopsiekanüle (Fa. Angiomed, Karlsruhe) in unserem Hause vollständig abgelöst worden. Diese Schneidbiopsiekanülen haben einen Außendurchmesser von 0,8–1,2 mm und liegen damit bezüglich ihres Kalibers deutlich unter allen bisher verwendeten Histologienadeln (Abb. 2). Wie der Name sagt, wird das Prinzip des Ausschneidens von Gewebe verwendet, zudem aber auch das Prinzip der intensiven Aspiration und der Stanzung [7].

Die Verletzung größerer Gefäße im Parenchym der Organe läßt sich in Anbetracht der besonderen Konstruktion meist vermeiden. Die beiden an der Spitze der Nadel sichtbaren Kerben — man sieht diese nach Rückzug des Stilettes besonders gut —, welche auf der einen Seite scharf geschliffen sind, erlauben einen klei-

Tabelle 1. Indikationen für Verwendung der Schneidbiopsiekanüle (unter CT-Kontrolle oder sonographischer Kontrolle)

Generalisierte Parenchymerkrankungen	Leber (Hepatitis, Zirrhose, Steatose etc.) Niere (akute Glomerulonephritis etc.)
Tumormanifestationen	Endokrine Tumoren (z. B. Karzinoid) Lymphom (z. B. Non-Hodgkin-Lymphom) Bestimmte Lungentumoren Schilddrüsentumoren Mammatumoren Bestimmte Skelettumoren

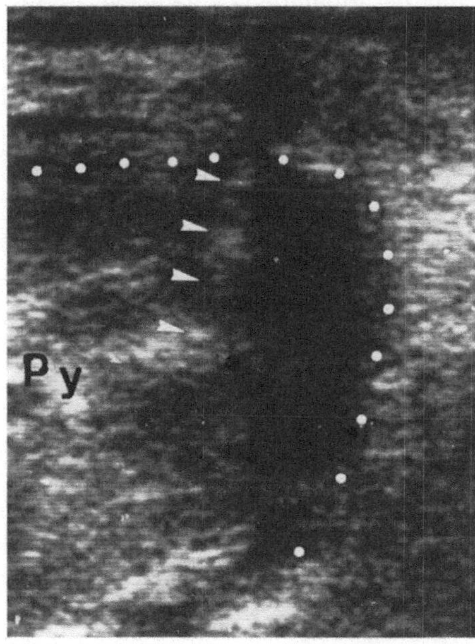

Abb. 6. Moment der ultraschallgezielten Punktion des Nierenunterpols bei Verdacht auf Glomerulonephritis. *Py* Nierenbecken. Schneidbiopsiekanüle mit Pfeilspitzen markiert. Nierenkontur verstärkt

nen Gewebebereich zu greifen und anschließend durch Rotation im Uhrzeigersinn zylinderförmig auszustanzen (Abb. 4, 5). Die Schneidbiopsiekanüle bietet den Vorteil einer ausreichenden Materialgewinnung für die sichere pathohistologische Diagnose bei offensichtlich beträchtlich vermindertem Risiko für den Kranken. Sie ist insbesondere geeignet für die Untersuchung von Organen mit generalisiertem Parenchymumbau, etwa der Leber (Zirrhose etc.) oder der Niere (Glomerulonephritis etc.). Zudem dient sie der Gewinnung von Gewebeproben bei ganz bestimmten Tumoren (Tabelle 1).

Ähnlich einer Chiba-Nadel ist auch die Schneidbiopsiekanüle im Gewebe sonographisch gut zu verfolgen. Damit ist gewährleistet, daß beispielsweise bei der Nierenpunktion das für die pathohistologische Auswertung besonders wichtige Gewebe, nämlich des Kortex und der Übergangsregion in die Medulla, gewonnen wird (Abb. 6). Der Einstich ins Nierenbecken oder in die großen Gefäße wird sehr sicher vermieden, so daß sich das Risiko für den Patienten reduziert. Ein nicht unbedeutender Vorteil dieser Punktionsart mit der dünnkalibrigen Schneidbiopsiekanüle unter Ultraschallkontrolle ist die Tatsache, daß der Eingriff sowohl an der Niere wie auch an der Leber ambulant durchgeführt werden kann und auch wiederholbar ist.

Tumoren sind grundsätzlich mit der Schneidbiopsiekanüle punktierbar. Steht jedoch ein leistungsfähiges zytologisches Labor zur Verfügung, so erübrigt sie die histologische Untersuchung meist. Es gibt aber Ausnahmen wie in der Tabelle 1 dargelegt.

Kombinierte sonographisch-röntgenologisch kontrollierte Untersuchung für Diagnostik und Therapie

Als Beispiel einer ultraschallgeführten Punktion des dilatierten Gallengangsystems mit anschließender Kontrastmittelfüllung sei ein Patient erwähnt mit einem Tumor auf Höhe des distalen Choledochus (Abb. 3). Vom linken Leberlappen her läßt sich unter Ultraschallkontrolle ein kleinerer Gallengang leicht punktieren und anschließend über die noch liegende Nadel Kontrastmittel unter Röntgenkontrolle instillieren. Auch bei Stauung der Gallenwege kann dieser Eingriff ohne Infektionsrisiko durchgeführt werden und läßt eine Extravasation von Gallenflüssigkeit meist vermeiden. Daher muß nicht in allen Fällen sofort anschließend der operative Eingriff durchgeführt werden.

Analog läßt sich auch das Nierenbeckenkelchsystem anterograd darstellen und z. B. die Obstruktion im Ureter dokumentieren.

Indikationen für die computertomographische Punktion

Nur im Ausnahmefall ist es erforderlich, unter computertomographischer Führung eine Punktion durchzuführen, und zwar dann, wenn z. B. ein Rezidivtumor sonographisch nicht erfaßbar ist. Abbildung 7 zeigt ein derartiges Beispiel einer Patientin mit einem rezidivierenden Kollumkarzinom, das selbst dem tastenden Finger des Gynäkologen unsicher erschien. Ergänzend zur Ultraschalluntersuchung muß eine computertomographische Kontrolle erfolgen, sofern diese nicht

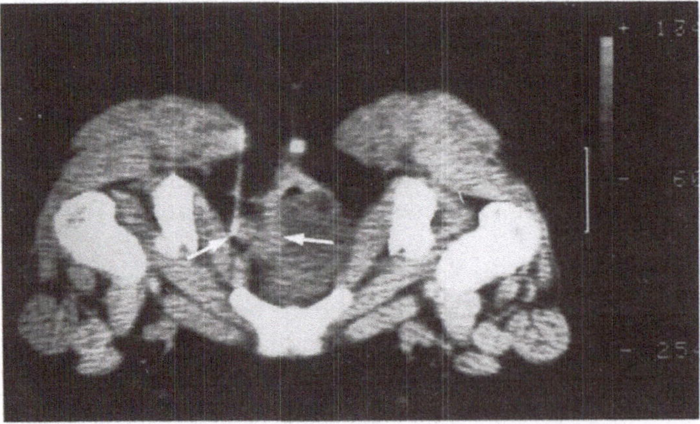

Abb. 7. Computertomogramm eines Kollumkarzinomrezidivs *(Pfeile)*. Die Punktionsnadel wird transgluteal von dorsal eingestochen

schon als erste diagnostische Maßnahme ins Auge gefaßt wurde. Gelegentlich ist es besonders schwierig, kleinere Lymphknotenmetastasen der Iliakalregion frühzeitig zu erfassen oder beispielsweise das Rezidiv eines Bronchuskarzinoms zu dokumentieren.

Auch hier gilt aber, daß grundsätzlich die Punktion nur dann vorgenommen wird, wenn die Kenntnis des zyto- oder histologischen Befundes Konsequenzen für den Patienten hat und seine Behandlung ändert.

Ergebnisse der ultraschallgeleiteten Feinnadelpunktion und der Gewinnung von histologischen Gewebeproben mit der Schneidbiopsiekanüle

An einer ausgewählten Krankengruppe wurden in den vergangenen Jahren die Ergebnisse der ultraschallgeführten Punktionen miteinander verglichen. Es zeigte sich dabei, daß sich ortspezifisches, zytologisch auswertbares Material in 84 bis über 93% der Fälle gewinnen ließ (Tabelle 2) [8]. Zudem ist es bei bestimmten stärker fibrotisch durchsetzten Tumoren schwierig, das tumortypische Zellmaterial zu aspirieren.

Alle Punktionsergebnisse wurden entweder durch weiterführende Untersuchungen, durch Operationen oder Biopsie bzw. Autopsie und durch den Krankheitsverlauf verifiziert. Falsch-positive Ergebnisse wurden nicht beobachtet. In 74,4% der Fälle lag ein Malignom vor.

Probleme bringt lediglich die Beurteilung „nicht repräsentativ" oder „nicht eindeutig maligne", die sich bei 11,7% aller punktierten Kranken ergab. Die Wiederholung der Feinnadelpunktion bei 31 Patienten, die zunächst nicht diagnostisch

Tabelle 2. Feinnadelaspirationsbiopsie: Ergebnisse

Organ	Insgesamt (n)	Punktionen mit auswertbarem ortsspezifischem Zellmaterial		Davon verdächtig oder sicher maligne	
		(n)	[%]	(n)	[%]
Leber	469	417	88,9	337	80,8
Pankreas	131	114	87,0	89	78,1
Retroperitoneale Raumforderungen	168	155	92,3	144	92,9
Milz	7	6		4	
Nieren	112	96	85,7	84	87,5
Magen, Kolon	35	28	80,0	24	85,7
Intrathorakale Raumforderungen (ohne Ergüsse)	69	59	85,5	41	69,5
Total	991	875	(=88,3)	723	(=82,6) 73
Total einschließlich Wiederholungspunktion	991	893	(=90,1)	737	(=82,5) 74,4

Tabelle 3. Ergebnisse bei der Nierenbiopsie (1984)

	Schneid-biopsiekanüle	Trucut
(n)	57	61
Glomeruli	11 + 8	16 + 11
Elektronenmikroskopie	83%	86%
Immunfluoreszenz	52%	65%
Total informativ	94%	94%
Optimal	75%	77%

war, führte bei weiteren 14 Patienten zu einem malignen Befund. Viermal blieb das Zellmaterial hingegen ohne Hinweis auf Malignität, und weitere 13 Kranke ließen wiederum keine schlüssige zytologische Diagnose ihres Grundleidens zu.

Lediglich bei 8% aller Kranken wurde von vornherein ein gutartiger Prozeß angenommen und dann auch zytologisch bestätigt (z. B. Abszeß, kapilläres Hämangiom etc.). In den letzten Jahren hat sich im übrigen gezeigt, daß auch andere Autoren zu sehr guten Punktionsergebnissen unter Ultraschallkontrolle kommen, so etwa am Pankreas [1, 4, 9, 10]. Auch die angegebene Komplikationsrate ist nicht höher.

Bei generalisiertem Parenchymumbau der Leber oder der Niere wird eine Feinstanzbiopsie mit der Schneidbiopsiekanüle vorgenommen wie oben erwähnt. Im Vergleich zu herkömmlichen Biopsien, z. B. mit der Trucut-Nadel, zeigten die Ergebnisse mit der Schneidbiopsiekanüle ähnlich gute Ergebnisse (Tabelle 3). Ein relevanter Unterschied bei inzwischen mehr als 200 Patienten, die mit der Schneidbiopsie an der Niere punktiert wurden, ließ sich nicht feststellen. Dagegen war die Komplikationsrate im Vergleich zur Angabe aus der Literatur beträchtlich niedriger [2, 11].

Bei den mit der Schneidbiopsie punktierten Lebern wurde der Nadeltyp I mit einem Außendurchmesser von 0,78 mm verwandt und ergab in 95% den definitiven histologischen Befund.

Schlußbetrachtungen

Innerhalb kurzer Zeit haben sich die ultraschallgeleiteten Eingriffe für Diagnostik und neuerdings auch Therapie in der Klinik einen festen Platz erobern können. Erst die gezielte Entnahme von kleinen Gewebeproben, sei es für zytologische, bakteriologische oder histologische Untersuchung, haben es ermöglicht, herdförmige Erkrankungen parenchymatöser Organe sehr frühzeitig zu identifizieren und damit auch die entsprechende Behandlung umgehend einzuleiten.

Der besondere Vorteil des Verfahrens – der Eingriff ist rasch und ambulant durchführbar und hat nur ein geringes Risiko – war für die Verbreitung der Methode sehr förderlich. Dies betrifft insbesondere auch die Entnahme histologisch auswertbarer Gewebeproben, die früher doch mit einem größeren Trauma und damit einem höheren Risiko behaftet waren als heute.

Die Entwicklung weiterer neuer Technologien, etwa die computerunterstützte Sonographie und die Kernspintomographie, welche die nichtinvasive Diagnostik noch zu verfeinern vermögen, bleibt abzuwarten. Es bestehen z.Zt. indessen gute Aussichten, daß schnittbildgesteuerte Punktionen mit anschließender Evaluation des gewonnenen Materials durch den Pathologen oder Zytologen weiterhin eine wichtige und primäre Maßnahme vor invasiveren Eingriffen bleiben.

Literatur

1 Braun B, Dornmeyer HH (1981) Ultrasonically guided fine-needle aspiration biopsy of hepatic and pancreatic space-occupying lesions and percutaneous abscess drainage. Klin Wochenschr 59: 707–712
2 Buchborn R, Eigler J, Renner E (1970) Klinische Wertigkeit der Nierenbiopsie. Internist (Berlin) 11: 383–392
3 Meyer-Schwickerrath M, Seidel KJ (1986) Neue Punktionsnadeln mit verbessertem sonographischen Reflexverhalten. Urologe [B] 26: 30, 33
4 Mitty HA, Efremidis SC, Yeh HC (1981) Impact of fine-needle biopsy on management of patients with carcinoma of the pancreas. AJR 137: 1119–1121
5 Ohto M, Ono T, Tsuchiaya Y, Saisho H (1978) Cholangiography and pancreatography. Igaku-Shoin, Tokyo, pp 10–13
6 Otto R, Deyhle P (1980) Guided puncture under real-time sonographic control. Radiology 134: 784–785
7 Otto R, Wellauer J (1985) Ultraschallgeführte Biopsie. Springer, Berlin Heidelberg New York Tokyo, S 86–94
8 Otto R (1985) Schnittbildgesteuerte Punktionen für Diagnostik und Therapie. Jahrbuch für Radiologie 1985. Wissenschaftliche Verlagsgesellschaft Regensberg und Biermann, Münster, S 123–141
9 Schwerk WB, Schmitz-Moormann P (1980) Sonographisch gezielte perkutane transperitoneale Aspirationsbiopsie raumfordernder Pankreasprozesse. Dtsch Med Wochenschr 105: 1019–1083
10 Schwerk WB, Schmitz-Moormann P (1981) Ultrasonically guided fine-needle biopsies in neoplastic liver disease: cytohistologic diagnoses and echo pattern of lesions. Cancer 48: 1469–1477
11 Schütterle G, Fritsch H (1965) Tödliche Komplikationen nach Nierenblindpunktionen. Med Klin 60: 184–189

Sklerotherapie von symptomatischen Leberzysten und symptomatischer Zystenleber

M. Gebel, S. Martin

Einleitung

Die Sonographie ist nicht nur geeignet, diagnostische Eingriffe zu leiten und zu überwachen [6, 9, 12], sondern auch therapeutische Maßnahmen auszuführen. Diese können in der ultraschallgezielten Punktion eines Hohlraumes zur Entlastung [14], in der Instillation einer wirksamen Substanz [1, 5, 9, 15], in der Einlage radioaktiven Materials [13] oder Anlage einer externen transkutanen Drainage bestehen [7]. In der Gastroenterologie hat neben der transkutanen Drainage pathologischer abdomineller Flüssigkeitsansammlungen [7] und der transkutanen Blockade des Ganglion coeliacum bei terminalen Krebspatienten [9] auch die transkutane Sklerotherapie von symptomatischen Leberzysten Bedeutung erlangt [5].

Solitäre und multilokuläre solitäre Lebezysten entstehen ebenso wie die Zysten der Zystenleber aus kleinen Gallengängen, die während der fetalen Entwicklung keinen Anschluß an das abführende portale Gangsystem finden. Die Ursache des progredienten Wachstums im Erwachsenenalter meist zwischen dem 30. und 60. Lebensjahr ist unbekannt. Die Bevorzugung des weiblichen Geschlechtes [3, 11] – Geschlechtsverhältnis männlich zu weiblich 4:1 – spricht für zusätzliche hormonelle Promotoren. Die Diagnose wird heute zumeist durch die Sonographie gestellt [2].

Obwohl Leberzysten und Zystenleber eine sehr gute Prognose bezüglich der Organfunktion haben, kann das Wachstum der Zysten sowohl zu heftigsten akuten Schmerzen als auch zu dauernder schwerwiegender Beeinträchtigung der Lebensqualität bis hin zur Kachexie infolge der Inappetenz bei großen Zystenlebern führen [3, 4, 5, 10, 15, 16]. Bis vor kurzem gab es keine therapeutische Alternative zum chirurgischen Vorgehen. Die operativen Maßnahmen bestanden in der Zystendrainage, Zystenentfernung, Zystoenterostomie oder Teilhepatektomie [3, 4, 10, 16]. Diese Eingriffe waren je nach Komplikationen und Begleiterkrankungen mit einer Letalität von 5,4% [4] bis 41% [16] belastet.

Die erste erfolgreiche transkutane Sklerosierung einer Leberzyste mit einem Röntgenkontrastmittel wurde 1976 von Goldstein et al. mitgeteilt [8]. Dieser neue therapeutische Ansatz wurde erst 1980 wieder aufgenommen [5] und mit einem aus der Varizensklerosierung bekannten effektiven Sklerosierungsmittel (Polidocanol) seitdem systematisch verfolgt. Die bisherigen Ergebnisse werden im folgenden dargestellt.

Methode

Von 1980 bis 1986 wurden 49 symptomatische Patienten im Alter von 17–83 Jahren behandelt. Elf Patienten litten an einer Solitärzyste, 14 an multilokulären Solitärzysten und 24 an einer Zystenleber. Neunzehn von 49 Patienten (39%) waren

Tabelle 1. Symptomatische Leberzysten: Patientengut und Geschlechtsverteilung [n = 49]

Geschlecht	Solitärzyste	Multilokuläre Solitärzyste	Zystenleber
Männer	2 (18%)	1 (7%)	4 (14%)
Frauen	9 (82%)	13 (93%)	20 (86%)
Summe	11 (100%)	14 (100%)	24 (100%)

Tabelle 2. Spektrum der Symptome vor Therapie
(Mehrfachnennungen möglich)

Oberbauchschmerzen	35 (71%)
Massegefühl	31 (63%)
Behinderung bei Bücken/Sitzen	24 (49%)
Übelkeit	17 (35%)
Kleine Mahlzeiten	10 (20%)
Atembeschwerden	9 (18%)
Beinödeme	9 (18%)
Erbrechen	6 (12%)
Fieber über 38 °C	5 (10%)

bereits andernorts erfolglos durch Zystenaspiration oder Operation vorbehandelt
worden. Das Geschlechtsverhältnis ist in Tabelle 1, das Spektrum der Symptome
in Tabelle 2 dargestellt. Ausschließlich stationär wurden 25 Patienten (51%), ausschließlich ambulant wurden 7 Patienten (14%) behandelt. Bei den übrigen Patienten wurde die Behandlung stationär begonnen und ambulant fortgesetzt.

Zur Aufnahme in die Therapiestudie mußten die Patienten die für die Feinnadelpunktion erforderlichen Kriterien (normale Blutgerinnung, Kooperationsfähig-
keit, negativer Echinokokkentiter) erfüllen [6]. Dialysepflichtige Patienten wurden
wegen der intermittierenden Heparinisierung ausgeschlossen. Der Eingriff erfolgte
ohne Prämedikation. Die Haut über den zu punktierenden Zysten wurde gereinigt
und desinfiziert. Die Zysten wurden mit einem Biopsietransducer dargestellt
(ADR 2130, Sonoline 8000, Desinfektion für 30 min in handelsüblicher Glutaral-
dehydlösung). Nach sorgfältiger Lokalanästhesie erfolgte die Punktion unter ständiger sonographischer Kontrolle der Nadelspitze mit einer 1,0 mm Nadel. Der
Zysteninhalt wurde aspiriert und das Sklerosierungsmittel (1% Polidocanol) instilliert (Abb. 1). Es wurden in der Regel 25-30% des aspirierten Volumens, jedoch
nicht mehr als 60 ml Polidocanol pro Sitzung instilliert. Wurde bei der Zystenaspiration trübe Zystenflüssigkeit aspiriert, erfolgte zur obligaten zytologischen Untersuchung auch eine bakteriologische Untersuchung sowie ein Abbruch des Eingriffs bis zur Klärung. Zysten mit einem zu erwartenden Volumen von deutlich
mehr als 1000 ml wurden in der Regel vor Therapie für 2 Tage transkutan drainiert. Nach dem Eingriff wurden die ambulanten Patienten in der Ruhezone für
1-2 h überwacht und dann nach sonographischer Kontrolluntersuchung und bei
Beschwerdefreiheit nach Hause entlassen. Eine obligate sonographische Nachuntersuchung erfolgte zwischen 2 und 6 Monate später. Ein objektiver Behandlungs-
erfolg war gegeben, wenn die sklerosierte Zyste nach 6 Monaten nicht mehr nachweisbar war ober bei ursprünglich sehr großen Zysten bei Zeichen der Organisa-

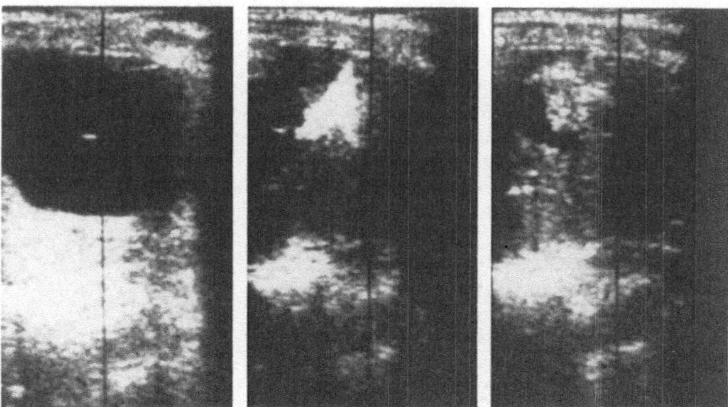

Abb. 1. Die Nadelspitze (heller Reflex in der Zyste) wird in die Zyste unter Sicht verschoben (links). Nach Entleerung wird Sklerosierungsmittel instilliert (Mitte). Das Sklerosierungsmittel wirkt wegen der zahlreichen Mikrobläschen wie ein Echokontrastmittel. Leichte Wiederauffüllung der Zyste nach Instillation (rechts)

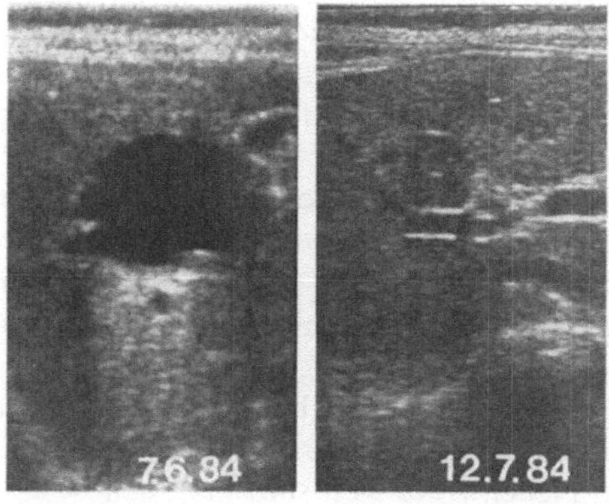

Abb. 2. Die Wirkung der Sklerosierung ist rechts erkennbar. Vier Wochen nach Sklerosierung ist die Zyste fast vollständig organisiert und geschrumpft

tion kleiner als 4 cm war (Abb. 2). Bei der Zystenleber wurde die Therapie in der Regel so lange fortgeführt, bis keine Zysten mehr über 4 cm nachweisbar waren. Ein subjektiver Erfolg wurde angenommen, wenn der Patient beschwerdefrei war oder bei Zystenleber eine eindeutige Verbesserung der Lebensqualität empfand. Alle Patienten wurden nach Beendigung der Therapie oder nicht wahrgenommenem Kontrolltermin besucht und in Hinblick auf den Therapieerfolg befragt.

Ergebnisse

Insgesamt wurden in dieser Studie 379 Zysten punktiert und sklerosiert (1–54 pro Patient im Zeitraum von 5 Jahren). Sieben Zysten (1,8%) mußten resklerosiert werden. Sechs Zysten mußten wegen ihrer Größe oder zusätzlicher Infektion (5/6) drainiert werden. Das Volumen der behandelten Zysten lag zwischen 10 ml und 2680 ml. Typischerweise liefen die Zysten innerhalb der 1. Woche nach, um dann langsam über einen Zeitraum von 1–6 Monaten kontinuierlich an Größe abzunehmen. Ein objektiver und subjektiver Erfolg war bei 11/11 Solitärzysten, bei 13/14

Tabelle 3. Ergebnisse der Sklerotherapie; erfolgreiche
Therapie bei:

Solitärzyste	Multilokuläre Solitärzysten	Zystenleber
11/11 (100%)	13/14 (93%)	19/24 (79%)

Tabelle 4. Zusammenstellung der häufigsten Nebenwirkungen, die bei 75% aller Patienten auftraten

Grippegefühl	19 (42%)
Fieber über 38 °C	15 (33%)
Schmerz an der Punktionsstelle	9 (20%)
Muskelschmerz	6 (13%)
Übelkeit	6 (13%)

der multilokulären Solitärzysten festzustellen. Bei der Zystenleber wurde bei
19/24 (79%) ein objektiver und subjektiver Erfolg vermerkt (s. Tabelle 3). Bei 5/24
(21%) wurde die Therapie vorzeitig beendet. Eine Patientin hatte überwiegend
kleine Zysten, so daß der objektive Erfolg zu keiner Verbesserung der Beschwerden führte. Bei einer Patientin nahm die Größe der nichtsklerosierten Zysten im
Behandlungszeitraum so zu, daß die Größenabnahme der sklerosierten Zysten
durch das Wachstum übertroffen wurde. Die Therapie wurde daher abgebrochen.
Die Patientin wurde erfolgreich lebertransplantiert. Drei weitere Patienten ver-
spürten durch die Erstbehandlung keine Besserung, so daß sie zur notwendigen
Weiterbehandlung nicht erschienen und daher als Therapieversager eingestuft
wurden. Von den Patienten bei der Nachbefragung als unangenehm empfundene,
aber symptomatisch behandelbare Nebenwirkungen traten bei 80% der Gruppe
der Solitärzysten, 54% der Gruppe der multilokulären Solitärzysten und 90% der
Zystenleberpatienten auf. Die wichtigsten Nebenwirkungen sind in Tabelle 4 aufgeführt. An Komplikationen traten 4 Zysteneinblutungen und eine Hämobilie mit
Kolik und flüchtigem Ikterus auf. Diese Komplikationen wurden symptomatisch
behandelt und führten zu keinem stationären Aufenthalt. Eine Patientin erlitt
8 Wochen nach Zystensklerosierung eine Sepsis durch die wahrscheinlich schon
zuvor infizierte Zyste. Diese wurde operativ entfernt. Kein Patient starb während
des gesamten Beobachtungszeitraumes. Damit liegt die Komplikationsrate bei
6/379 behandelte Zysten (1,6%) bei 3/49 behandelten Patienten (6%), wovon nur
1/379 (0,3%) bei 1/49 Patienten (2%) als ernstzunehmende Komplikationen zu
betrachten war.

Diskussion und Zusammenfassung

Die ultraschallgezielte transkutane Sklerotherapie hat sich in dieser Studie als sehr
effektive Methode zur Behandlung von Leberzysten erwiesen. Die Nebenwirkungen bei der Therapie von Solitärzysten und multilokularen Solitärzysten sind für
die Patienten gut erträglich und durch symptomatische Therapie mit Paracetamol
und Indomethacin sehr gut beeinflußbar. Bei Zysten mit einem Durchmesser von
über 13 cm empfiehlt sich eine vorangehende transkutane Drainage, da sonst nicht

mit einer ausreichenden Wirkung einer einmaligen Therapie zu rechnen ist. Bei 5 symptomatischen Leberzysten wurde eine Infektion nachgewiesen. In diesen Fällen sollte neben der gezielten antibiotischen Behandlung eine transkutane Drainage zur Klarspülung der Zyste angelegt werden.

Auch für die Sklerotherapie stellen Patienten mit einer Zystenleber ein schwieriges Problem dar. Die Therapie ist zwar auch bei diesen Patienten sehr effektiv. Die Patienten leiden jedoch weniger durch einzelne große Zysten als vielmehr durch die große Zahl meist kleiner bis mittelgroßer Zysten. Da zudem der Verlust von 1 l Volumen, der unter optimalen Bedingungen in einer Sklerosierungssitzung erreicht werden kann, bei Organen von 6–12 l Volumen für die Patienten noch nicht zu einer eindrucksvollen Veränderung der Beschwerden führen muß, sind bei diesen Patienten wiederholte Sklerosierungen notwendig. Hierfür können die Patienten nur motiviert werden, wenn ein entsprechender Leidensdruck vorliegt.

Die Sklerotherapie war erwartungsgemäß nicht erfolgreich bei Patienten mit kleinzystischer Zystenleber, da hier ein Mißverhältnis zwischen Wirkung und Nebenwirkungen besteht. Lediglich bei einer Patientin erwies sich die Sklerotherapie trotz geeigneter Bedingungen als ineffektiv. Das Zystenwachstum der nicht sklerosierten Zysten übertraf die Rückbildung der sklerosierten Zysten. Wegen des zunehmenden Muskelschwundes infolge der Inappetenz wurde diese Patientin als Ultima ratio erfolgreich lebertransplantiert.

Eine weitere Limitation bei der Behandlung von Patienten mit Zystenleber besteht in der Begrenzung der Menge des Sklerosierungsmittels auf 60 ml 1%-Polidocanollösung, um Nebenwirkungen erträglich zu halten. Die Nebenwirkungen sind zum Teil auf die Substanz, zum Teil aber auch auf die entstehende Wundfläche und Resorption der nachlaufenden Zystenflüssigkeit zurückzuführen. Von nur osmotisch wirksamen Sklerosierungsmitteln (z. B. 96% Alkohol), wie von anderen Autoren [1, 9, 15] verwendet, haben wir Abstand genommen. Insbesondere bei subprenisch subkapsulär gelegenen Zysten kam es zu heftigsten Schmerzerscheinungen während der Instillation.

Trotz der genannten Einschränkungen stellt die Sklerotherapie auch bei der Zystenleber eine erfolgversprechende, sehr risikoarme Therapie dar. Gerade bei dieser Erkrankung sind auch die chirurgischen Möglichkeiten beschränkt und sehr risikoreich [16]. Häufig beschränken sich die chirurgischen Maßnahmen auf Zystenpunktion oder Drainage [3], die heute einfacher transkutan unter Ultraschallsicht ausgeführt werden können.

Litaratur

1 Bean WJ (1981) Renal cyst: treatment with alcohol. Radiology 138: 329–331
2 Brandt M, Gebel M (1980) Sonographische Befunde beim polycystischen Syndrom. In: Hinselmann M, Anliker M, Meudt R (Hrsg) Ultraschalldiagnostik in der Medizin. Thieme, Stuttgart, S 76–77
3 Comfort MW, Gray HK, Dahlin DC, Whitesell FB (1952) Polycystic disease of the liver: a study of 24 cases. Gastroenterology 20: 60–78
4 Flagg RS, Robinson DW (1967) Solitary nonparasitic hepatic cysts. Arch Surg 95: 964–973
5 Gebel M, Freise J (1983) Ultraschallgezielte Sklerotherapie beim polycystischen Syndrom der Leber. In: Otto RCh, Jann FX (Hrsg) Ultraschalldiagnostik 82. Thieme, Stuttgart, S 122–124
6 Gebel M, Lösgen H, Atay Z, Bliesze H (1984) Erfahrungen bei der Feinnadelbiopsie unter Ultraschallsicht mit Real-time-Scannern. Electromedica 52: 150–164

7 Gerzof SG, Robbins AH, Birkett DH, Johnson WC, Pugatch RD, Vincent ME (1979) Percutaneous catheter drainage of abdominal abscesses guided by ultrasound and computed tomography. AJR 133: 1–8

8 Goldstein HM, Carlyle DR, Nelson RS (1976) Treatment of symptomatic hepatic cyst by percutaneous instillation of pantopaque. AJR 127: 850–853

9 Greiner L (1985) Diagnostische und therapeutische Punktionssonographie in der Gastroenterologie. Thieme, Stuttgart

10 Jones WL, Mountain JC, Warren KW (1974) Symptomatic non-parasitic cysts of the liver. Br J Surg 61: 118–123

11 Melnik PJ (1955) Polycystic liver. Arch Pathol 59: 162–172

12 Otto RC, Wellauer J (1985) Ultraschallgeführte Biopsie. Springer, Berlin Heidelberg New York Tokyo

13 Riccabona M, Schorn A (1986) Ultraschallgesteuerte perkutane perineale Jod^{125}-Implantation beim Prostatakarzinom. In: Otto RCh, Schnaars P (Hrsg) Ultraschalldiagnostik 85. Thieme, Stuttgart, S 285–286

14 Schwerk WB, Maroske D, Roth St (1986) Feinnadelpunktion in Diagnostik und Therapie von Leber- und Milzabszessen. In: Otto RCh, Schnaars P (Hrsg) Ultraschalldiagnostik 85. Thieme, Stuttgart, S 209–210

15 Trinkl W, Sassaris M, Hunter FM (1985) Nonsurgical treatment for symptomatic nonparasitic liver cyst. Am J Gastroenterol 80: 907–911

16 Wong J, Little JM (1977) Benign non-parasitic cysts of the liver: a review of 18 cases. Aust NZ J Surg 47: 209–215

Ultraschallgezielte transkutane Drainage pathologischer Flüssigkeitsansammlungen im Bauchraum

M. Gebel

Einleitung

Die klassische Behandlung abdomineller Abszesse und anderer pathologischer abdomineller Flüssigkeitsansammlungen bestand in der operativen Drainage. Dieses Therapiekonzept wurde erstmals von McFadzen 1954 in Frage gestellt, der über erfolgreiche Leberabszeßbehandlungen durch transkutane Abszeßaspiration in Kombination mit antibiotischer Therapie berichtete [19]. Jedoch erst durch die Einführung von Sonographie und Computertomographie standen Methoden zur Verfügung, die einerseits eine zuverlässige nichtinvasive Diagnostik erlaubten und sich andererseits auch als Zielmethoden zur Punktion der Läsionen eigneten. Durch die Anwendung dieser Methoden konnte die bis dahin übliche Letalität pyogener Leberabszesse von 30% [8, 22, 27] durch die transkutane Drainage drastisch auf 0%–13% gesenkt werden [5, 7, 11, 24, 25]. Dabei wurde eine Erfolgsrate von 85% auch bei abdominellen und retroperitonealen Abszessen erreicht [2, 5, 11, 17, 25]. Anfangs wurde die Computertomographie für die Ausführung transkutaner Drainagen für unabdingbar gehalten [24, 25]. Die bald erkennbaren Einschränkungen der statischen Methode [1, 16] ließen die Vorzüge der wesentlich einfacher zu handhabenden Sofortbildsonographie hervortreten [3, 4, 23]. Seit 1982 werden in der Abteilung für Gastroenterologie der Medizinischen Hochschule Hannover transkutane Drainagen pathologischer abdomineller Flüssigkeitsansammlungen unter sonographischer Überwachung ausgeführt. Die Ergebnisse werden im folgenden dargestellt.

Methode

Von 1982 bis 1985 wurden bei 91 Patienten (40 männlich, 51 weiblich, Alter 17–83 Jahre, Durchschnittsalter 50,6 Jahre) transkutan 102 Drainagen zur Therapie pathologischer Flüssigkeitsansammlungen des Abdominalraumes unter sonographischer Kontrolle angelegt (Verteilung s. Tabelle 1). Voraussetzung für den

Tabelle 1. Ultraschallgezielte perkutane Drainagen 1982–1985 bei 91 Patienten

Abszesse	35 (38%)
Galleleck	17 (19%)
Zysten	
Leber	18 (20%)
Pankreas	6 (7%)
Aszites	11 (12%)
Hämatom	2 (2%)
Lymphozele	2 (2%)

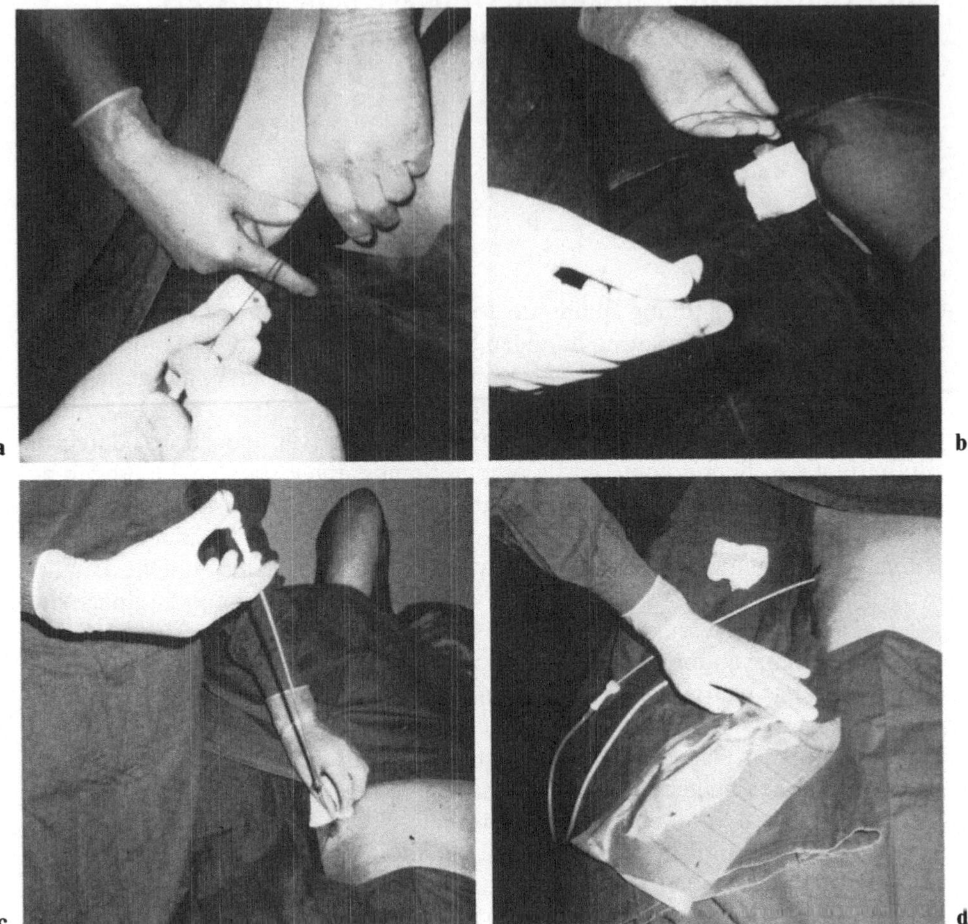

Abb.1 a-d. Unter ständiger sonographischer Überwachung der Nadelspitze wird die Führungsnadel in den Abszeß plaziert (**a**). Nach Einlegen des Führungsdrahtes wird die Führungsnadel entfernt (**b**). Über den Führungsdraht wird der Katheter – hier 12F Spezialkatheter – in den Abszeß vorgeschoben (**c**). Der Eiter entleert sich ohne Saugdrainage (**d**)

Eingriff waren ausreichende Gerinnungsverhältnisse (Quick-Test: <60%, PTT <50 s, Thrombozyten >60000, subaquale Blutungszeit <6 min). Der Eingriff selbst wurde in modifizierter Seldinger-Technik durchgeführt. Nach Hautdesinfektion und ausgiebiger Lokalanästhesie mit 1% Lidocainlösung unter sonographischer Sicht erfolgte eine Probepunktion der Läsion mit der Feinnadel (0,6–0,8 mm Außendurchmesser) zur Absicherung der Diagnose, Prüfung der Punktionsverhältnisse und zur Gewinnung von Material für Bakteriologie und Zytologie. Nach Hautschnitt an der Punktionsstelle erfolgte unter ständiger sonographischer Überwachung Einstich einer 1,3 mm Nadel in die Läsion (Abb.1a), Entlastung des Inhaltes und Einlegen des Führungsdrahtes (Abb.1b), über den der Stichkanal nach Entfernung der Nadel mit einem oder mehreren Bougis erweitert wurde. Je nach Qualität des bei der Probepunktion aspirierten Materiales wurden Pigtail- oder Spezialkatheter von 6–12 F (Angiomed) plaziert (Abb.1c, d). Bei malignem Aszites oder großer Lymphozele wurden auch Urofix-Sets verwendet.

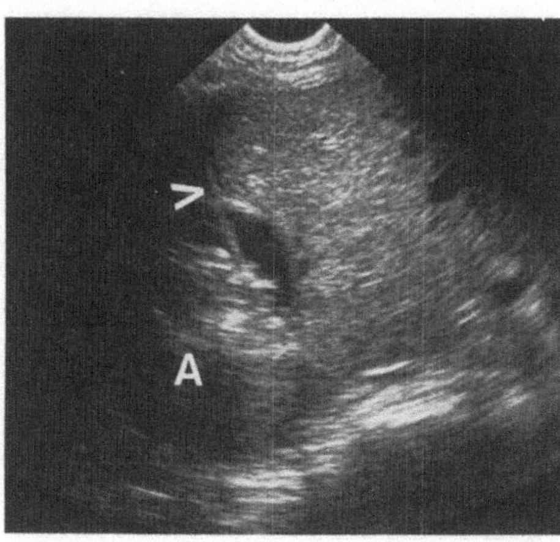

Abb. 2. Die Katheterlage wird sonographisch kontrolliert. *A* Abszeß, *V* Katheter

Als Zieleinrichtung wurde nach entsprechender Vorbehandlung [9] der Biopsietransducer des Sonoline 8000 (Siemens) verwendet.

Ergebnisse

Bei allen 91 Patienten gelang es, den Drainagekatheter in den gewünschten Bereich zu plazieren (Abb. 2). Bei 3 von 23 Leberabszessen war die Förderung jedoch ungenügend. In einem Fall lag ein perlschnurartig angeordneter chologener Abszeß von maximal 3 cm Durchmesser und 4 cm Länge bei einer lebertransplantierten Patientin mit chologener Sepsis vor. Es gelang nur wenige ml Eiter über den Katheter zu aspirieren. Der Versuch der Spülung mißlang. Die Patientin erlitt nach dem Spülversuch einen schweren septischen Schub und starb schließlich nach Versuch einer chirurgischen Sanierung infolge der Sepsis. Zwei weitere Patienten mußten chirurgisch saniert werden, da infizierte Lebersequester nach traumatischer Leberruptur über die Drainage nicht zu entfernen waren. Die transkutane Drainage war damit bei 20/23 (87%) Patienten in Kombination mit gezielter systemischer antibiotischer Tehrapie erfolgreich. Bei mehr als der Hälfte der Patienten mit Leberabszeß wurde eine transpleurale Drainage angelegt. Bei einem 16jährigen Patienten kam es dabei zur Ausbildung eines ausgedehnten fibrinösen Pleuraergusses, der einer zusätzlichen Drainage bedurfte, aber folgenlos ausheilte. Ein Patient mit 2 großen Amöbenabszessen erhielt 2 Drainagen.

Alle 12 Gallelecks, die 2 großen Lymphozelen und die 2 großen Hämatome sowie 12 subphrenische und retroperitoneale Abszesse wurden erfolgreich behandelt (Tabelle 2). Alle 18 komplizierten Leberzysten, die teils infiziert waren, teils Detritus enthielten, wurden zwar erfolgreich drainiert. Bei einer Zyste trat jedoch 2 Monate nach Entfernung der Drainage eine Sepsis durch Infektion der nachgelaufenen Zyste auf, die chirurgisch behandelt wurde. Von 6 großen symptomatischen Pankreaszysten, die drainiert wurden, um den Patienten für eine notwendige Operation in einen besseren Zustand zu bringen, liefen 3 nach Entfernung der Drainage nicht nach und benötigten keinen chirurgischen Eingriff mehr. Ein Patient mit nekrotisierender Pankreatitis und infizierter Zyste von etwa 1600 ml besserte sich zunächst sehr gut, starb jedoch an Fortschreiten der septischen Nekrosen nach dem dann erforderlichen chirurgischen Eingriff.

Tabelle 2. Erfolg der US-gezielten perkutanen Drainage 1982–1985

Leberabszesse	20/23	(87%)
übrige Abszesse	12/12	(100%)
alle Abszesse	32/35	(91%)
Galleleck (nach Leberteilresektion und Cholezystektomie)	12/12	(100%)
komplizierte Leberzysten	17/18	(94%)
Pankreaszysten	3/6	(50%)
Lymphozele	2/2	
Hämatome	2/2	

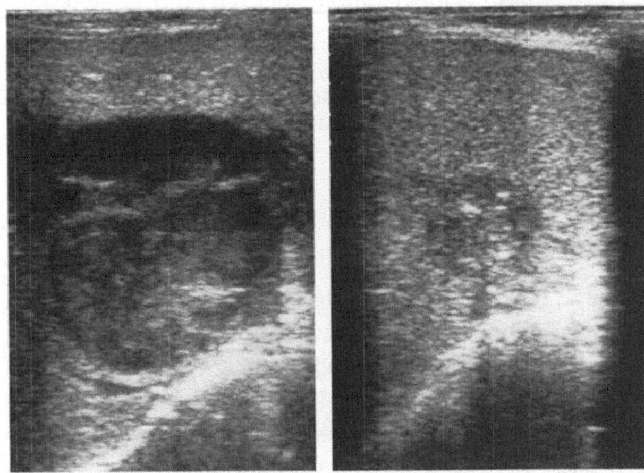

Abb. 3. Pyogener Leberabszeß vor Drainage und 14 Tage nach Entfernung des Katheters. Abszeß bereits in Organisation. Katheterverweilzeit 7 Tage

Bei 11 Patienten mit exzessivem Aszites, der zur Ateminsuffizienz geführt hatte, wurde eine Drainage zur Entlastung angelegt. Bei 4 von diesen Patienten lag ein maligner Aszites vor, der nach Entlastung erfolgreich mit Cis-Platin-Spülung behandelt wurde. Von diesen 4 Patienten erhielt eine Patientin mit Peritonealkarzinose bei Ovarialkarzinom wegen eines gekammerten und unter starkem Druck stehenden Aszites insgesamt 10 Drainagen innerhalb 8 Wochen.

Die Katheterverweilzeiten richteten sich nach der Grunderkrankung und dem Erfolg des Eingriffs (Abb. 3). Die Katheter lagen zwischen 1 und 152 Tagen (Tabelle 3). Ein Bakteriennachweis war in der Hälfte der Abszesse möglich (Tabelle 3). Insgesamt wurden 12 verschiedene Mikroorganismen in den pathologischen Flüssigkeitsansammlungen des Bauchraumes identifiziert (Tabelle 4). Insgesamt traten 4 Komplikationen (Tabelle 5) auf, von denen 2 tödlich verliefen (Komplikationsrate 4,4%, Gesamtletalität 2,2%). Die transkutane Drainage von Leberabszessen hatte eine Komplikationsrate von 8,6% mit einer Letalität von 4,3%.

Tabelle 3. Katheterverweilzeiten, Keimnachweis und Vorerkrankungen bei 91 Patienten

	Abszeß	Galleleck	Zyste	Aszites
Verweilzeit in Tagen: (im Mittel)	2–27 (8)	4–152 (30)	2–20 (6)	1–3 (1,3)
Keimnachweis	16/35 (46%)	3/17 (18%)	7/24 (29%)	–
maligne Grunderkrankung	9/35 (26%)	7/17 (41%)	1/24 (4%)	4/11 (36%)
post operationem	15/35 (43%)	17/17 (100%)	2/24 (8%)	–

Tabelle 4. Bakteriennachweis bei 26 Patienten (Mehrfachinfektionen eingeschlossen)

E. coli	6	Staphylokokken	2
Streptococcus faecalis	4	Clostridium perfringens	2
β-hämolytischer Streptokokken	4	Pseudomonas	1
Proteus	3	Klebsiella	1
Peptokokken	3	Morganella morgani	1
Bacteroides	3	fusiforme Bakterien	1

Tabelle 5. Komplikationen

Abszeß	
Ausgedehnter fibrinöser Pleuraerguß	1
Sepsis mit Todesfolge	1
Pankreaszysten	
Sepsis bei nekrotisierender Pankreatitis mit Todesfolge	1
komplizierte Leberzysten	
Infektion der Zyste	1
Komplikationsrate	4/91 (4,4%)
Letalität	2/91 (2,2%)

Zusammenfassung und Diskussion

Die sonographisch gezielte transkutane Drainage pathologischer Flüssigkeitsansammlungen im Bauchraum hat sich als erfolgreiche Behandlungsmethode mit vergleichsweise geringem Risiko erwiesen. Den Patienten können heute in mehr als 85% der Fälle chirurgische Eingriffe erspart bleiben [2, 11, 17, 25]. Dies ist für den Patienten auch schon deshalb von Bedeutung, da fast die Hälfte aller Abszesse und alle Gallelecks als Folge einer vorangegangenen Operation auftraten (Tabelle 3). Bei Amöbenabszessen sollte die Indikation zu Drainage frühzeitig gestellt werden, da diese unter adäquater medikamentöser Therapie auch bei stationärer Behandlung in bis zu 10% der Fälle rupturieren können [8]. Die Technik der transkutanen Drainage ist so einfach und schnell auszuführen, daß sie bei geeigneten Patienten auch ambulant ausgeführt werden kann [21]. Wir haben dies bisher nur bei 2 Krebspatienten (Galleleck bei Gallengangskarzinomen) mit gutem Erfolg gewagt. Allerdings bedarf der Katheter ständiger Überwachung und Pflege, da er auch eine potentielle Keimeintrittspforte darstellt, wie eine unserer Komplikationen (Zysteninfektion) zeigte.

Die Grenze der Methode ist dort gegeben, wo nicht nur flüssiges Material, sondern auch Nekrosen oder zugrunde gehendes Gewebe zur Sanierung entfernt werden muß. Die Drainagetechnik versagte daher in Fällen von Lebersequestration nach Trauma und bei ausgedehnter Pankreasnekrose. Allerdings war bei letzterem Beispiel der moribunde Patient erst durch die schonende perkutane Entlastung überhaupt in einen operationsfähigen Zustand gelangt. Eine weitere Limitation transkutaner Drainagetechniken stellen Läsionen dar, die nur unter Verletzung interferierender Organe erreicht werden können. Bei Pankreasdrainagen kann dies aber sogar erwünscht sein, da sich Pankreaszysten durch kombiniertes endoskopischsonographisches Vorgehen in den Magen drainieren lassen, wie Hancke [13] gezeigt hat. Dieses Vorgehen scheint sich zu einer nichtoperativen therapeutischen Alternative zu entwickeln, obwohl persistierende Pankreaszysten auch durch die einfachere wiederholte transkutane Aspiration behandelbar sind [6]. In unserem Krankengut kam es allerdings bei symptomatischen Pankreaszysten trotz Versiegen der Sekretion und bei Ausschluß eines Sekretverhaltes in der Hälfte der Fälle zur Wiederauffüllung der Zysten. Immerhin scheinen bei dieser Indikation die nichtchirurgischen Behandlungsmethoden der Pankreaszysten noch nicht ausgeschöpft zu sein.

Die transkutane Drainage infizierter Flüssigkeitsansammlung ist immer wieder kritisiert worden wegen der Gefahr der Kontamination steriler Räume und Körperhöhlen. Diese Gefahr ist jedoch offensichtlich gering einzuschätzen, da weder im eigenen Krankengut noch in den Literaturangaben diese Komplikationen die deutlich besseren Ergebnisse der transkutanen Drainage gegenüber der chirurgischen Drainage getrübt haben. Auch die anfänglich geforderten möglichst großen Katheter (Folley Katheter, 16 F Katheter) haben sich als nicht notwendig erwiesen. Gobien et al. [12] haben gezeigt, daß sich durch Katheter größer als 8,3 F keine Verbesserung der Ergebnisse erreichen läßt. Es ist eher zu befürchten, daß durch die größeren Punktionsnadeln bzw. Trokare mit entsprechenden Bougierungsmaßnahmen das Blutungsrisiko steigt [10, 20]. Letztlich ist auch die Komplikation eines großen fibrinösen Pleuraergusses bei subphrenischer Abszeßdrainage auf die Wahl eines 12 F Katheters zurückzuführen, da durch die wiederholte Bougierung die Kontamination sehr gefördert wird.

Wir verzichten grundsätzlich auf Saugdrainagen, da hierbei die Katheter durch Aspiration noch nicht spontan lysierten Materials schnell verstopfen. Vereinzelte negative Erfahrungen mit der transkutanen Drainagetechnik mögen hierin ihre Ursache haben [18]. Der Sog des abfließenden Materials in der tiefhängenden Drainageableitung ist völlig ausreichend. Zur täglichen Spülung ist physiologische, später auch hypertone Kochsalzlösung zur Säuberung der Höhle und gegebenenfalls Anregung der Granulation geeignet.

Die alleinige wiederholte Punktion infizierter Läsionen, die als Alternative zur Drainage empfohlen wird, ist letztendlich aufwendiger als die transkutane Drainage, nicht nebenwirkungsärmer und mit erhöhtem Blutungsrisiko belastet [3, 23]. Diese Methode bietet sich jedoch für kleinere Abszesse von weniger als 5 cm Durchmesser an, die aber auch gut auf antibiotische Therapie reagieren [14], sofern sie nicht unter antibiotischem Schutz entstanden sind.

Die Sonographie hat sich als ideale Methode zur Überwachung und Führung interventioneller Maßnahmen erwiesen. Zwar wird die Bildgebung durch die Luft und kristalline Substanzen behindert. Diese kennzeichnen aber auch die anatomischen Strukturen, nämlich Lunge, Darm und Knochen, die bei invasiven Eingriffen vermieden werden müssen. Das akustische Fenster ist in dieser Hinsicht identisch mit dem gefahrlosen Punktionsweg. Durch die Lebendbilddarstellung bei gleichzeitiger tomographischer Abbildung ist die Sonographie der Computertomographie bezüglich der interventionellen Eingriffe am Abdomen überlegen. Die Möglichkeiten dieser Technik, die sich auch bei Behandlung von Gallelecks [26], Lymphozelen und manchen Hämatomen [24, 25] bewährt hat, sind bisher sicherlich noch zu wenig genutzt und bei weitem noch nicht ausgeschöpft worden.

Literatur

1 Aeder MI, Wellman JL, Haaga JR, Hau T (1983) Role of surgical and percutaneous drainage in the treatment of abdominal abscesses. Arch Surg 118: 273–280
2 Attar B, Levendoglu H, Cuasay NS (1986) CT-guided percutaneous aspiration and catheter drainage of pyogenic liver abscesses. Am J Gastroenterol 81: 550–555
3 Berger L, Osborne DR (1982) Treatment of pyogenic liver abscess by percutaneous needle aspiration. Lancet I: 132–134
4 Braun B, Pernice H, Herzog P, Börner N, Dormeyer HH (1983) Diagnosis and therapy of liver abscess by ultrasonic imaging, puncture and drainage: Hepatogastroenterol 30: 9–11
5 Brolin RE, Nosher JL, Leiman S, Lee WS, Greco RS (1984) Percutaneous catheter versus open surgical drainage in the treatment of abdominal abscesses. Am Surg 50: 102–108
6 Colhoun E, Murphy JJ, MacErlean DP (1984) Percutaneous drainage of pancreatic pseudocysts. Br J Surg 71: 131–132
7 Daehnert W, Guenther RW, Boerner N, Braun B, Gamstaetter G, Rothmund M (1985) Die percutane Drainage abdomineller Abszesse. I. Technik und Ergebnisse. Chirurg 56: 579–583
8 Eggelston FC, Verghese M, Handa AK, Gill SS (1978) The results of surgery in amoebic liver abscess: experiences in eighty-three patients. Surgery 83: 536–539
9 Gebel M, Lösgen H, Atay Z, Bliesze H (1984) Erfahrungen bei der Feinnadelbiopsie unter Ultraschallsicht mit Real-time-Scannern. Electromedica 52: 150–164
10 Gebel M, Horstkotte H, Köster C, Brunkhorst R, Brandt M, Atay Z (1986) Ultraschallgezielte Feinnadelpunktion abdomineller Organe: Indikationen, Ergebnisse, Risiken. Ultraschall 7: 197–252
11 Gerzof SG, Robbins AH, Johnson WC, Birkett DH, Nabseth DC (1981) Percutaneous catheter drainage of abdominal abscesses. A five-year experience. N Engl J Med 305: 653–657
12 Gobein RP, Stanley JH, Schabel SI, Curry NS, Gobien BS, Vujic I, Reines HD (1985) The effect of drainage tube size on adequacy of percutaneous abscess drainage. Cardiovasc Intervent Radiol 8: 100–102
13 Hancke S, Henriksen FW (1985) Percutaneous pancreatic cystogastrostomy guided by ultrasound scanning ans gastroscopy. Br J Surg 72: 916–917
14 Herebert DA, Rothman J, Simmons F, Fogel DA, Wilson S, Ruskin J (1982) Pyogenic liver abscess: seccessful non-surgical therapy. Lancet I: 134–136
15 Kraulis JE, Bird BL, Colapinto ND (1980) Percutaneous catheter drainage of liver abscess: an alternative to open drainage? Br J Surg 67: 400–402
16 Lang EK, Springer EM, Glorioso LW, Cammarata CA (1986) Abdominal abscess drainage under radiologic guidance: causes of failure. Radiology 159: 329–336
17 MacErlean DP, Gibney RG (1983) Radiological management of abdominal abscess. J R Soc Med 76: 256–261
18 McCorkell SJ, Niles NL (1985) Pyogenic liver abscesses: another look at medical management. Lancet 1: 803–806
19 McFadzen AJS, Chang KPS, Wong CC (1954) Solitary pyogenic abscess of the liver treated by closed aspiration and antibiotics. A report of 14 consecutive cases with review of the literature. Br J Surg 41: 141–152
20 Otto RC, Wellauer J (1985) Ultraschallgeführte Biopsie. Springer, Berlin Heidelberg New York Tokyo

21 Rifkin MD, Heffelfinger D, Kurtz AB, Pasto ME, Baltarowich OH, Cole-Beuglet C, Goldberg BB (1985) Qutpatient therapy of intra-abdominal abscesses following early discharge from the hospital. Radiology 155: 333–334
22 Satiani B, Davidson ED (1978) Hepatic abscesses: improvement in mortality with early diagnosis and treatment. Am J Surg 135: 647–650
23 Schwerk WB, Maroske D, Roth S, Arnold R (1986) Ultraschallgeführte Feinnadelpunktionen in der Diagnostik und Therapie von Leber- und Milzabszessen. Dtsch Med Wochenschr 111: 847–853
24 Van Sonnenberg E, Ferruci JT, Mueller PR, Wittenberg J, Simeone JF (1982) Percutaneous drainage of abscesses and fluid collections: technique, results , and applications. Radiology 142: 1–10
25 Van Sonnenberg E, Mueller PR, Ferruci JT (1984) Percutaneous drainage of 250 abdominal abscesses and fluid collections. Part I: Results, failures, and complications. Radiology 151: 337–341
26 Vasques JL, Thorsen MK, Dodds WJ, Quiroz FA, Martinez ML, Lawson TL, Stewart ET, Foley WD (1985) Evaluation and treatment of intraabdominal bilomas. AJR 144: 933–938
27 Verlenden WL, Frey CF (1980) Management of liver abscess. Am J Surg 140: 53–59

Hat die ultraschallgezielte PTC und PTD Vorteile gegenüber dem konventionellen Vorgehen?

B. Wimmer, G. W. Kauffmann, K. H. Hauenstein

Einleitung

An erster Stelle bei der Beurteilung der Gallenwege steht heute die Sonographie. Die direkte Kontrastdarstellung bietet aber immer noch die umfassendste anatomische Übersicht und die größte Detailerkennbarkeit. Die rein diagnostische PTC ist weitgehend von der ERC abgelöst worden, was an unserem Institut zu einem Rückgang von ca. 60 auf 5-10 derartige Untersuchungen pro Jahr geführt hat. Über die Diagnostik hinaus sind sowohl der endoskopische wie der perkutane Zugang heute oft nur der erste Schritt zu einer weiteren Therapie in Form von Papillotomie, Steinextraktion, verschiedener Varianten der Drainage, gelegentlich einer Dilatation [1-3, 5, 8].

Methode

Die Punktionstechnik für PTC und PTD unterscheidet sich nur durch die gewählte Nadel. Ziel ist zunächst, einen Gallengang zu erreichen, über den das gesamte System kontrastiert werden kann. Bei der röntgenologisch gezielten Punktion werden dabei Stichrichtung und -tiefe aufgrund anatomischer Landmarken gewählt, in der Regel also im 10. oder 11. ICR der rechten Axillarlinie punktiert mit Ausrichtung der Nadelspitze in Richtung des Querfortsatzes von BWK 11 [7].

Die Sonographie bringt 2 Erleichterungen: Die Gallenwege sind nativ sichtbar, das maßstabgetreue Schnittbild gibt Auskunft über die zu wählende Punktionstiefe. Die Stellung des Schallkopfes gibt darüber hinaus die Punktionsrichtung in allen 3 räumlichen Achsen an, also auch in der 3. Ebene, die im Röntgenbild fehlt [9]. Man darf jedoch nicht vergessen, daß das Bild auf dem Sonographieschirm nicht dem Ideal einer unendlich oder zumindest gleichmäßig dünnen Körperscheibe entspricht, sondern daß die Front der Schallwellen in der Tiefe immer höher wird, das Auflösungsvermögen in Transversalrichtung also abnimmt.

Spezielle Punktionsschallköpfe ermöglichen es, die Nadel in einer axialen Führungsrinne vorzuschieben, so daß der Stichkanal exakt in der Schnittebene des Bildes liegt. Daneben stehen Nadelhalterungen zur Verfügung, die entweder an der Flachseite oder an der Schmalseite des Schallkopfes die Nadel aufnehmen. Zielpunkt der Punktion ist dann der Schnittpunkt von zentraler Schallachse und der schräg dazu verlaufenden Punktionsachse. Für uns ist die Punktion mit dem Nadeladapter in der rechten Axillarlinie deutlich schwieriger, weil der verfügbare Raum durch den relativ klobigen Adapter stark eingeengt wird und dadurch die Nadel oft nicht in der gewünschten Richtung von dorsal nach ventral eingeführt werden kann.

Wir punktieren daher häufig ohne Adapter mit dem normalen Schallkopf und führen die Nadel flach tangential ein, wobei die linke Hand den Schallkopf, die rechte die Nadel führt. Durch leichte Kippbewegungen des Schallkopfes wird versucht, die Nadelspitze als Reflex darzustellen und so den Punktionsweg zu verfolgen. Faktoren, die die Treffsicherheit beeinflussen, sind Erfahrung des Untersuchers, Kaliber des Gallengangs, der punktiert werden soll, Tiefe des Punktionsziels, Konsistenz der Leber, Biegsamkeit der Nadel, Fokussierung des Schallkopfes und die Kooperation des Patienten. Wir arbeiten in der Regel zu zweit, schon wegen der meist nachfolgenden Drainage.

Ergebnisse

Die Zahl der erforderlichen Punktionsversuche beim Einsatz eines zentral perforierten Schallkopfes haben wir registriert. Dieser bietet nach unseren Erfahrungen die besten Ergebnisse.

62% 1×
15% 2×
 9% 3×
14% 4×

Bei den Freihandpunktionen mit dem normalen Schallkopf steigen die Versuche um etwa 20% an. Sie bleiben aber immer noch deutlich unter der Zahl bei reiner Durchleuchtungstechnik. In einer Sammelstatistik gibt Harbin [4] eine Erfolgsrate von 95% an, wenn bis zu 6 Punktionen durchgeführt wurden. Die globale Gangdarstellung erreicht 99% bei 12–14 Punktionen. Vor allem bei der kleinen, hochstehenden Leber haben wir selbst immer wieder erfahren, daß nach mehreren vergeblichen Punktionen unter Durchleuchtung dann doch die sonographische Orientierungshilfe notwendig und erfolgreich eingesetzt wurde.

Aus diesem Grunde werden jetzt bei uns ca. 94% aller perkutanen Cholangiographien oder Drainagen mit sonographischer Unterstützung durchgeführt, wie bereits erwähnt, meistens mit freier Nadelführung (Abb. 1).

Als Beispiel das Bild eines 6 Monate alten Kindes auf dem Entwicklungsstand von 3 Monaten, das wegen einer Dünndarmatresie bereits 2mal operiert worden

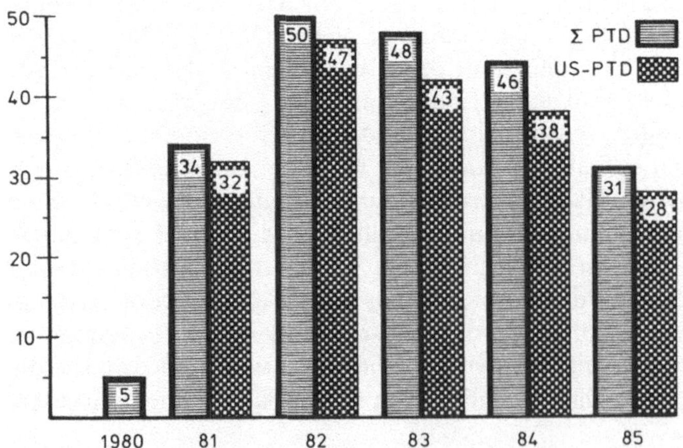

Abb. 1. Eigene Punktionstechnik bei PTC und PTD. Die abnehmende Zahl ist Folge der zunehmend häufigeren Plazierung von Gallengangsprothesen auf endoskopischem Weg

war. Die Pädiater hatten den Verdacht auf eine distale Choledochusstenose nie sichern oder ausräumen können. Zur Punktion mit der Chiba-Nadel war ein Stich ausreichend. In der Kontrastdarstellung zeigten sich ein normales Kaliber des Choledochus und ein unbehinderter Abfluß in den Dünndarm (Abb. 2).

Weil es für den linken Gallengang keine anatomischen Landmarken gibt, ist die Sonographie für eine Punktion unerläßlich. Da die vordere Bauchwand in Rükkenlage des Patienten frei zugänglich ist, ist hier auch der Einsatz eines Nadeladapters ohne Behinderung möglich. Die Schwierigkeit am linken Leberlappen liegt mehr in der Einführung der Drainage, vor allem, wenn sich der Winkel zwischen Gang und Punktionskanal einem rechten Winkel nähert.

Die sonographische Punktionshilfe ist auch Mittel der Wahl, wenn es gilt, intrahepatische Raumforderungen zu treffen oder zu vermeiden. Beispiele sind Punktion und Drainage der infizierten Zysten bei einem Caroli-Syndrom, wobei wir

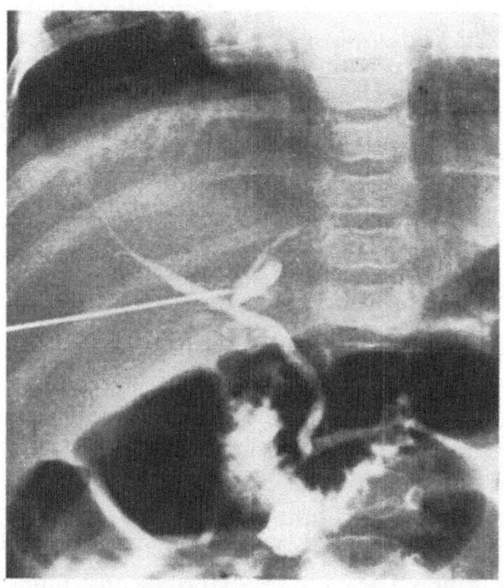

Abb. 2. Ultraschallgezielte PTC (1 Punktion) bei einem 6monatigen Kind mit erheblichen Wachstumsstörungen, 2mal operiert wegen Duodenalatresie. Ausschluß einer Choledochusstenose

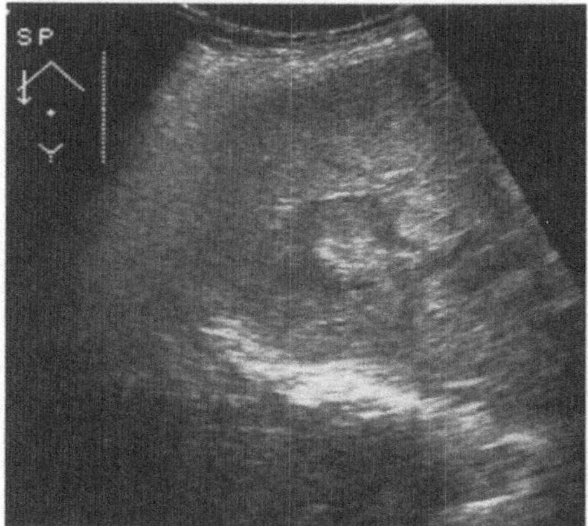

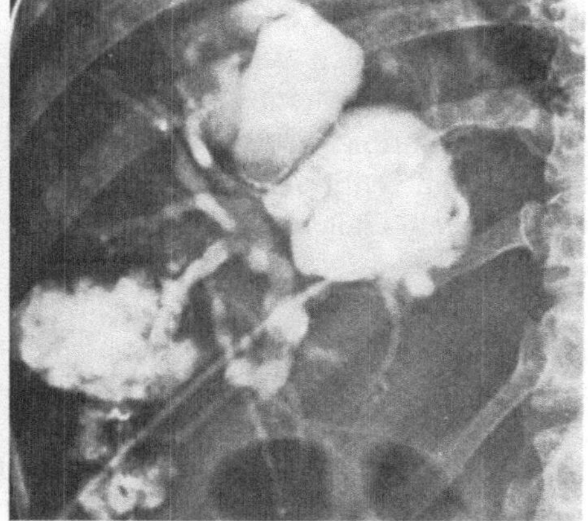

Abb. 3 a, b. Ultraschallgezielte Drainage infizierter Zysten bei Caroli-Syndrom. **a** Sonographischer Längsschnitt mit echoreichem Material in der dargestellten Zyste. **b** Situs nach Plazierung von 2 Drainagen zur Gegenspülung

2 Zysten drainiert haben, um eine Spülung und Gegenspülung zu ermöglichen (Abb. 3), dagegen wollen wir Lebermetastasen nach Möglichkeit umgehen, was ebenfalls nur mit sonographischer Orientierungshilfe möglich ist.

Komplikationen

Bei den Komplikationen muß man zwischen Früh- und Spätkomplikationen unterscheiden [6]. Letztere sind überwiegend von der Grundkrankheit, der Lage des Drainagekatheters und seinem Kaliber abhängig. Erstere sind in der Regel Folgen der Punktion und im Rahmen unserer Fragestellung daher interessant (Tabelle 1). Eine ungewollte Punktion der Gallenblase läßt sich mit sonographischer Hilfe sicher vermeiden. Die Situation ist bei sofortiger Entlastung der Gallenblase und regelrechter Drainage der intrahepatischen Gänge nicht besonders gefährlich für den Patienten (Abb. 4). Andererseits erlaubt die Sonographie aber auch die gezielte Punktion und Drainage der Gallenblase, wenn eine Perforation droht, der Patient aber derzeit nicht operabel ist. Wichtig ist dabei, daß ein transhepatischer Zugang gewählt wird, so daß die Leber als Dichtungsmanschette dienen kann. Dies ist durch die sonographische Technik gut gewährleistet.

Eine Verletzung der Pleura oder gar der Lunge, die vor allem bei einer hochstehenden, kleinen Leber auftreten kann, ist durch die Beobachtung des Monitorbildes und die Punktion unterhalb des resultierenden Schallschattens der Lunge sonographisch leicht zu vermeiden, da niemand in eine Auslöschzone hineinpunktieren wird. Bei sorgfältigem Arbeiten unter Durchleuchtung ist sie zwar eine seltene Komplikation, die aber in der Literatur beschrieben wird. Ähnliches gilt wohl für die Gefahr einer Kolonverletzung beim Chilaiditi-Syndrom.

Ein septischer Schock, den wir bei den sonographisch gezielten Punktionen einmal zu verzeichnen hatten, war Folge einer unvermuteten eitrigen Cholangitis und damit wohl nicht spezifisch für eine bestimmte Technik.

Das Risiko eines großen Paravasates, einer freien Blutung, galligen Peritonitis oder einer Hämobilie steigt sicher mit der Zahl der notwendigen Punktionen und der damit unvermeidlichen Traumatisierung von Parenchym, Gefäßen und Gängen (Abb. 5). Treten diese Komplikationen erst Tage nach Legen der Drainage auf, sind sie entweder Folge einer Arrosion eines vorgeschädigten Gallengangs oder Folge eines großen Winkels zwischen Katheter und Gallengang und den damit erhöhten Scherkräften. Beide Formen dieses Risikos werden durch die sonographische Führung deutlich verringert. Der spitzwinklige Zugang zum rechten Gangsystem ergibt sich schon aus der Führung des Schallkopfes, der so eingestellt wird, daß ein Gallengang zumindest über einige Zentimeter im Bild zu identifizieren ist.

Wie oft sich kleine Aneurysmen im Gefolge der Punktionen bilden, ist nicht bekannt, da die wenigsten Patienten später angiographiert werden. Hämodynamisch wirksame oder blutende Aneurysmen sind Spätfolgen. Man darf als sicher annehmen, daß ihre Zahl ebenfalls mit der Zahl der Punktionen ansteigt. Wir haben bisher nur 2 derartige Aneurysmen gesehen und embolisiert. Aufgrund der kleinen Zahl ist kein Rückschluß auf die Sicherheit der Methode möglich.

Tabelle 1. PTC/PTD: Komplikationen der Gallengangspunktion

	(n)	[%]
Rö-PTC 1964–1977	570	2,6
Rö-PTC (Harbin)	2005	3,4
Rö-PTD	57	3,8
US-PTD	197	2,3

(Drainage 30–55%)

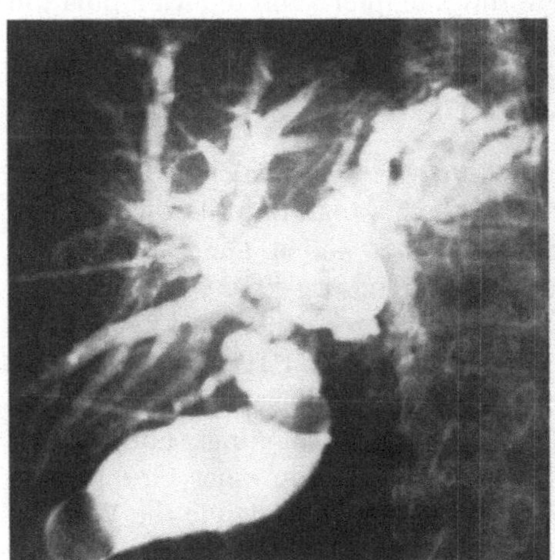

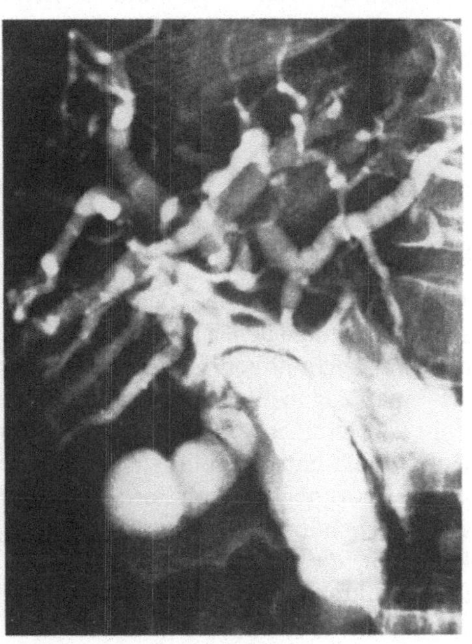

Abb. 4. Beispiel einer fehlerhaften Punktion. Zunächst PTD-Versuch unter Durchleuchtungskontrolle: Fehlpunktion der Gallenblase. Anschließend Punktion der Gallengänge unter sonographischer Kontrolle

Abb. 5. Ausgedehntes Paravasat nach röntgenologischer PTC. Hier wurden mehrere Fehler gemacht: der stark dilatierte Ductus hepaticus wurde verfehlt; es wurde zu viel Kontrastmittel injiziert; die Untersuchung wurde als PTC beendet und erst in 2. Sitzung wurde eine Drainage eingelegt

Zusammenfassung

1. Die Sonographie stellt die Gallengänge in allen 3 Ebenen und ohne vorherige Kontrastierung dar, so daß Punktionsort, -tiefe und -winkel am Bild abgelesen werden können. Die Zielgenauigkeit wird dadurch verbessert, so daß zumindest ein weniger routinierter Untersucher mit einer kleineren Zahl von Punktionsversuchen auskommen wird. Das bedeutet vor allem eine Verringerung möglicher Frühkomplikationen für den Patienten.

2. Bei Bedarf ist auch eine selektive Punktion des linken Hauptganges möglich.

3. Eine versehentliche Punktion der Gallenblase läßt sich mit Sicherheit vermeiden; eine gewollte Punktion als Notfallmaßnahme ist über den sicheren transhepatischen Weg erreichbar.

4. Eine Verletzung von Pleura oder Colon ascendens kann zumindest ebenso sicher wie unter Durchleuchtungskontrolle vermieden werden. Je nach Lage, Zahl und Größe können darüber hinaus aber auch Lebermetastasen umgangen werden, falls in diesem Fall nicht ohnehin von einer Punktion abgesehen wird.

5. Da die Punktionsstelle nicht mehr im Strahlenfeld der Röntgenröhre liegt und die notwendige Durchleuchtungszeit verkürzt ist, sinkt die Strahlendosis für den Patienten und vor allem auch für die Hände des Untersuchers.

Als Einschränkungen sind anzumerken:

1. Der apparative Aufwand ist höher. Das Sonographiegerät muß eine gute Bildqualität aufweisen, die Abbildungseigenschaften verschlechtern sich dennoch bei adipösen Patienten.

2. Der Untersucher muß im Umgang mit Röntgen- und Sonographietechnik erfahren sein.

3. Beim Einsatz von Schallköpfen mit Führungsadapter kann die Manipulation oder die Zeit für das Freiklinken der Nadel bei einem nichtkooperativen Patienten von Nachteil sein, da sich dabei die Position der Nadel relativ leicht verändern kann.

Jeder wird die Technik benützen, die er beherrscht. Die Zahlen belegen, daß erfahrene Untersucher bei der PTC unter Durchleuchtungskontrolle die gleichen oder nur leicht höhere Zahlen von Frühkomplikationen haben. Die Zahl der PTC als reine Diagnostik ist aber stark zurückgegangen zugunsten einer überwiegenden Zahl von Drainageeingriffen, das heißt, der jüngere Untersucher wird kaum noch Gelegenheit haben, umfangreiche eigene Erfahrung mit der PTC zu sammeln. Er soll aber womöglich eine Form der interventionellen Radiologie betreiben, die ein wesentlich höheres Risiko für Spätkomplikationen mit sich bringt, und dies an Patienten, die durch Sonographie und ERC bereits im Sinn einer Gruppe von Schwererkrankten selektiert sind. Hier überwiegen für uns eindeutig die Vorteile, die die sonographische Punktionshilfe bietet.

Literatur

1 Berquist TH, May GR, Johnson CM, Adson MA, Thistle JL (1982) Percutaneous biliary decompression: internal and external drainage in 50 patients. AJR 136: 901–906
2 Burhenne JH (1975) Dilatation of biliary tract strictures: a new roentgenologic technique. Radiol Clin (Basel) 44: 153–159
3 Burhenne HJ (1980) Percutaneous extraction of retained biliary stones: 661 patients. AJR 134: 889–898
4 Harbin WP, Mueller PR, Ferrucci JT (1980) Transhepatic cholangiography: complications and use patterns of the fine-needle technique. Radiology 135: 15–22
5 Hoevels J, Lunderquist A, Ihse I (1978) Percutaneous transhepatic intubation of bile ducts for combined internal-external drainage in preoperative and palliative treatment of obstructive jaundice. Gastrointest Radiol 3: 23–31
6 Kauffmann GW, Rau WS, Fiedler L, Wimmer B, Hauenstein KH, Papacharalampous X (1984) Nachsorgeprobleme und Komplikationen der perkutanen Gallengangsdrainage. Rö Fo 141: 373–378
7 Wenz W (1973) Perkutane transhepatische Cholangiographie. Radiologe 13: 41–46
8 Wenz W, Fröhlich J, Waldmann D, Matthews M (1979) Direkte Cholangiographie: endoskopisch-retrograd oder perkutan-transhepatisch? Radiologe 19: 388–393
9 Wimmer B, Hauenstein KH, Kauffmann G, Friedburg H (1984) Sonographische perkutane Gallengangsdrainage. Rö Fo 135: 466–470

Perkutane endogene Pankreaszystendrainage: Kombination von Endoskopie und Sonographie

S. Hancke, F. W. Henriksen, L. Nielsen

Einleitung

Patienten mit chronischer Pankreatitis bieten dem Kliniker viele unterschiedliche Probleme. Zur Diagnostik der Pankreaspathologie ist die Ultraschalluntersuchung geeignet. Sowohl die akute Pankreatitis wie akut rezidivierende Pankreatitiden indizieren wiederholte Ultraschalluntersuchungen, da Komplikationen wie Pseudozysten oder Abszesse mit dieser Methode leicht nachgewiesen werden können.

Die abwartende konservative Behandlung in der Hoffnung auf eine spontane Rückbildung von symptomatischen Pankreaspseudozysten ist im Vergleich zur chirurgischen Behandlung mit einem höheren Risiko verbunden. Die übliche chirurgische Behandlung der Pseudozysten besteht in einer Marsupialisation in den Magen-Darm-Trakt.

Als alternative Behandlung wurde die ultraschallgezielte perkutane Aspiration der Zystenflüssigkeit versucht. Bei einer Serie von mehr als 200 Pankreaszystenpunktionen seit 1975 haben wir jedoch einen hohen Anteil von Pankreaszystenrezidiven erlebt. Dies gilt auch für mehrere Fälle von externer Katheterdrainage, die in dieser Serie enthalten waren. Kürzlich wurde auch von anderer Seite nachgewiesen, daß die externe Drainage der internen Drainage eines Zystenrezidivs unterlegen ist. Deshalb haben wir eine nichtchirurgische Technik der internen Pankreaspseudozystendrainage entwickelt.

Methode

Wir benutzten einen speziell entwickelten Kathetersatz (William Cook, Europe A/S Cat; No. Gupc-8.5,8). Er besteht aus einem doppelschwänzigen Pigtail aus Polyäthylen. Der Pigtail-Katheter hat insgesamt eine Länge von 22 cm mit einem Abstand von 8 cm zwischen den beiden geschwänzten Enden. Der äußere Durchmesser des Katheters beträgt 2,8 mm, der innere 2,0 mm. Die Innenseite des Pigtails am jeweiligen Katheterende ist mit mehreren Drainagelöchern versehen. Der Katheter wird zusammen mit einem 8 cm langen Pusher aus Polyäthylen auf eine Punktionskanüle mit Stilett aufgezogen.

Zur Durchführung dieses Verfahrens ist eine Vollnarkose des Patienten notwendig. Zunächst wird ein Fibergastroskop mit der Spitze in den Magen plaziert. Nach Lokalisation der Zyste und des Magens mittels Ultraschall von außen (Abb. 1) wird eine gezielte Punktion durchgeführt. Die Stelle der Punktion wird dabei so ausgewählt, daß die Punktionsnadel die anteriore und posteriore Wand des Magens durchdringt und direkt in die Zyste plaziert werden kann (Abb. 2b).

Der Punktionsvorgang wird gastroskopisch kontrolliert. Sobald die Verbindung des Katheters und des Pushers im Lumen sichtbar wird, wird das Ende des Pigtails mit der Biopsiezange gefaßt und in der richtigen Position festgehalten. Nach

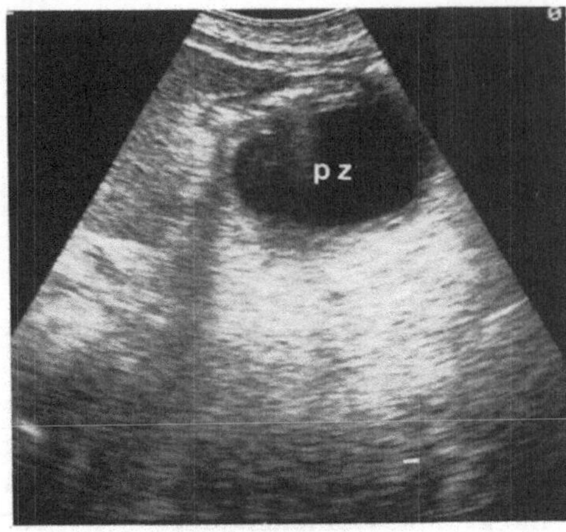

Abb. 1. Längsschnittbild einer Pankreaszyste. Aufliegend ist der orthograde Anschnitt des Magens („Kokarde") zu erkennen, die ihrerseits der Dorsalfläche des linken Leberlappens anliegt

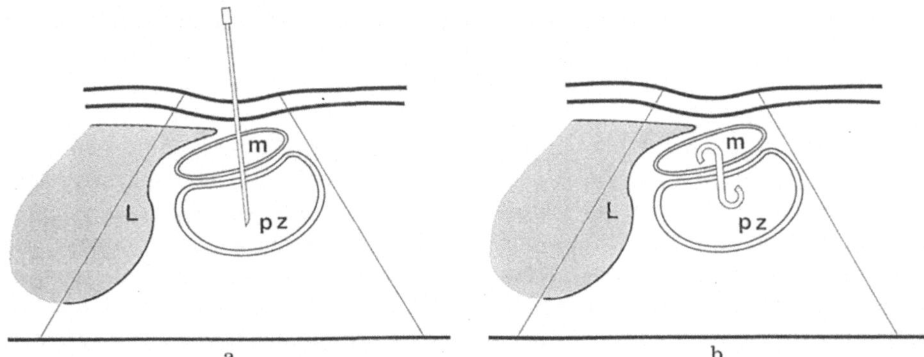

Abb. 2 a, b. Die Pankreaszyste wird perkutan transgastral punktiert (**a**). Nach Zurückziehen des Pushers und Entfernung der Nadel ist der distale Pigtail in der Zyste *(pz)* und der proximale Pigtail im Magen *(m)* plaziert (**b**). *L* Linker Leberlappen

Entfernung von Nadel und Pusher kann auch der Pigtail mit der Biopsiezange losgelassen werden. Jetzt verbleibt der Pigtail im Magenlumen. Dieser ringelt sich durch seine Form von selbst. Die Flüssigkeit aus der Pankreaszyste kann jetzt in den Magen abfließen (Abb. 2 b). Der Erfolg wird regelmäßig sonographisch kontrolliert.

Ergebnisse

Bisher wurden 21 Patienten nach dieser Methode behandelt. Meistens handelte es sich um Pankreaszysten als Folgezustände nach Alkoholmißbrauch. Bei 3 Nichtalkoholikern lag eine biliäre Pankreatitis zugrunde. Zwei Patienten litten an einem Pankreaszystadenokarzinom, und bei 2 Patienten war die Zyste aufgrund einer traumatischen Pankreatitis entstanden. Bei 19 von 21 Patienten waren die Zysten am nächsten Tag bereits vollständig kollabiert. Bei 11 Patienten wurden die Katheter nach durchschnittlich 5 Monaten entfernt. Zwei Patienten starben später am Pankreaskarzinom. Bei beiden Patienten waren einige Monate nach Zystogastrostomie durch ultraschallgezielte Feinnadelaspirationspunktion maligne Zellen gefunden worden. Bei 4 Patienten kam es in der Folge zu Zystenrezidiven bzw. wurden neue Zysten nachgewiesen. Zwei Patienten hiervon wurden mit einem neuen Katheter versehen.

Bei 4 von 21 Patienten kam es zu Komplikationen. Bei einem Patienten rutschte der Katheter aus dem Magen, so daß er über den Magen nicht mehr aus der Zyste entfernt werden konnte. Deshalb wurde eine chirurgische Intervention notwendig, um den Katheter aus dem Pankreas zu entfernen. Bei einem anderen Patienten mit einer traumatischen Pankreaspseudozyste förderte der Katheter nicht. Der Katheter war eine Woche nach Plazierung aus der Pankreaszyste in den Magen gerutscht. Bei 2 Patienten mit kleinen Zysten im Pankreaskopf wurde am nächsten Tag ein Galleleck beobachtet und operativ saniert.

Diskussion und Zusammenfassung

Bei allen drainierten Patienten trat eine bemerkenswerte klinische Besserung durch diese neue nichtoperative Methode zur endogenen Pankreaszystendrainage ein. Schmerzen und Diarrhoe sistierten. Die Patienten nahmen wieder an Gewicht zu. Über die Behandlung dieser Symptomatik hinaus wurde z.B. bei 2 Patienten ein obstruktuver Ikterus infolge einer Zyste im Pankreaskopf durch die korrekte Katheterplazierung sofort beseitigt. Bei 2 Patienten, die sich immer wieder mit behandlungsresistentem pankreatogenen Aszites vorstellten, konnte nach Katheterplazierung kein erneuter Aszites mehr nachgewiesen werden. Wir meinen, daß die beschriebenen Resultate verheißungsvoll sind und glauben, daß diese neue Technik eine Alternative zur chirurgischen Behandlung werden könnte.

Literatur

1 Hancke S, Henriksen FW (1985) Percutaneous pancreatic cystogastrostomy guided by ultrasound scanning and gastroscopy. Br J Surg Vol 72, 916–917

Stand der Ultraschallendoskopie

Die endoskopische Sonographie des oberen Intestinaltraktes: gegenwärtiger Stand und Aussichten

H. Lutz

Einleitung

Der externen Ultraschalldiagnostik sind durch absolute Hindernisse wie Knochen und Luft sowie durch die frequenzabhängige Schallschwächung im biologischen Gewebe Grenzen gesetzt. Nicht nur der Magen-Darm-Trakt ist infolgedessen der Ultraschalldiagnostik im Bauchraum schlecht zugänglich, sondern auch zentral und retroperitoneal gelegene Organe und Organabschnitte sind aus diesem Grunde nicht immer zuverlässig mit guter Auflösung sonographisch zu erfassen. Daraus entstand schon frühzeitig die Überlegung, Ultraschallsonden auch intrakorporal einzusetzen, etwa von präformierten Körperhöhlen aus. Dadurch sollte ein besseres Auflösungsvermögen erreicht werden mittels dann anwendbarer höherer Frequenz und das Umgehen von Hindernissen wie z. B. der Luft im Magen-Darm-Trakt möglich werden.

Insofern ist die intrakorporale oder intrakavitäre Ultraschalldiagnostik keine neue Entwicklung. Vielmehr wurde sie parallel zur externen Ultraschalldiagnostik in den vergangenen 15–20 Jahren Schritt für Schritt weiterentwickelt:

Entwicklung der Ultraschallendoskopie
1956   Wild und Reid: Erste Versuche mit einer transrektalen Sonde [25]
1968   Watanabe: Transrektale Prostatadiagnostik [24]
1974   Holm: Transurethrale Ultraschalldiagnostik [14]
1977   Hisanaga: Transösophageale Herzdiagnostik [13]
1976   Lutz/Rösch: Transgastrale A-Scan-Diagnostik [17]
1979   DiMagno: Transgastrale B-Scan-Diagnostik [5]

Instrumente

Die technische Entwicklung geeigneter Instrumente für eine intrakavitäre Ultraschalldiagnostik ist durch 3 Problemkreise gekennzeichnet, nämlich
1. die Patientensicherheit,
2. die Verkleinerung der Ultraschallsonden und
3. den Übertragungsweg.

Die Patientensicherheit ist ausreichend beachtet, wenn durch die intrakorporale Plazierung einer Ultraschallsonde keine höhere Gefährdung vorhanden ist als bei Plazierung eines optischen Endoskops. Im Einzelnen ist also darauf zu achten, daß die elektrische Sicherheit gewahrt ist und keine gefährdenden Ströme bei Unfällen über den Körper des Patienten abfließen können. Weiterhin darf keine Gefährdung durch rotierende Teile eintreten. Schließlich müssen die Geräte in ihren Abmessungen und Eigenschaften den Standards der Endoskope entsprechen.

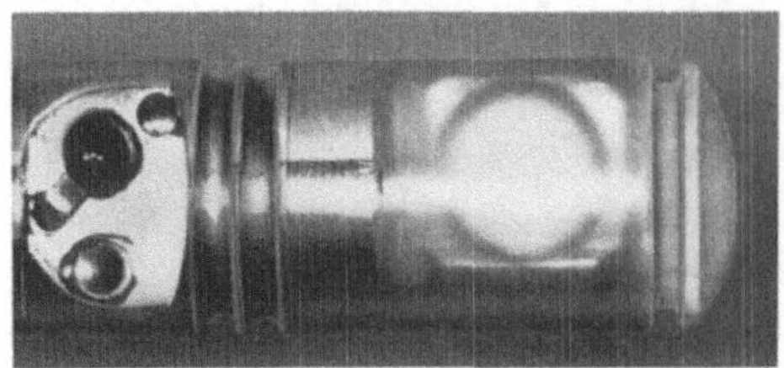

Abb. 1. Ultraschallendoskop. Abgebildet ist die 4 cm lange starre Instrumentenspitze mit dem optischem Teil (Schrägblick) und dem Ultraschallsender (rotierender Sektor, 7 MHz)

Die notwendige Verkleinerung der Ultraschallsonden stellt zweifellos ein schwieriges technisches Problem dar, das nur Schritt für Schritt gelöst werden kann. Dies gilt in gleicher Weise für die Übertragung der elektrischen Signale vom Transducer zum Basisgerät und für den Antrieb bei mechanischen Scannern. Es ist verständlich, daß aus diesem Grund die rektale Plazierung von Ultraschallsonden, etwa zur Beurteilung der Prostata, als erstes realisiert wurde. Hier ist der Übertragungsweg kurz, die Geräte können blind eingeführt werden, und die Geräteabmessungen sind unproblematisch. Die weitere Verkleinerung erlaubte dann den Bau starrer Instrumente, die zur transvesikalen Diagnostik der Blasenwand geeignet waren. Geräte gleichartiger Dimension waren im übrigen auch für eine laparoskopische Untersuchung bedingt geeignet [7, 14, 24, 25].

Für die Untersuchung des oberen Verdauungstrakts waren aber flexible Instrumente erforderlich. Erste noch blind einzuführende Geräte konnten in erster Linie nur transösophageal zur Herzdiagnostik eingesetzt werden [8]. Erste Versuche einer transgastralen Pankreasdiagnostik wurden 1976 von uns selbst durchgeführt [17], wobei eine eindimensionale A-Scan-Sonde durch den Instrumentenkanal eines Vorausblickgastroskopes zur Beurteilung von Impressionen verwendet wurde. Die ersten B-Bilder wurden 1979 von DiMagno [4, 5] mit Hilfe eines Seitblickgastroskops in Kombination mit einem 10-MHz-Schallkopf erzielt.

Unsere weiteren Erfahrungen sammelten wir ab 1981 mit 2 unterschiedlichen Prototypen, von denen einer zu einem inzwischen kommerziell vertriebenen Gerät weiterentwickelt wurde [10, 11. 15, 16, 18]. Das eine der Geräte war ein 3 cm langes Linear array mit 7 MHz, das an der Spitze eines Vorausblickgerätes starr montiert war. Die Abbildungsachse entsprach der Längsachse des Gastroskops.

Der zweite Prototyp war die Kombination eines mechanischen 180°-Scanners mit 7,5 MHz mit einem Seitblickendoskop. Die Abbildungsachse liegt hier quer zur Instrumentenachse (Abb. 1).

Diagnostische Möglichkeiten und Grenzen

Mit den beiden oben beschriebenen Geräten wurden in den Jahren 1981 bis 1985 insgesamt 239 Patienten untersucht. Die dabei gemachten Erfahrungen lassen sich in folgender Weise zusammenfassen:

Eine Intubation des Magens war mit beiden Instrumententypen in praktisch allen Fällen möglich. Eine Intubation des Duodenums gelang dagegen, bedingt

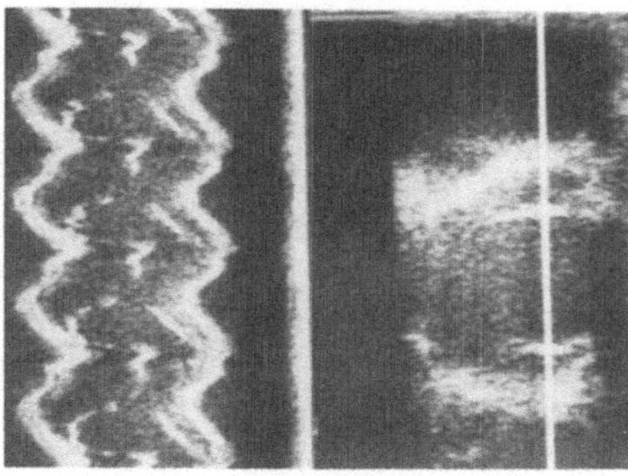

Abb. 2. Transösophageale Echokardiographie: Darstellung der Aortenklappe vom Ösophagus und durch den linken Vorhof im B-Bild und M-mode-Verfahren (Linear array, 7 MHz, Bildbreite real 3 cm)

durch die 4,5 cm lange starre Instrumentenspitze bei beiden Instrumenten, nur in etwa ⅔ der Fälle.

Die Untersuchungsdauer war im Vergleich zu einer normalen endoskopischen Untersuchung des oberen Verdauungstraktes auf das 2- bis 3fache verlängert. Eine zusätzliche Sedierung wurde von uns nicht durchgeführt. Verletzungen traten in keinem Fall auf.

Diagnostisch waren vom Ösophagus aus das Herz sowie die in das Mediastinum laufenden großen Gefäße, die Trachea und Lymphknoten darstellbar. Vom Magen aus waren die Leber, die Gallenblase, der distale Gallengang, das Pankreas sowie auch die Nieren, die Nebennierenregion und die Milz neben den großen retroperitonealen Gefäßen darzustellen. Die Orientierung war im Vergleich zur externen Ultraschalldiagnostik deutlich schwieriger, bedingt vor allem durch den kleinen Bildausschnitt. Daneben erforderten die ungewohnten Schnittebenen und die paradoxe Verschiebung der Organe infolge der Atmung eine längere Gewöhnung (Abb. 2).

Diagnostisch stellte die Untersuchung der dem Magen benachbarten Organe im wesentlichen nur eine Ergänzung der externen Ultraschalldiagnostik dar. Hier konnten bei bereits vorher bekannten Läsionen infolge der besseren Auflösung der hochfrequenten Schallscanner zusätzliche Informationen gewonnen werden. Darüber hinaus war es möglich, in Einzelfällen Befunde zu erheben, die mit der externen Ultraschalldiagnostik infolge von Hindernissen nicht möglich waren, wie z. B. Steine im distalen Gallengang. Bemerkenswert ist der Nachweis eines Insulinoms, das weder mit der externen Ultraschalldiagnostik noch mit der Computertomographie lokalisiert werden konnte bei eindeutigen laborchemischen Hinweisen [10, 11].

Kritisch ist festzustellen, daß mit den genannten Instrumenten eine ideale Untersuchung der den oberen Verdauungstrakt benachbarten Organe noch nicht möglich ist. Einerseits ist der Bildausschnitt zu klein oder zu unübersichtlich. Auf der anderen Seite läßt sich eine systematische Untersuchung wie bei der externen Ultraschalldiagnostik mittels langsamem Verschieben der Ultraschallsonde in 2 Schnittebenen nicht durchführen. Mit den bisherigen Instrumenten kann also die Ultraschallendoskopie des oberen Verdauungstrakts nur eine punktuelle Ergänzung der externen Ultraschalldiagnostik bleiben [10, 11, 15, 16, 18].

Ösophagus- und Magenwand

Die genannten Probleme in der Diagnostik der dem Magen benachbarten Organe sind vielleicht der Grund, daß sich das Interesse der Ultraschallendoskopie zunehmend der Ösophagus- und Magenwand selbst zuwendet. Die Ultraschallendoskopie wird somit gewissermaßen als Ergänzung der optischen Endoskopie eingesetzt, um die tieferen Wandschichten, die der direkten optischen Betrachtung nicht zugänglich sind, diagnostisch zu erfassen. Es ließ sich zunächst zeigen, daß die Methode in der Tat geeignet ist, die verschiedenen Wandschichten des Magens aufzulösen. Eigene experimentelle Untersuchungen erlaubten eine eindeutige Zuordnung der 5 sonographisch darstellbaren Schichten (s. Tabelle 1). Zu beachten ist, daß die 1. und die letzte Schicht den Eintritts- bzw. Austrittsreflex der Magenwand darstellt und somit nicht einer anatomischen Schicht zuzuordnen ist [1, 2, 19, 22, 23].

Inzwischen liegen Untersuchungen vor, die den Wert der Ultraschallendoskopie beispielsweise in der Erkennung der Tiefenausbreitung von Ösophagus- und Magenkarzinomen zeigen. Darüber hinaus sind Lymphknotenmetastasen bei diesen Tumoren zu erfassen, die der externen Ultraschalldiagnostik entgehen [12, 21, 23]. Schließlich konnten wir in experimentellen Studien an Resektionspräparaten erkennen, daß sich Magenfrühkarzinome von fortgeschrittenen Karzinomen, die die tieferen Schichten der Wand infiltrieren, gut unterscheiden lassen (Abb. 3, 4).

Tabelle 1. Ultraschalldiagnostik der Magenwand, Identifikation der einzelnen Schichten

Ultraschall	Zuordnung
Echoreiche innere Schicht	Eintrittsreflex
Echoarme innere Schicht	Mukosa
Echoreiche mittlere Schicht	Submukosa
Echoarme äußere Schicht	Muscularis propria
Echoreiche äußere Schicht	Austrittsreflex

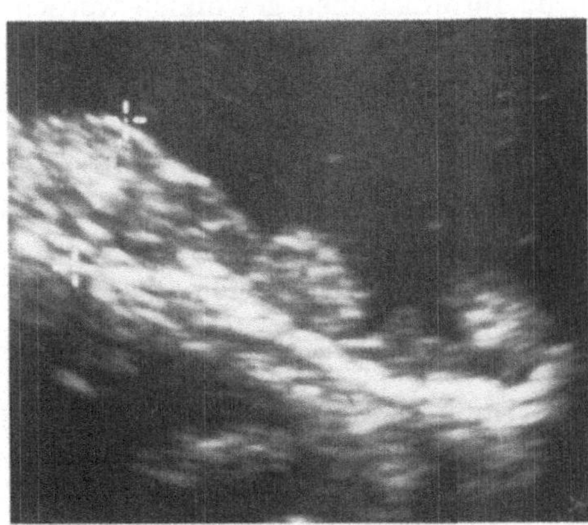 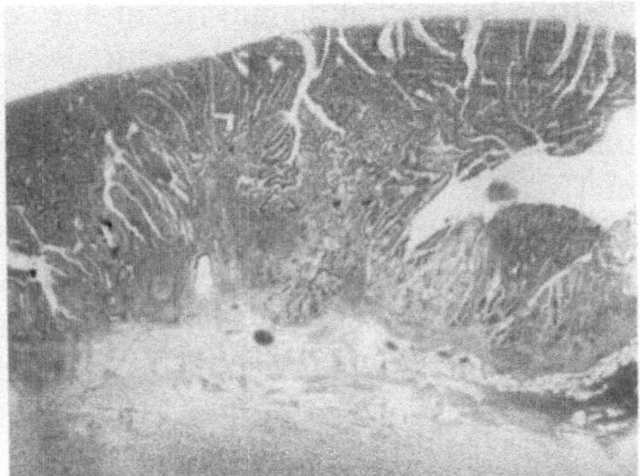

Abb. 3. Experimentelle Untersuchung der Magenwand (7,5 MHz, Sektor). Dargestellt ist ein Magenfrühkarzinom (3. Schicht nicht durchbrochen) vom Typ IIa, sm

Abb. 4. Magenfrühkarzinom IIa sm, histologischer Aspekt (vgl. Abb. 3)

Doppleruntersuchungen

Als weitere Möglichkeit einer Ultraschalldiagnostik des oberen Verdauungstrakts soll noch die Dopplerdiagnostik von Gefäßen erwähnt werden. Hierzu werden Dopplersonden, die in den Instrumentierkanal von Endoskopen passen, eingesetzt. Sie ermöglichen beispielsweise den Nachweis der Strömung und Strömungsrichtung in Ösophagusvarizen. Weiterhin haben sie sich zur Lokalisation von endoskopisch nicht erkennbaren Gefäßen, etwa vor Papillotomie, bewährt. Schließlich erlauben sie eine genauere Analyse von „Gefäßstümpfen" in Geschwüren zur Verbesserung der endoskopischen Blutstillung.

Ausblick

Insgesamt muß die Ultraschallendoskopie des oberen Verdauungstrakts als noch im Stadium der klinischen Forschung befindlich beschrieben werden. Die bisherigen Erfahrungen zeigen durchaus, daß sich diese Methode zur Ergänzung der optischen Endoskopie im oberen Verdauungstrakt eignet. Sie stellt nach den bisherigen Erfahrungen allerdings weniger eine Ergänzung der externen Ultraschalldiagnostik dar [3-6, 9-16, 18-20, 22, 23]. Zu einem breiten klinischen Einsatz ist noch eine erhebliche Verbesserung des Instrumentariums notwendig. Dieses sollte möglichst folgende Eigenschaften in sich vereinigen:

- Der Ultraschallteil darf die Flexibilität der Instrumentenspitze nur wenig behindern.
- Die Plazierung der Ultraschallsonde muß unter fortlaufender optischer Kontrolle möglich sein. Die Ultraschallsonde selbst soll bei kleiner Auflagefläche ein breites sektor- oder trapezförmiges Bild bei einer Eindringtiefe von mindestens 5 cm und einer Auflösung vom 1. mm an ermöglichen.
- Die Abbildungsebene soll um 90° drehbar sein.
- Die Kombination mit einer Punktion unter optischer sowie sonographischer Kontrolle ist anzustreben.

Literatur

1 Bolondi L, Casanova P, Bertarelli C, Santi V, Caletti G, Labo G (1984) In vitro investigations of the sonographic appearance of normal gastric wall. Gastroenterology 84: 1031
2 Caletti G, Bolondi L, Brocchi E, Casanova P, Zani L, Gaiani S, Testa S, Guizzardi G, Labo G (1984) Staging of gastric cancer by means of endoscopic ultrasonography. Gastroenterology 84: 1366
3 Classen M, Strohm WD, Kurtz W (1984) Pancreatic pseudocysts and tumors in endosonography. Scand J Gastroenterol 19 [Suppl 84]: 77-84
4 DiMagno EP, Regan PT, Clain JE, James EM, Buxton JL (1982) Human endoscopic ultrasonography. Gastroenterology 83: 824-829
5 DiMagno EP, Regan PT, Wilson DA, Buxton JL, Hattery RR, Suarez JR, Green PS (1980) Ultrasonic endoscope. Lancet I: 629-631
6 Fukuda M, Nakano K, Saito K, Hirata K, Tereda S, Urushizaki I (1984) Endoscopic ultrasonography in the diagnosis of pancreatic carcinoma. Scand J Gastroenterol 19 [Suppl 94]: 65-76
7 Gammelgaard J, Holm HH (1980) Transurethral and transrectal ultrasonic scanning in urology. J Urol 124: 863-868

8 Hanrath P, Krämer P, Langenstein B, Matsumoto M, Bleifeld W (1981) Transösophageale Echokardiographie. Dtsch Med Wochenschr 106: 523

9 Heyder N (1985) Localization of an insulinoma by ultrasonic endoscopy. N Engl J Med 312: 860–861

10 Heyder N, Lutz H, Lux G (1983) Ultraschalldiagnostik via Gastroskop. Ultraschall 4: 85–91

11 Heyder N, Lutz H, Lux G, Demling L (1984) Initial results of transgastric endoscopic ultrasonography in comparison with external ultrasound. Scand J Gastroenterol 19 [Suppl 94]: 85–90

12 Heyder N, Lux G, Riemann JF, Lutz H (1986) Ultraschall-Endoskopie. Dtsch Med Wochenschr 111: 324–328

13 Hisanaga K, Hisanaga A, Nagata K, Ichie V (1980) High speed rotating scanner for transgastric sonography. AJR 135: 627–629

14 Holm HH, Northeved A (1979) A transurethral ultrasonic scanner. J Clin Ultrasound 7: 45

15 Lutz H (1983) Ultraschall-Endoskopie. In: Otto RC, Jann FX (Hrsg) Ultraschalldiagnostik 1982. Thieme, Stuttgart, S 29–33

16 Lutz H, Lux G, Heyder N (1983) Transgastric ultrasonography of the pancreas. Ultrasound Med Biol 9 (5): 503–507

17 Lutz H, Rösch W (1976) Transgastroscopic ultrasonography. Endoscopy 8: 203–205

18 Lux G, Heyder N, Lutz H, Demling L (1982) Endoscopic ultrasonography – technique, orientation and diagnostic possibilities. Endoscopy 14: 220–225

19 Strohm WD (1986) Endoskopische Ultrasonographie des oberen Gastrointestinaltraktes. Dtsch Med Wochenschr 111: 788–790

20 Strohm WD, Classen M (1982) Endoskopische Ultraschalltomographie im oberen Gastrointestinaltrakt. Internist 23: 556–564

21 Strohm WD, Classen M (1985) Endoskopische Ultraschalluntersuchung des Ösophagus. Dtsch Med Wochenschr 110: 783–788

22 Strohm WD, Kurtz W, Phillip J, Classen M (1984) Endoskopische Sonographie bei Magen- und Ösophaguserkrankungen. In: Lutz H, Reichel L (Hrsg) Ultraschalldiagnostik 1983. Thieme, Stuttgart, S 481–482

23 Tio TL, Tytgat GN (1984) Endoscopic ultrasonography in the assessment of intra- and transmural infiltration of tumors in the oesophagus, stomach and papilla of Vater and in the detection of extroesophageal lesions. Endoscopy 16: 203–210

24 Watanabe H, Kato H, Kato T, Tanaka M, Teresawa Y (1968) Diagnostic application of the ultrasonotomography to the prostate. Jpn J Urol 59: 273

25 Wild JJ, Reid JM (1956) Diagnostic use of ultrasound. Br J Physiol Med 19: 248

Laparoskopische Sonographie: Neue Indikationen für die Laparoskopie?

J. A. Bönhof, P. Linhart

Definition

Die *laparoskopische Sonographie* ist die intraperitoneale Anwendung diagnostischer Ultraschallverfahren während einer Laparoskopie.

Laparoskopie heute

„Laparoscopy is the most reliable technique available for closing the diagnostic gap between clinical evaluation and surgical exploration" [10]. Dies gilt, obwohl die Zahl der Indikationen zur Laparoskopie durch die Möglichkeiten der modernen Labor- und Nuklearmedizin, der (röntgenologischen) Computertomographie, der ERCP und insbesondere durch die großen Fortschritte bei der Sonographie kleiner wurde. Im Vergleich zu früher hat die Häufigkeit der Laparoskopien deutlich abgenommen [13, 14]. Jedoch werden die Möglichkeiten der Laparoskopie heute z. T. unterschätzt und das mit dem Eingriff verbundene Risiko überbewertet.

Die Möglichkeiten der Laparoskopie

Die Laparoskopie erlaubt die Inspektion der intraperitonealen Oberflächen und damit den Blick auf Leber, Gallenblase, Milz, Peritoneum, Zwerchfell und Organe im Becken. Auch Teile des Kolons, des Dünndarms und des Magens sind je nach Lage und Größe des Netzes zu sehen. Zusätzlich können Gewebsproben unter Sicht entnommen und dabei eventuell auftretende Blutungen gestillt werden [20]. Auch therapeutische und operative Eingriffe sind mit der Laparoskopie möglich und eine immer häufigere Indikation [14, 19].

Die Risiken der Laparoskopie

Auch wenn man die publizierten Daten über das Risiko bei unterschiedlichen diagnostischen und therapeutischen Eingriffen aus verschiedenen Gründen nur schwer vergleichen kann, so ist doch die Feststellung interessant, daß die Komplikationsrate (K < 0,15%) und Letalität (L 0,01–0,06%) der Laparoskopie in der gleichen Größenordnung liegt (z. B.: [14, 21]) wie die der abdominellen Feinnadelbiopsie (K < 0,6% bzw. L < 0,01–0,03% [17]). Das Risiko einer Grobnadelbiopsie der Leber bei diffusen Veränderungen (z. B. Menghini-Technik [18]) ist ebenfalls gering (K < 0,3% bzw. L < 0,02% [16]). Bei der Punktion von umschriebenen Leberveränderungen und bei anderen Zielorganen besteht bei der transkutanen Grobnadelbiopsie jedoch ein deutlich höheres Risiko (z. B. [17]). Eine explorative

Laparotomie, die oft eine der Laparoskopie vergleichbare Aussagekraft besitzt, ebenfalls wesentlich häufiger mit Komplikationen [14]. Die Laparoskopie gilt heute als Methode mit extrem niedriger Letalität und Komplikationsrate [20].

Warum laparoskopische Sonographie

Zwei Gründe lassen die laparoskopische Sonographie wünschenswert erscheinen [7, 9]:

1. Die konventionelle transkutane Sonographie erlaubt keine beliebig gute Bildqualität bzw. Auflösung [2] bei der Abbildung abdomineller Organe. (Die Gründe dafür sind vor allem die relativ langsame Schalleitungsgeschwindigkeit und die stärkere Abschwächung der hohen Frequenzen im Gewebe einerseits sowie die Schwierigkeiten durch die Hindernisse Bauchdecke und intestinales Gas andererseits.) Deshalb versucht man die intrakorporale Sonographie, wo Wandler mit hoher Nennfrequenz und guter Bildqualität, ohne Schallabschwächung, Beugung und Brechung durch die Bauchwand, appliziert werden können.

2. Die Laparoskopie erlaubt zwar den Blick auf die intraperitonealen Oberflächen, Strukturen in der Tiefe aber bleiben verborgen. Der Wunsch des laparoskopierenden Untersuchers, auch ins Innere der Organe zu sehen, deren Oberflächen er betrachtet, kann durch die laparoskopische Sonographie erfüllt werden.

Instrumentarium

Zur laparoskopischen Sonographie verwenden wir Linear arrays, die – über ein Gelenk beweglich – mit einem Schaft verbunden sind und so ins Peritoneum eingeführt und gesteuert werden können. Die Sonden sind Prototypen der Firma SIEMENS und können an Imager 2380, Sonoline 8000, Sonoline SL und andere damit kompatible Geräte derselben Firma angeschlossen werden. Die Nennfrequenz der Arrays wird mit 5 und 7 MHz angegeben. Der äußere Sondendurchmesser beträgt 10 mm (bzw. 11 mm). So können die Sonden durch eine normale Trokarhülse eingeführt werden.

Zur Laparoskopie benützen wir übliche Instrumente [1].

Technik der laparoskopischen Sonographie

Unter mehreren möglichen Vorgehensweisen hat sich die „2-Wege-Technik" als das sicherste und einfachste Verfahren erwiesen [8]. Die Pneuanlage (Monroescher Punkt) und das Einführen des Laparoskops erfolgen wie üblich (links kranial des Nabels) [1]. Einen „2. Einstich" (eigentlich der 3.) legen wir in bewährter Weise an [1] und führen die Untersuchung zunächst, soweit möglich, ohne Sonographie durch. Für die laparoskopische Sonographie wird der 3. Einstich erweitert und hier (meist) eine 10-mm-Trokarhülse plaziert. Dies erfolgt unter laparoskopisch-optischer Kontrolle vom paraumbilikalen Zugang aus; ebenso die Applikation der laparoskopischen Sonographiesonde. Die Verwendung von zwei 10-mm-Trokarhülsen erlaubt es, die Ultraschallsonde im Tausch mit der Optik auch durch den 1. Einstich einzuführen. Kann und will man darauf verzichten, muß man – allerdings bei deutlich schlechteren Sichtverhältnissen — mit einer dünnen Optik arbeiten; dafür braucht dann der 3. Einstich nicht erweitert zu werden. Die Applikation und alle Manöver mit der Sonographiesonde erfolgen unter optischer/laparoskopischer Kontrolle. Dabei ist der Einsatz einer Videokamera nützlich.

Eine Laparoskopie mit Sonographie erfordert eine große Erfahrung in beiden Untersuchungstechniken und wird am besten im Team durchgeführt.

Möglichkeiten der laparoskopischen Sonographie

Durch die Feuchtigkeit der intraperitonealen Oberflächen gibt es entgegen der Annahme von Klotter und Rückert [15] keine Ankopplungsprobleme [8]. Auch bei grobknotigen Leberzirrhosen erhielten wir brauchbare Sonogramme. Die Eindringtiefe ist außer bei stark abschwächenden Fettlebern ausreichend. Somit hat man mit der laparoskopischen Sonographie die Möglichkeit, fast die gesamte Leber, die Gallenblase, Gallengänge, Pankreas, die großen Bauchgefäße, mindestens Teile der Nieren und Milz, des Magens und Duodenums sowie in einigen Fällen die Nebenniere darzustellen. Im kleinen Becken können leicht Uterus und Ovarien sonographiert werden.

Der für eine laparoskopische Sonographie erforderliche zusätzliche Zeitaufwand ist in Anbetracht des damit verbundenen Nutzens vertretbar. Er ist gering, wenn der gesamte Eingriff zuvor sorgfältig geplant wurde und man sich auf die Fragestellung konzentriert. Durch die laparoskopische Sonographie eröffnen sich folgende *3 Aspekte:*

1. Man kann mit der laparoskopischen Sonographie kleine Veränderungen in den Organen entdecken, die bisher mit keiner anderen Methode sichtbar waren [4].

Diesem Aspekt haben wir anfangs eine größere Bedeutung beigemessen [8, 11, 12] als heute: Zum einen hat sich herausgestellt, daß es sehr selten vorkommt, daß von der laparoskopischen Sonographie der Nachweis oder die Lokalisation einer kleinen anders nicht faßbaren Läsion erwartet wird; andererseits steht uns heute z. B. mit der Computersonographie ein nichtinvasives Verfahren zur Verfügung, mit dem transkutan ähnlich gute Bildqualitäten wie mit unseren Geräten zur laparoskopischen Sonographie erzielt werden können.

2. Die laparoskopische Sonographie ist nützlich, um laparoskopische Befunde mit zuvor transkutan sonographisch erhobenen Befunden zu korrelieren [8, 9].

3. Der wichtigste Gesichtspunkt ist aber, daß die laparoskopische Sonographie zur Optimierung laparoskopischer Biopsien nützlich ist [5].

Laparoskopische Sonographie bei Biopsien

Die *laparoskopische Biopsie* bietet den Vorteil, daß die Gewebsentnahme unter Sicht — auch mit groben Nadeln und anderen Instrumenten zur Gewinnung von histologisch auswertbarem Material — bei sehr geringem Risiko durchgeführt werden kann.

Die laparoskopische Sonographie verbessert laparoskopische Punktionen in 3facher Hinsicht:

1. Die laparoskopische Sonographie kann bei diffusen Organveränderungen helfen, eine geeignete Punktionsstelle zu bestimmen, um damit das Risiko zu vermindern, z. B. ein größeres Gefäß zu verletzen.

2. Bei fokalen Läsionen im Bereich der laparoskopisch sichtbaren Organoberflächen ist durch die laparoskopische Sonographie eine Optimierung der Probenentnahme möglich; insbesondere, wenn eine präzise Punktion (kritische Organe in der Nachbarschaft, limitierte Punktionstiefe) erforderlich ist.

3. Fokale Läsionen in der Tiefe der Organe—jenseits der laparoskopisch zugänglichen Oberflächen—können häufig konventionell laparoskopisch auch vom erfahrenen Untersucher nicht biopsiert werden, selbst wenn ihre Lokalisation durch sonographische und röntgenologische Befunde bekannt ist - wie eigene Erfahrungen zeigen.

Biopsietechniken mit laparoskopischer Sonographie

Laparoskopische Biopsien mit Unterstützung durch die laparoskopische Sonographie sind auf 3 verschiedene Arten möglich [6]:

1. *Punktionstechnik A:* Der Punktionsort, die Punktionsrichtung und -tiefe werden durch den laparoskopischen Befund zusammen mit der laparoskopischen Sonographie bestimmt. Die Biopsie erfolgt unter laparoskopischer Sicht mit einer Nadel, die an geeigneter Stelle durch einen 4. Einstich eingeführt wird (Abb. 1, 2).

2. *Punktionstechnik B* [5]: Das zu biopsierende Gewebe wird mit der laparoskopischen Sonographie dargestellt. Die Punktionsnadel ist durch einen 4. Einstich so einzuführen, daß sie direkt neben dem Array plaziert und während des Punktionsvorganges ins Schallfeld vorgeschoben werden kann. Wegen der Schichtdicke wird die Nadel sichtbar und kann ins Ziel gesteuert werden (Abb. 3).

3. *Punktionstechnik C:* Eine Sonde mit einem unten liegenden Instrumentierkanal erlaubt es, eine Punktionsnadel von frontal ins Schallfeld zu führen, wodurch der Biopsievorgang praktisch immer sonographisch zu kontrollieren ist (Abb. 4).

Punktionstechnik A eignet sich z. B. für Milzpunktionen. Technik B ist oft schwieriger als A, obwohl sie daraus entwickelt wurde. Deshalb konzipierten wir noch ein weiteres Verfahren, das aber eine dafür geeignete Sonde erfordert: Die Punktionstechnik C ist die eleganteste und sicherste Methode, die immer angewandt werden sollte, wenn es die Umstände erlauben.

Indikationen zur laparoskopischen Sonographie

Die Indikationen zur laparoskopischen Sonographie lassen sich aus den damit gegebenen Möglichkeiten, den erforderlichen personellen und instrumentellen Voraussetzungen, dem mit dem Eingriff verbundenen Risiko (im Vergleich zu anderen Methoden) und dem zu erzielenden diagnostischen Gewinn ableiten.

Konkurrierende Verfahren sind die „blinde" und sonographisch bzw. röntgenologisch gezielte Feinnadel-Aspirations- oder -Stanzbiopsie sowie die Grobnadelbiopsie einerseits und die explorative Laparotomie andererseits.

Nach unserer Erfahrung kann in bestimmten Fällen durch eine Laparoskopie mit sonographisch gesteuerter Biopsie ein chirurgischer Eingriff vermieden wer-

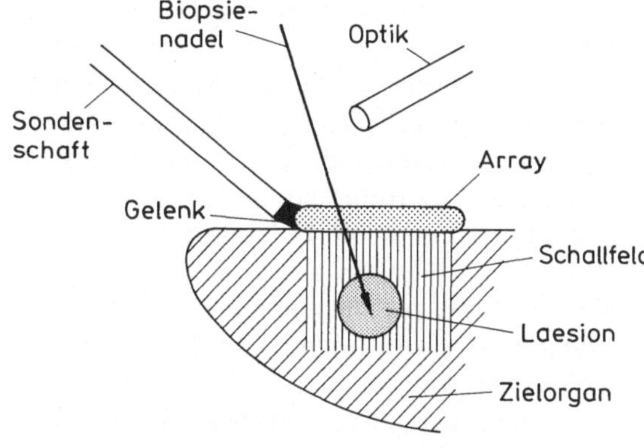

Abb. 1. Dieses Schema dient zur Erläuterung der Abb. 2–4.

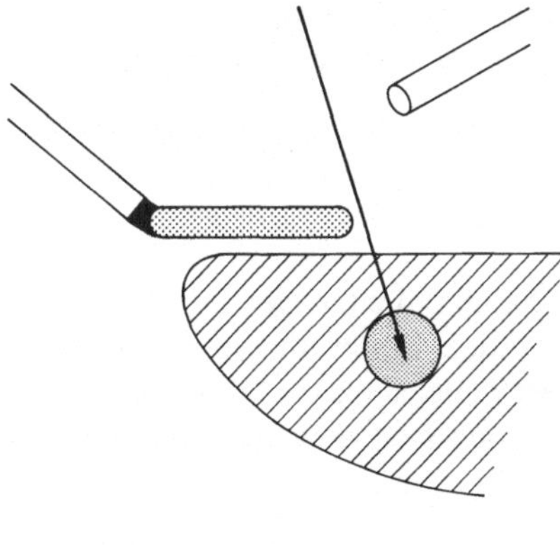

Abb. 2. *Punktionstechnik A:* Laparoskopische Punktion mit sonographischem Zielen. Punktionsort, -richtung und -tiefe werden laparoskopisch-optisch und -sonographisch bestimmt. Die Biopsie wird konventionell unter optischer Kontrolle vorgenommen

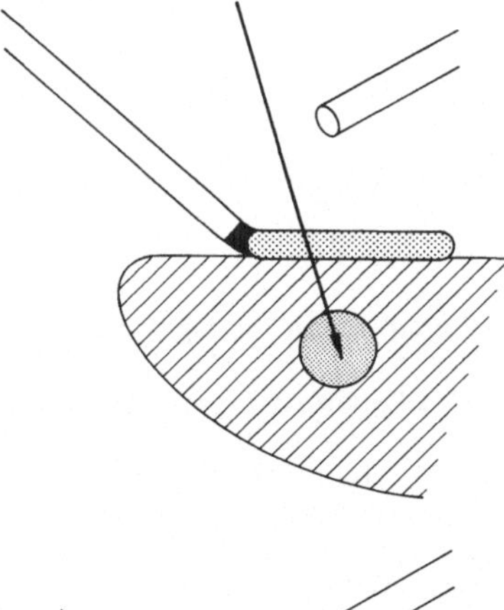

Abb. 3. *Punktionstechnik B:* Laparoskopische Punktion mit sonographischer Steuerung. Die interessierende Region wird per Ultraschall abgebildet, die Nadel seitlich vom Array appliziert und ins Schallfeld vorgeschoben. Laparoskopisch-optische und -sonographische Punktionssteuerung

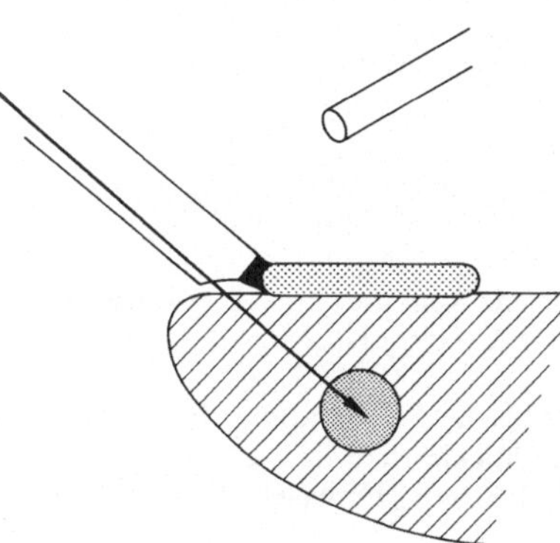

Abb. 4. *Punktionstechnik C:* Laparoskopische Punktion mit sonographischer Steuerung. Hier wird die Punktionsnadel durch den Schaft der laparoskopischen Sonographiesonde unter optischer und sonographischer Kontrolle ins Ziel geführt

den. Unter Umständen wäre eine Laparotomie nur in Verbindung mit intraoperativer Sonographie inkl. Punktion gleich aussagekräftig.

Eine Laparoskopie mit Sonographie ist auch dann indiziert, wenn eine Feinnadelbiopsie nicht die erforderlichen Informationen geliefert hat, wofür es verschiedene Gründe geben kann. Liegt die fragliche Läsion z. B. in der Leber, so stellt dies eine neue Indikation zur Laparoskopie dar, da früher ein in der Leber liegender Prozeß, der die Organoberfläche nicht erreicht, keine Indikation zur Laparoskopie war.

Da die Laparoskopie sicherer ist, ziehen wir sie zur Biopsie umschriebener Veränderungen der transkutanen Grobnadelpunktion vor. Auch bei fokalen Läsionen, die an die Organoberfläche reichen und wo bei transkutaner Biopsie eine stärkere Blutung auftreten könnte, ist u. E. eine laparoskopische Biopsie sicherer und wegen zusätzlicher Informationen – z. B. über Mikrometastasen – überlegen.

Sollte die Läsion wider Erwarten an der Organoberfläche nicht oder nicht ausreichend gut zu sehen sein, so ist die laparoskopische Sonographie sehr nützlich.

Resümee

Die laparoskopische Sonographie erweitert die Möglichkeiten der Laparoskopie: Sonogramme hoher Bildqualität erlauben den Blick hinter die laparoskopisch sichtbaren Oberflächen. Der wichtigste Aspekt ist dabei die sonographische Optimierung laparoskopischer Biopsien. Hieraus ergeben sich neue Indikationen für die Laparoskopie.

Literatur

1 Beck K (Hrsg) (1980) Farbatlas der Laparoskopie. Pathologische Anatomie des Abdomens in vivo. Schattauer, Stuttgart

2 Bönhof JA (1983) Auflösung bei Sonographiegeräten – was ist das? Med Welt 34: 1237–1239

3 Bönhof JA, Frank K, Loch EG, Linhart P (1984) Laparoscopic sonography. Ann Radiol 28: 16–18

4 Bönhof JA, Linhart P, Beck K, Frank K, Loch EG (1984) Laparoscopic sonography. J Ultrasound Med [Suppl] 3: 174

5 Bönhof JA, Linhart P, Bettendorf U, Holper H (1984) Liver biopsy guided by laparoscopic sonography. A case report demonstrating a new technique. Endoscopy 16: 237–239

6 Bönhof JA, Linhart P, Hammes P, Beck K (1986) Sonographische Steuerung laparoskopischer Punktionen. In: Otto RC, Schnaars P (Hrsg) Ultraschalldiagnostik 85. Thieme, Stuttgart, S 181–182

7 Bönhof JA, Linhart P, Beck K, Loch EG (1985) Laparoskopische Sonographie – warum? In: Judmaier G, Frommhold H, Kratochwil A (Hrsg) Ultraschalldiagnostik 84. Thieme, Stuttgart, S 443

8 Bönhof JA, Linhart P, Loch EG (1985) Laparoskopische Sonographie – Ergebnisse nach 2 Jahren. In: Judmaier G, Frommhold H, Kratochwil A (Hrsg) Ultraschalldiagnostik 84. Thieme, Stuttgart, S 96–97

9 Bönhof JA, Linhart P, Loch EG (1986) Laparoskopische Sonographie. In: Popp LW (Hrsg) Gynäkologische Endosonographie. Klemke, Quickborn, S 225–231

10 Boyce HW (1982) Laparoscopy. In: Schiff L, Schiff ER (eds) Diseases of the liver. Lippincott, Philadelphia, S 333–348

11 Frank K, Bliesze H, Beck K, Hammes P, Linhart P (1983) Laparoskopische Sonographie. Dtsch Med Wochenschr 108: 902–904
12 Frank K, Bliesze H, Bönhof JA, Beck K, Hammes P, Linhart P (1985) Laparoscopic sonography: a new approach to intraabdominal disease. J Clin Ultrasound 13: 60–65
13 Henning H (1983) Laparoskopie 1982. Internist 24: 85–88
14 Henning H, Look D (1985) Laparoskopie. Atlas und Lehrbuch. Thieme, Stuttgart
15 Klotter HJ, Rückert K (1983) Laparoskopische Sonographie. Dtsch Med Wochenschr 108: 1257
16 Lindner H (1971) Das Risiko der perkutanen Leberbiopsie. Med Klin 66: 924–929
17 Livraghi T, Damascelli B, Lombardi C, Spagnoli I (1983) Risk in fine-needle abdominal biopsy. J Clin Ultrasound 11: 77–81
18 Menghini G (1958) One-second needle biopsy of the liver. Gastroenterology 35: 190–199
19 Semm K (1984) Operationslehre für endoskopische Abdominalchirurgie. Schattauer, Stuttgart
20 Silverstein FE, Rubin CE (1983) Gastrointestinal endoscopy. In: Petersdorf RG, Adams RD, Braunwald E, Isselbacher K, Martin JB, Wilson JD (eds) Harrison's principles of internal medicine. Mc Graw Hill, London, pp 1688–1689
21 Wildhirt E (1985) Laparoskopie. Krankenhausarzt 58: 19–24

Endosonographie des Rektums:
Bereicherung für Staging und Nachsorge von Rektumkarzinomen

U. Hildebrandt, G. Feifel, H. P. Schwarz

Einleitung

Mit einem in das Rektumlumen eingeführten Ultraschallkopf wurde 1956 [13] die
Rektumwand erstmals sonographisch dargestellt. Es vergingen mehr als anderthalb Jahrzehnte, bis klinisch verwertbare B-Bilder des Rektums zur Verfügung
standen. Zunächst wurde die Sonographie als neues bildgebendes Verfahren zur
Beurteilung von Rektumtumoren und ihre Beziehung zur Umgebung vorgestellt [1,
5, 7]. Bis zu diesem Zeitpunkt war die Untersuchung mit dem palpierenden Finger
die einzige Möglichkeit, die Penetrationstiefe des Rektumkarzinoms abzuschätzen.
Mason [10], der eine Einteilung in 4 Stadien vorgeschlagen hatte, gab basierend
auf eigenen Untersuchungen für das klinische Stadium I eine Treffsicherheit von
75% an. Mit einer Vorhersagegenauigkeit von 90% konnte er Tumoren, die auf die
Rektumwand beschränkt waren, von solchen unterscheiden, die in das umgebende
Fettgewebe penetrierten. Die Abschätzung der Infiltrationstiefe mit annähernder
Genauigkeit erfordert vom Untersucher langjährige Erfahrung. Es können nur
Tumoren untersucht werden, die in Reichweite des palpierenden Fingers liegen,
die Beurteilung von benachbarten Lymphknoten ist nicht möglich, eine objektive
Bilddokumentation fehlt. Die ersten Studien [6, 8], die die palpatorisch bestimmte
mit der sonographisch ermittelten Tumorpenetrationstiefe verglichen, zeigten eine
deutliche Überlegenheit zugunsten der Sonographie. Thöni und Dixon [4, 12]
bestimmten die Infiltrationstiefe von Rektumkarzinomen computertomographisch. Während sich die sonographische Einteilung an dem TNM-System orien-
tierte, wurde für das CT-Staging eine eigene Klassifikation aufgestellt, die auf der
Tatsache beruht, daß einzelne Schichten der Rektumwand computertomographisch nicht differenziert werden können. Die Unterscheidung zwischen Mukosa
und Muskularis war zu Beginn der Rektumsonographie nicht möglich. Mit dem
3,5-MHz-Schallkopf stellte sich die Rektumwand als breite echoreiche Linie dar.
Auf die Wand beschränkte Tumoren konnten von wandüberschreitenden Tumoren
unterschieden werden.

Unter Anwendung eines 5,5-MHz-Schallkopfes gelang die Differenzierung der
Mukosa. Somit war die Unterscheidung von T1- und T2-Stadien möglich. Erst
mit Anwendung eines 7,5-MHz-Schallkopfes konnten Lymphknoten sonographisch erkannt werden. Im folgenden wird der derzeitige Stand der endorektalen
Sonographie und ihre klinische Bedeutung behandelt.

Methode

Untersuchungsablauf

Die Endosonographie des Rektumkarzinoms folgt im Anschluß an die Rektoskopie. Durch das Rektoskop wird die starre 24 cm lange Sonde über den Oberrand des Tumors hinaus eingeführt. Der Schallkopf, auf der Spitze einer mechanischen Welle, dreht sich mit 6 Umdrehungen/s. Er ist von einem Wasserballon umgeben, der nach Einführen der Sonde mit etwa 50 ml luftfreiem Wasser gefüllt wird. Damit ist die Rektumwand entfaltet und die akustische Ankopplung gewährleistet. Der 7,5-MHz-Schallkopf von 2–5 cm Fokuslänge liefert ein 360°-Real-time-Bild des Rektums und seiner benachbarten Strukturen und Organe. Die weitestmöglich über den Tumoroberrand hinaus eingeführte Sonde wird simultan mit dem Rektoskop stufenlos zurückgezogen. Neben der bekannten Ultraschallanatomie des Beckens gilt die besondere Beachtung den Lymphknoten, insbesondere ihrer Echogenität. Die Infiltrationstiefe des Tumors, seine räumliche Lage im Becken und Beziehung zu Nachbarorganen werden bestimmt.

Sonographische Charakteristika

Histologisch besteht die Rektumwand aus Mukosa, Muscularis mucosae, Submukosa, Ring- und Längsmuskelschicht sowie teilweise Serosa. Sonographisch können von innen nach außen abwechselnd 3 echoreiche und 2 echoarme Linien unterschieden werden (Abb. 1). Eine unmittelbare Zuordnung zu vorgenannten histologischen Schichten ist aus physikalischen Gründen nicht erlaubt. Physikalisch besitzt eine einzelne Schicht 2 Grenzflächen, die auf dem Ultraschallbild als 2 helle Linien oder im Falle des 360°-Bildes als 2 konzentrische Kreise erscheinen. Voraussetzung ist, daß das axiale Auflösungsvermögen ausreichend ist, um zwischen dem Ein- und Austrittsecho der Schicht zu unterscheiden. Kommt eine zweite durch 2 Grenzlinien („interfaces") begrenzte Schicht hinzu, die mit der ersten eine gemeinsame Grenzlinie besitzt, so ergeben sich 3 helle Linien bzw. Kreise auf dem Ultraschallbild. Die histologischen Schichten werden als dunkle Zwischenräume zwischen den hellen Interfaces abgebildet. Das Wasser in dem Ballon und das perirektale Fettgewebe haben nur die Funktion des Ein- und Austrittsmediums und bringen keine zusätzlichen Anzeigen (Abb. 2). Dieses Schema entspricht bei praktischer Anwendung nicht immer der Realität. Das kann verschiedene Ursachen haben: die Rektumwand befindet sich nicht im Fokusbereich, die Schichten werden nicht senkrecht getroffen, das axiale Auflösungsvermögen ist nicht ausreichend, die Verstärkung wurde zu groß gewählt.

Die sonographische Darstellung der Rektumwand wird nicht einheitlich beurteilt. Beynon [3] beschreibt sonographisch 5 Linien, die er 5 histologischen Schichten zuordnet. Konishi [9] untersuchte in vitro die Rektumwand mit einem 7,5-MHz-Ultraschallkopf und fand 6 verschiedene Schichten. Trotz der Unterschiede in der Interpretation der intakten Rektumwand sind sich die Untersucher darin einig, daß die äußere echoarme Schicht der Muscularis propria entspricht. Damit besteht ein einheitliches Kriterium zur Differenzierung von Tumoren des Stadiums T2. Solange die Grenzlinie zwischen Muscularis propria und Fettge-

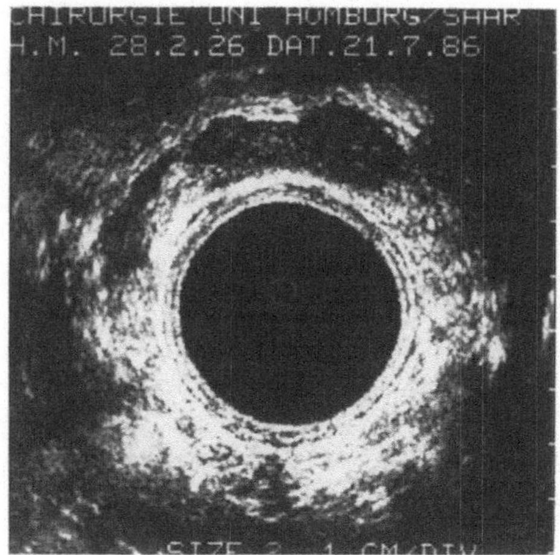

Abb. 1. Sonogramm der Rektumwand

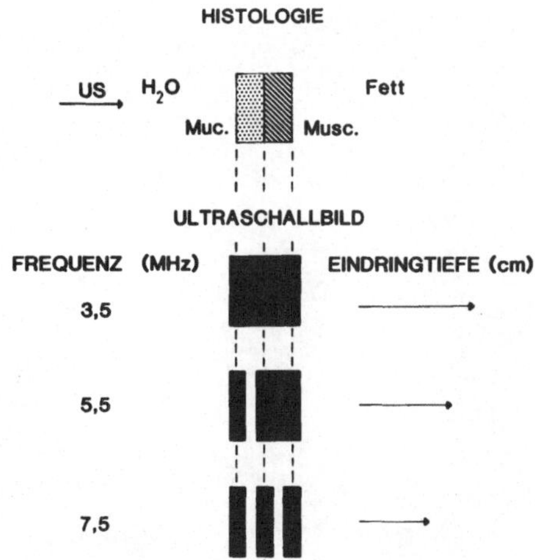

Abb. 2. Schematische Darstellung der Rektumwand bei unterschiedlichen Frequenzen. Mit 7,5 MHz werden Mukosa und Muskularis getrennt abgebildet. (schwarz: Interfaces)

webe nicht durchbrochen ist, bleibt der Tumor auf die Rektumwand beschränkt. Eine Unterbrechung der Grenzlinie ist ein Kriterium für penetrierendes Wachstum in das perirektale Fettgewebe.

Ergebnisse

Bestimmung der Tumorausdehnung

Sonographisch wird die Tumorausdehnung in der Rektumwand in 4 Stadien eingeteilt: uT1: Tumor auf Mukosa und Submukosa beschränkt; uT2: Tumor auf Rektumwand beschränkt; uT3: Tumorausdehnung auf unmittelbar benachbarte Strukturen; uT4: Tumor mit Ausdehnung über die unmittelbar angrenzenden Organe und Gewebe hinaus. Die Stadieneinteilung entspricht der postoperativen histopathologischen Klassifikation pT der UICC [11]. Mit einer Ausnahme: im nicht von Serosa überkleideten distalen Rektumabschnitt wird auch eine geringe Wandüberschreitung sonographisch als uT2 bezeichnet. Bei 79 Patienten wurde die sonographisch bestimmte Tumorinfiltrationstiefe uT mit dem histopathologischen Stadium pT verglichen. Von 3 Tumoren, die sonographisch als Stadium uT1 bestimmt waren, war ein Tumor unterschätzt worden. Histologisch war die Muscularis propria infiltriert. Von 26 Tumoren mit dem sonographisch ermittelten Stadium uT2 waren 2 überschätzt worden. Histologisch war der Tumor auf die Submukosa beschränkt. Von 46 Tumoren Stadium uT3 waren 6 überschätzt. Die 4 Fälle uT4 wurden korrekt eingeschätzt. Insgesamt wurde sonographisch die Infiltrationstiefe in einem Fall zu gering, in 8 Fällen zu hoch eingeschätzt. In den meisten der sonographisch überbewerteten Stadien uT3 war jedoch lediglich eine geringe Wandüberschreitung vorhergesagt worden.

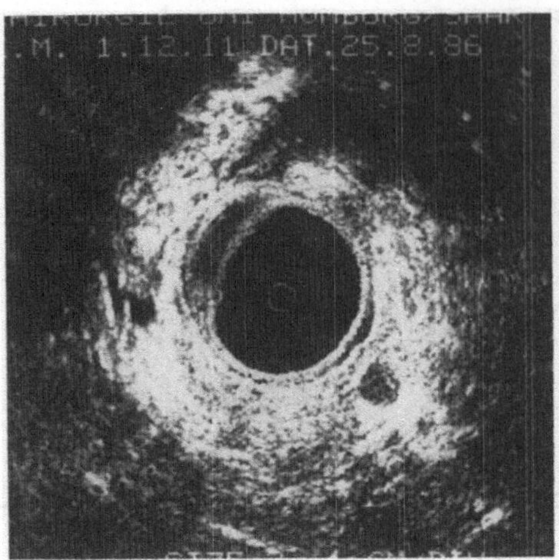 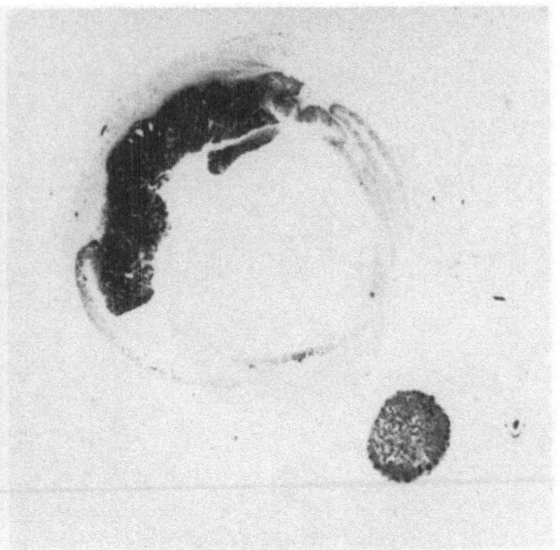

Abb. 3. Sonogramm eines Tumors Stadium uT2. Der auf die Rektumwand beschränkte Tumor liegt zwischen 8 und 12 Uhr; links lateral davon Blutgefäß; rechts unten 0, 8 cm großer echoreicher Lymphknoten

Abb. 4. Der entsprechende Großflächenschnitt zeigt den auf die Rektumwand beschränkten Tumor und den reaktiv gering vergrößertenLymphknoten rechts unten

Beurteilung von Lymphknoten

Mit dem Einsatz des 7,5-MHz-Schallkopfes war es möglich geworden, Lymphknoten zu erkennen. In dem perirektalen Fettgewebe können Lymphknoten über 3 mm Durchmesser sonographisch differenziert werden. Die Unterscheidung von kleinen Blutgefäßen gelingt dadurch, daß bei der Bewegung der Schallsonde in Längsrichtung Gefäße im Gegensatz zu Lymphknoten weiterverfolgt werden können. Sonographisch stellen sich Lymphknoten echoreich oder echoarm mit fließenden Übergängen dar. Unter Verwendung des 7,5-MHz-Schallkopfes konnten wir präoperativ aus einer Gruppe von 33 Patienten bei 16 Patienten sonographisch Lymphknoten erkennen. Der Vergleich mit dem postoperativen histologischen Befund kommt zu folgendem Ergebnis: Bei 11 Patienten waren die Lymphknoten histologisch unauffällig oder entzündlich gering vergrößert. Sonographisch reichte die Größe von 0,3–0,9, histologisch von 0,1–1,0 cm. Von 59 perirektalen Lymphknoten wurden 33 (56%) sonographisch erkannt. Tumorfreie Lymphknoten erscheinen echoreich und homogen, häufig ohne scharfe Abgrenzung von dem umgebenden Fettgewebe (Abb. 3, 4).

Zwischen Lymphknotenmetastasen und frei im Fettgewebe liegenden Tumorknoten kann sonographisch nicht unterschieden werden. In der Gruppe der 33 Patienten, die mit der Absicht sonographiert wurden, Lymphknotenmetastasen vorherzusagen, wurden histologisch in 6 Fällen entweder Lymphknotenmetastasen oder freie Tumorknoten oder beides nachgewiesen. Bei 5 der 6 Patienten wurden Lymphknoten mit Ultraschall erkannt. Sonographisch waren Lymphknotenmetastasen 0,3–1,8 cm, histologisch 0,2–2,0 cm groß. Wie auch der Primärtumor erscheinen tumorinfiltrierte Lymphknoten sonographisch echoarm mit scharfer Abgrenzung zum umgebenden Fettgewebe (Abb. 5).

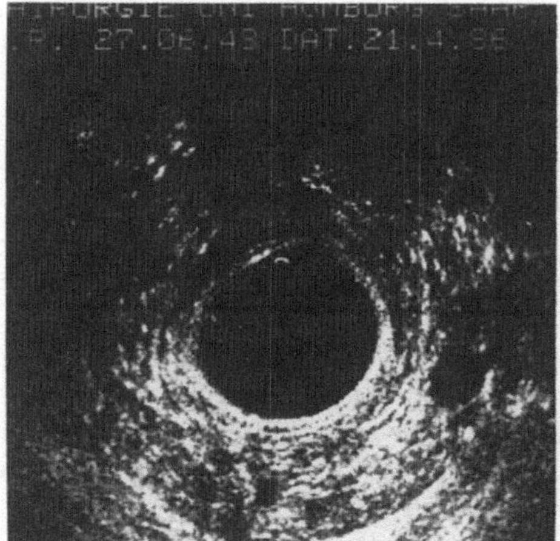 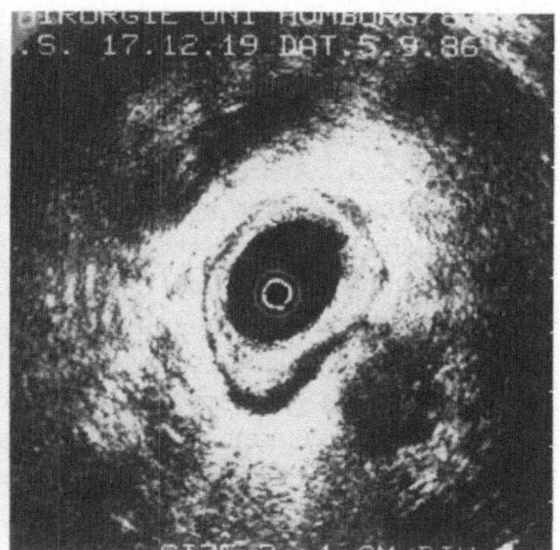

Abb. 5. Sonogramm proximal des Tumoroberrandes, rechts lateral 1,1 cm großer echoarmer Lymphknoten

Abb. 6. Sonogramm eines Rektumkarzinomrezidivs. Der echoarme 2,5 cm große Rezidivtumor liegt perianastomotisch rechts lateral der verdickten Rektumwand

Sonographie lokaler Rezidive

Rektumkarzinomrezidive werden in den meisten Fällen bei nicht mehr operablen Patienten diagnostiziert [2]. Nach Exzision oder Resektion eines Karzinoms führen wir daher in der postoperativen Nachsorge die endorektale Sonographie durch. Frauen, bei denen eine Rektumexstirpation erfolgte, werden transvaginal beschallt. Ziel der Untersuchung ist, Rezidive zu einem Zeitpunkt zu erkennen, zu dem der Patient klinisch beschwerdefrei ist, Tumormarker nicht erhöht und endoskopische Befunde unauffällig sind. 22 Patienten mit lokalen Rektumkarzinomrezidiven können in 4 Gruppen eingeordnet werden. Gruppe 1: 6 Patienten ohne Symptome, unauffällige endoskopische Befunde und nicht erhöhte Tumormarker. Gruppe 2: 3 Patienten ohne Symptome, unauffällige endoskopische Befunde, geringe CEA-Erhöhung unter 5 µg/l. Gruppe 3: 10 Patienten mit palpatorisch oder endoskopisch positiven Befunden, erhöhtem CEA-Wert oder einer Kombination verschiedener Kriterien. Gruppe 4: 3 Patienten positiv in allen Kategorien. Bei den 6 Patienten in Gruppe 1 wurde das Rezidiv allein sonographisch diagnostiziert (Abb. 6).

Zusammenfassung

Die endorektale Sonographie ist ein einfach durchzuführendes kostengünstiges diagnostisches Verfahren, mit dem präoperativ die Infiltrationstiefe von Rektumkarzinomen bestimmt werden kann. In der Beurteilung von Tumoren, die auf die Rektumwand beschränkt sind, ist sie der Computer- und Kernspintomographie überlegen. Ohne den sicheren Nachweis und die Dokumentation, daß ein Rektumkarzinom auf die Wand beschränkt ist, sollten lokalchirurgische Verfahren nicht durchgeführt werden. Neben der Bestimmung der Infiltrationstiefe scheint die Beurteilung von Lymphknoten möglich zu sein. Während mit CT und Kernspintomographie lediglich das Vorhandensein vergrößerter Lymphknoten nachgewiesen werden kann, scheinen sich reaktiv vergrößerte, von Tumor infiltrierten Lymphknoten aufgrund ihrer Echogenität unterscheiden zu lassen.

Echoreiche Lymphknoten sind mit höherer Wahrscheinlichkeit entzündlich vergrößert, während echoarme Lymphknoten mit scharfer Begrenzung zum umgebenden Fettgewebe als Lymphknotenmetastasen angesehen werden müssen.

Mit der Möglichkeit, endosonographisch sowohl die Infiltrationstiefe bestimmen als auch mit gewisser Wahrscheinlichkeit Lymphknotenmetastasen vorhersagen zu können, werden lokale Exzisionen von Rektumkarzinomen mit größerer Sicherheit durchgeführt werden können. Der präoperative Nachweis von Lymphknotenmetastasen könnte neue Ansätze für adjuvante Therapiestudien bieten. Ob die in einigen Fällen erfolgte Früherkennung von kleinen Rektumkarzinomrezidiven durch Zweitoperationen ein längeres Überleben oder sogar eine Heilung des Patienten zur Folge haben kann, muß durch höhere Fallzahlen und lange Verlaufsbeobachtungen bewiesen werden.

Literatur

1 Alzin H, Kohlberger E, Schwaiger S, Alloussi S (1983) Valeur de L'échographie endorectale dans la chirurgie du rectum. Ann Radiol 26: 334–336
2 Beart RW, O'Connel MJ (1983) Postoperative follow-up of patients with carcinoma of the colon. Mayo Clin Proc 58: 361–363
3 Beynon J, Foy DMA, Roe AM, Temple LN, Mortensen NJMcC (1986) Endoluminal ultrasound in the assessment of local invasion in rectal cancer. Br J Surg 73: 474–477
4 Dixon AK, Kelsey FI, Morson BC, Nichols RJ, Mason AY (1981) Preoperative computed tomography of carcinoma of the rectum. Br J Radiol 54: 655–659
5 Dragsted J, Gammelgaard J (1983) Endoluminal scanning in the evaluation of rectal cancer. Gastrointest Radiol 8: 367–369
6 Feifel G, Hildebrandt U, Scherr O, Dhom G (1985) Comparison of digital examination and endorectal sonography. Br J Surg 72 [Suppl]: 120
7 Hildebrandt U, Feifel G, Zimmermann FA, Goebbels R (1983) Significant inprovement in clinical staging of rectal carcinoma with a new intrarectal ultrasound scanner. J Exp Clin Cancer Res 2 [Suppl]: 53
8 Hildebrandt U, Feifel G (1985) Preoperative staging of rectal cancer by intrarectal ultrasound. Dis Colon Rectum 28: 42–46
9 Konishi F, Muto T, Takahashi H, Itoh K, Kanazawa K, Morioka Y (1985) Transrectal ultrasonography for the assessment of invasion of rectal carcinoma. Dis Colon Rectum 28: 889–894
10 Mason AY (1976) Rectal cancer: the spectrum of selective surgery. Proc R Soc Med 69: 237–244
11 Spiessl B, Hermanek P, Scheibe O, Wagner G (1985) TNM Atlas. Springer, Berlin Heidelberg New York, S 11–111
12 Thoeni RF, Moss AA, Schnyder P, Margulis AR (1981) Detection and staging of primary rectal and rectosigmoid cancer by computed tomography. Radiology 141: 135–138
13 Wild JJ, Reid JM (1956) Diagnostic use of ultrasound. Br J Physiol Med 19: 248

Neue Untersuchungstechniken und neue Ultraschallverfahren

Rechnergestützte Verarbeitung von Ultraschallbildern der Leber: Möglichkeiten und potentieller diagnostischer Beitrag

Ulrich Ranft

Einleitung

Die Hauptaufgabe einer rechnergestützten Verarbeitung von Ultraschall-(US-)Bildern ist, wie im folgenden näher erläutert wird, ihre quantitative Auswertung mit dem Ziel der Diagnoseunterstützung. Die Bemühungen, die Echosignale quantitativ im Hinblick auf eine Charakterisierung des beschallten Gewebes auszuwerten, reichen bis in die Anfänge der Sonographie in der Medizin zurück und haben inzwischen zu einer kaum noch überschaubaren Fülle verschiedenster methodischer Ansätze und Verfahren mit z.T. beachtlichen Erfolgen geführt. Seit gut anderthalb Jahrzehnten führt der Computer einen unaufhaltsamen und überwältigenden Siegeszug in allen Bereichen der Medizin. Warum findet bis jetzt der Praktiker oder zumindest die klinische Routine bei der US-Diagnostik so wenig bzw. gar keine Unterstützung durch US-Geräte, mit denen durch den Verbund mit einem Digitalrechner eine quantitative Analyse der Echosignale möglich sein könnte? Ist überhaupt ein nennenswerter diagnostischer Beitrag durch eine rechnergestützte Verarbeitung der US-Signale zu erwarten? Diese Fragen zu beantworten, soll mit der folgenden kurz gefaßten Übersicht zur rechnergestützten Sonographie der Leber versucht werden. Es ist dabei anzumerken, daß der Begriff der Bildverarbeitung etwas allgemeiner im Sinne einer US-Signalverarbeitung aufgefaßt wird.

Aufgaben einer rechnergestützten US-Signalverarbeitung

Die Aufgaben, die ein rechnergestütztes US-Aufnahmesystem erfüllen kann, sind neben den methodischen Möglichkeiten auch durch die technischen Komponenten des Systems abgesteckt. Die Mindestanforderungen für eine sinnvolle rechnergestützte US-Bildverarbeitung sind in dem Hardwareschema der Abb. 1 dargestellt. Hervorzuheben sind 2 Aspekte dieses Schemas. Erstens, der gesamte Bildaufbau, d.h. die US-Signalverarbeitung, wird digital durchgeführt. Zweitens, das bildgebende System ist eng mit einem sonst selbständigen Rechner einschließlich externen Massenspeichern gekoppelt. Mit einer solchen Konfiguration sind sowohl eine On-line- bzw. Echtzeit- als auch eine Off-line-Verarbeitung möglich. Alle im folgenden angegebenen Verfahren sollten im Prinzip mit einem System realisierbar sein, das dem Schema der Abb. 1 entspricht.

Die Aufgaben der US-Bildverarbeitung können in die beiden Hauptbereiche der Bildaufbereitung und Bildauswertung eingeteilt werden (Abb. 2). Eine wichtige Aufgabe der Bildaufbereitung ist die Bildverbesserung im Hinblick auf bestimmte Kriterien, z.B. zur Kontrastanhebung, um interessierende morphologische Strukturen deutlicher darzustellen. Ist z.B. die Suppression der sogenannten Speckles erwünscht, so ist eine komplexere Filterung erforderlich [1]. Eine

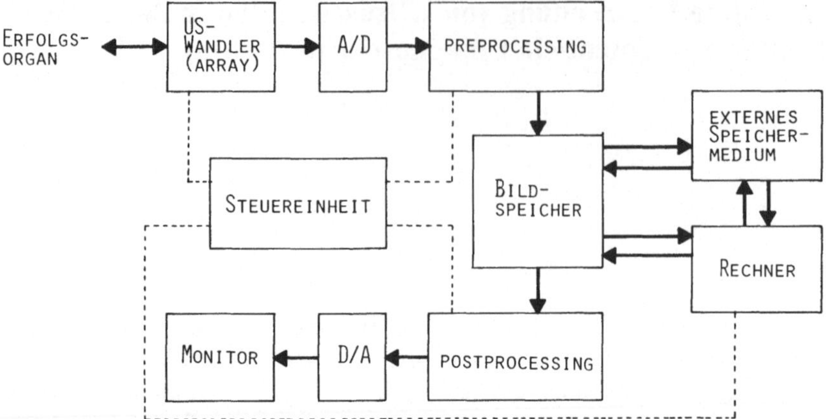

Abb. 1. Hardwareschema für eine rechnergestützte Ultraschallbildverarbeitung

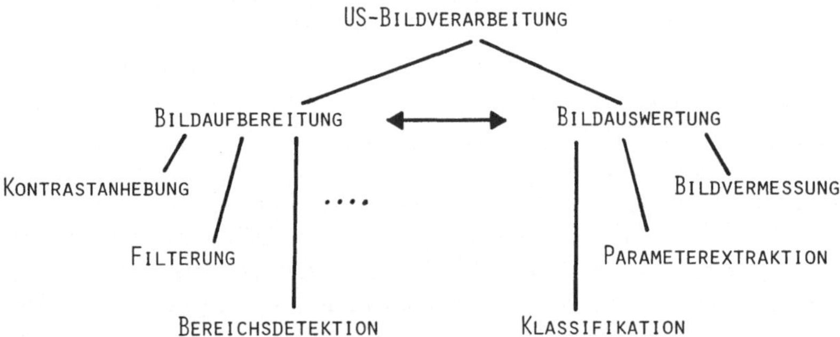

Abb. 2. Aufgaben einer rechnergestützten Ultraschallbildverarbeitung

noch erheblich mehr in den Informationsgehalt eines Bildes eingreifende Aufgabe ist die Markierung von Bildbereichen zu ihrer Detektion aufgrund bildabhängiger Merkmale. Während die Operationen der Bildaufbereitung sich direkt auf die Bilddarstellung auswirken, gewinnen die Verfahren der Bildauswertung quantitative oder qualitative Aussagen über das zu bearbeitende Bild. Diese Aussagen können geometrische Größen zu morphologischen Strukturen, die im Bild dargestellt sind, oder allgemeinere, den Bildgehalt charakterisierende Parameter sein. Einer Diagnose am weitesten entgegenkommend ist eine Klassifizierung der Bilder. Die Verfahren der Bildaufbereitung und Bildauswertung operieren natürlich nicht unabhängig voneinander. So stützt sich z. B. ein interessantes Verfahren zur Markierung von lokalen Veränderungen des Leberparenchyms auf Texturmerkmale, die aus dem zweidimensionalen Echomuster des B-Bildes extrahiert werden [13]. Das markierte Bild seinerseits steht dann wieder zur Vermessung zur Verfügung.

   Eine Analyse der US-Bilder, sei sie nun rechnergestützt oder rein visuell, orientiert sich in der Weise an linien- und flächenhaften Bildinhalten, daß einerseits eine Bildsegmentierung bzw. -strukturierung, andererseits eine Echomuster- bzw. Texturmusteranalyse erfolgt. Im diagnostischen Sinne zielt die US-Bildanalyse also zum einen auf eine Organdifferenzierung und zum anderen auf eine Gewebs-

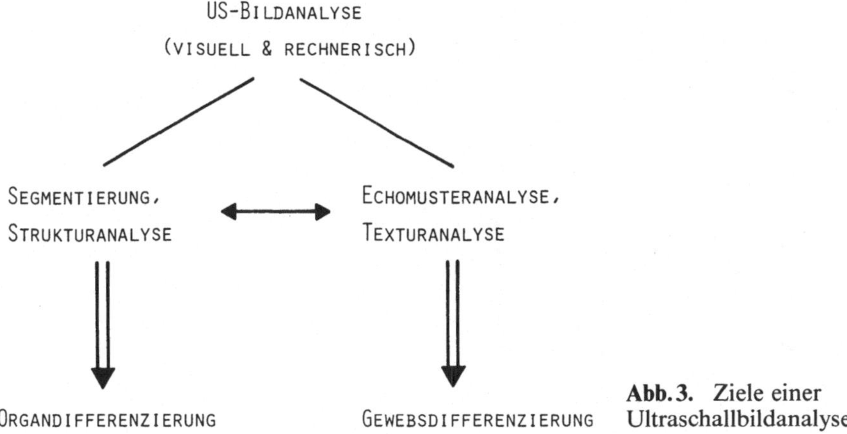

Abb. 3. Ziele einer Ultraschallbildanalyse

differenzierung ab, wobei beide Ziele oft in Wechselwirkung miteinander verfolgt werden müssen (Abb. 3). Die Erkennung von Strukturen im US-Bild, zu denen es morphologische Korrelate gibt, kann zwar durch Bildverarbeitungsverfahren, insbesondere durch solche zur Bildaufbereitung, wirkungsvoll unterstützt werden, aber das menschliche visuelle System scheint am besten geeignet zu sein, den Hauptpart bei dieser Aufgabe zu übernehmen. Hingegen kann zur Gewebsdifferenzierung auch ein geübter Untersucher ohne Rechnerunterstützung nur in sehr bescheidenem Maße den Informationsgehalt der US-Signale nutzen. Deshalb ist von einer rechnergestützten US-Signalauswertung der diagnostisch wertvollere Beitrag zur Charakterisierung des Gewebes zu erwarten. Die weiteren Ausführungen konzentrieren sich daher auf die Möglichkeiten der Gewebsdifferenzierung durch Ultraschall.

Methoden der Gewebscharakterisierung

Dieser Abschnitt beschränkt sich auf einige grundsätzliche Anmerkungen sowie auf wenige Beispiele zur Gewebscharakterisierung mittels Ultraschall; es wird deshalb auf weiterführende Übersichtsarbeiten verwiesen (z. B.: [2, 6, 12]). Mit dem Schema der Abb. 4 soll versucht werden, die prinzipiellen Ansätze, die das US-Echosignal zur Gewebscharakterisierung bietet, zu verdeutlichen. Auf der physikalisch-technischen Ebene dieses Schemas sind zunächst die verschiedenen notwendigen Aufbereitungsverfahren der US-Signale unterschieden. Die weitere Auswertung fordert in jedem Fall digitalisierte Signale. Für einige wichtige Verfahren der Gewebscharakterisierung ist der A-Scan bzw. B-Scan, d. h. das demodulierte und tiefenausgeglichene Signal, nicht ausreichend; sie müssen auf das hochfrequente (HF-)Signal zurückgreifen. Der Unterschied in der Verwendung des A-Scans oder B-Scans liegt hauptsächlich darin, nur eindimensionale, in Schallrichtung anfallende oder aber zweidimensionale, in der ganzen Schnittfläche des Scans vorhandene Informationen auszunutzen.

Die Verfahren, die aus den entsprechend aufbereiteten US-Signalen quantitative Größen gewinnen, lassen sich in 2 Kategorien einteilen. Da Gewebeunterschiede letztendlich in unterschiedlichen physikalischen Eigenschaften des Gewebes, ins-

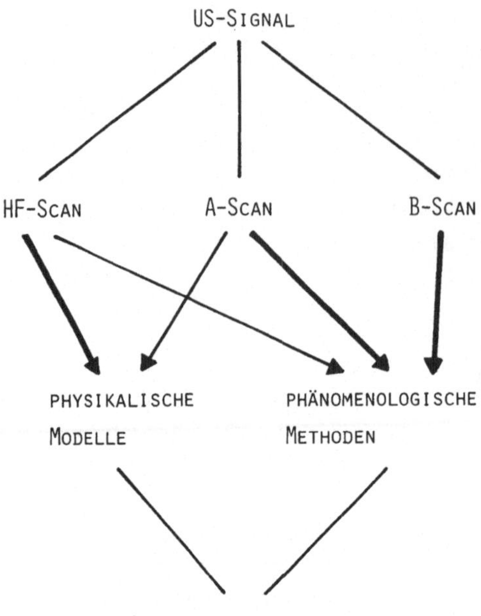

Abb. 4. Ultraschallsignalauswertung zur rechnergestützten Gewebsdifferenzierung

besondere bezüglich Ultraschall, manifestiert sein müssen, ist es naheliegend, aus den Echosignalen aufgrund physikalischer Modellvorstellungen Parameter zu ermitteln, die relevante physikalische Eigenschaften charakterisieren können. Die entscheidende Problematik dieser ersten Kategorie von gewebscharakterisierenden Verfahren liegt darin, daß die Komplexität der physikalischen Vorgänge bei der Wechselwirkung des Ultraschalls mit dem biologischen Gewebe nur unter grob vereinfachenden Annahmen praktikable physikalische Modelle gestattet. Deshalb versuchen die Verfahren der 2. Kategorie, mittels phänomenologischer Ansätze ohne direkte Bezüge zu physikalischen Prozessen Parameter aus den US-Signalen zu extrahieren, die für eine Gewebsdifferenzierung geeignet erscheinen. Im Schema der Abb. 4 ist durch größere Strichdicke der Pfeile angedeutet, aus welchen Signaltypen die Verfahren hauptsächlich ihre Informationen gewinnen. Einige wenige Beispiele aus den beiden Verfahrenskategorien sollen nun unter dem Aspekt angeführt werden, daß das in Abb. 1 skizzierte Hardwareschema für ihre Realisierung ausreicht und vielversprechende vorläufige Erfolge einen breiteren klinischen Einsatz zur Bewährung und Validierung fordern.

Schallschwächung und Schallausbreitung sind zusammen mit der Schallrückstreuung die zentralen physikalischen Phänomene bei der Wechselwirkung des Ultraschalls mit dem Gewebe. So sind von Parametern, die aus der physikalischen Beschreibung dieser Phänomene hervorgehen, wichtige Informationen über den Gewebszustand zu erwarten. Nicht der Schallschwächungskoeffizient selbst, sondern ein Parameter, der die Abhängigkeit der Schallschwächung von der US-Frequenz charakterisiert, erweist sich als besonders vielversprechend zur Gewebsdifferenzierung. Es wird ein Steigungskoeffizient ermittelt, der den tiefenabhängigen Leistungsverlust der reflektierten Echosignale in Abhängigkeit von der Frequenz beschreibt [5, 16]. Da hierzu Leistungsspektren für einen möglichst breiten Frequenzbereich berechnet werden müssen, ist das HF-Signal auszuwerten. Ein erstaunlich einfaches Verfahren zur Messung der mittleren Schallgeschwindigkeit steht zur Verfügung, wenn der US-Wandler als „phased array" geschaltet werden kann. Fokusiert man nämlich die Schallbündel auf eine markante Struktur im Gewebe, so läßt sich aus der Schallaufzeit und der Phasenvorlaufzeit eine mittlere Schallgeschwindigkeit errechnen [3]. Obwohl der Schallrückstreuung zur Gewebscharakterisierung besondere Beachtung geschenkt wird, sind praktikable Verfahren zur Messung von Rückstreukoeffizienten, die mit einer Hardwareausstattung wie in Abb. 1 auskommen, noch nicht in Aussicht. Es soll aber statt dessen als letztes Beispiel aus der Kategorie physikalischer Parameter auf ein Verfahren aufmerksam gemacht werden, das in direktem Zusammenhang mit dem Schallrückstreuphänomen steht. Die Modellvorstellung dieses Verfahrens geht davon aus, daß das Gewebe mit einem semiregulären Gitter von Schallstreuzentren durchsetzt ist. Dieses Streuzentrengitter erzeugt in der rückgestreuten Schallstrahlung ein Interferenzmuster, das sich in Periodizitäten des Frequenzspektrums des HF-Scans niederschlägt. Die Periodenlängen stehen in direktem Zusammenhang mit den mittleren Streuzentrenabständen, die wiederum charakteristisch für das Gewebe sind [14].

Eine wichtige Gruppe phänomenologischer Parameter entstammt dem Methodenarsenal der Texturanalyse. Im Fall einer zweidimensionalen Texturanalyse wird die Verteilung der Grauwerte der Bildmatrix eines bestimmten Bereichs des B-Scans in unterschiedlicher Weise untersucht. Ein häufig verwendeter Ansatz ist hierbei die sogenannte Grauwertabhängigkeitsmatrix, die die Häufigkeiten aller Grauwertekombinationen von Bildpunktpaaren in einem vorgegebenen Abstand und einer festen Richtung zueinander enthält [7, 10]. Die eigentlichen Texturparameter sind dann Kenngrößen dieser Häufigkeitsmatrix. Da der Bildpunkteabstand und die Richtungsanordnung jeweils festgelegt werden müssen, wird allein bei diesem Beispiel deutlich, welche Fülle von phänomenologischen Parametern zur Auswahl steht. Es ist durchaus nicht ungewöhnlich, daß Studien zur Ultraschallgewebsdifferenzierung mit einer Disposition von 100 und mehr Parametern beginnen, um die Zahl durch Klassifikationsanalysen dann auf einen Bruchteil zu reduzieren [9]. Ein anderer, aber ebenso phänomenologischer Ansatz sucht diese Schwierigkeit zu umgehen, indem er ein stochastisches Modell zur Beschreibung der Echomuster verwendet [11]. Die Modellparameter, in der Anzahl nicht mehr als 15–20, werden für ein zu untersuchendes Echomuster geschätzt und dienen dann als Texturparameter. Ein weiterer Vorteil dieser Methode neben der Einschränkung der Parameterzahl ist die Möglichkeit, durch eine Resynthese des Echomusters mittels der geschätzten Parameter und der Modellgleichungen visuell die Anwendbarkeit der Modelle zu überprüfen.

Anwendung und Probleme der Gewebsdifferenzierung

Zur Anwendung der US-Gewebeparameter für die Gewebsdifferenzierung sollen nur wenige allgemeine Bemerkungen gemacht werden. Für besonders aussagekräftige Parameter können Normbereiche sowohl für gesunde als auch verschiedene krankhafte Zustände des Lebergewebes festgelegt werden. Damit ist eine schnelle Grobklassifizierung der Echomuster möglich. Um die Information, die in einem größeren Satz von Gewebeparametern enthalten ist, voll ausschöpfen zu können, müssen aufwendigere Klassifikationsschemata angewendet werden. So gelingt es z. B. mit einem hierarchischen Klassifikator, bestehend aus 3 Entscheidungsebenen, insgesamt 6 Gruppen unterschiedlicher Histologie prospektiv zu 85% korrekt zu klassifizieren [17]. So erfolgreich insbesondere solche komplexeren Schemata in Einzelstudien sein können, so problematisch sind sie doch für den normalen klinischen Routineeinsatz, und zwar nicht nur wegen ihres erheblichen Rechenaufwandes, sondern auch wegen ihrer oft nur schwer durchschaubaren Entscheidungsprozesse. Eine weitere spezielle Anwendungsmöglichkeit der Gewebeparameter könnte ihr Einsatz in Verlaufsuntersuchungen sein, z. B. bei chronischen Lebererkrankungen, die mit einem Umbau des Parenchyms einhergehen, oder nach Lebertransplantationen. Die Verwendung der Parameter zur Bildaufbereitung wurde schon im zweiten Abschnitt angesprochen. Dieser bildlichen Präsentation der Ergebnisse einer quantitativen Analyse der Echosignale ist für die Routineanwendung eine besondere Bedeutung beizumessen, da sie dem Arzt eine sehr dichte und schnell aufzunehmende Diagnoseunterstützung bietet [8].

Besonders wichtige Gesichtspunkte für die praktische Anwendbarkeit der quantitativen Analyse sind Reproduzierbarkeit und Standardisierbarkeit sowie Vergleichbarkeit der Ergebnisse unabhängig vom verwendeten US-Aufnahmesystem und dem Untersucher. Wandler, Signalverarbeitung, Patient und Untersucher sind hierbei die wichtigsten Quellen für u. U. erheblich verzerrende bzw. verfälschende Einflüsse auf die Ergebnisse [4, 15]. Seitens der Signalverarbeitung und des Wandlers sollte am ehesten eine zufriedenstellende Lösung des Problems zu erwarten sein, indem die Signalverarbeitung voll digitalisiert wird und einheitliche Wandlertypen und Eichvorschriften festgelegt werden. Standardisierte Untersuchungstechniken bzw. US-Bildaufnahmen in definierten Schnittebenen sind sicherlich weitere wichtige Voraussetzungen für die breite Anwendung einer quantitativen US-Diagnostik. Für diesen Problemkreis muß aber noch viel Forschungsarbeit geleistet werden.

Zusammenfassung und Ausblick

Die geschilderten Möglichkeiten einer rechnergestützten US-Signalauswertung erlauben die folgenden zusammenfassenden Feststellungen. Die Vorteile einer rechnergestützten Bildgebung gegenüber dem Einsatz herkömmlicher Scankonverter sind evident. Eine unmittelbare Folge der digitalen Signalverarbeitung ist die Verwendung einer Vielzahl einfacher Bildverarbeitungsoperationen im Pre- und Postprocessing (s. Abb. 1), z. B. zur Bildverbesserung. Für eine quantitative Auswertung der US-Signale zur Extrahierung gewebsdifferenzierender Parameter ist die digitale Signalverarbeitung eine unabdingbare Voraussetzung. Die Signalauswertung sollte mit einem Rechner ausreichender Leistungsfähigkeit, der verbunden mit einem Massenspeicher direkt an das eigentliche Aufnahmesystem gekoppelt sein sollte, erfolgen (s. Abb. 1). Der Schwerpunkt des diagnostischen Beitrags der rechnergestützten US-Signalverarbeitung liegt bei der Gewinnung quantitativer Größen zur Gewebscharakterisierung, deren Informationsgehalt im wesentlichen durch Klassifikatoren oder durch unmittelbare bildliche Darstellungen genutzt werden kann. Nur ein rechnergestütztes US-Aufnahmesystem bietet die Flexibilität und Vielseitigkeit, die erforderlich sind, damit das breite Spektrum der Auswerteverfahren für den Untersucher in effektiver Weise nutzbar wird. In Betracht gezogen werden kann auch ein Verbund mit anderen rechnergestützten bildgebenden Verfahren, z. B. für besondere, ein Zusammenwirken unterschiedlicher bildgebender Verfahren erfordernde Fragestellungen.

Die einleitend aufgeworfene Frage, ob von einer rechnergestützten US-Bildverarbeitung ein diagnostischer Beitrag zu erwarten ist, darf eindeutig positiv beantwortet werden. Die zweite einleitende Frage, warum dem Praktiker solche Systeme noch nicht zur Verfügung stehen, führt unmittelbar zu der Frage, welche Bedingungen und Aufgaben in der nahen Zukunft erfüllt werden müssen, um die Voraussetzungen für ihren breiten Einsatz zu schaffen. Die Antwort hierauf ist zweifach. Die Forschungsarbeiten auf dem Gebiet der US-Gewebscharakterisierung wurden und werden in der Regel mit speziell entwickelten Systemen, die außerhalb des klinischen Routinebetriebes eingesetzt werden, durchgeführt und häufig führend von nichtklinischen Institutionen betrieben. Diese Tatsache hat zur Folge, daß die verwendeten Systeme und Auswertungsprogramme i.a. nicht den Anforderungen eines klinischen Routineeinsatzes genügen. Deshalb ist, die erste Aufgabenstellung beinhaltend, die Aufforderung an die Herstellerfirmen abzuleiten, rechnergestützte US-Systeme mit einer an die klinischen Routineanforderungen angepaßten Hard- und Softwareausstattung anzubieten. Die zweite, eng mit der ersten verknüpften Aufgabenstellung ist die Gewinnung einer breiten klinischen Datenbasis mit rechnergestützten US-Befundungen. Erst durch umfangreiche klinische Studien können der Stellenwert und die Einsatzmöglichkeiten der verschiedenen Auswerteverfahren in einer rechnergestützten US-Diagnose ermittelt werden. Es ist genügend grundlegende Forschungsarbeit geleistet worden, um diese beiden Hauptaufgaben ohne Verzögerung anzugehen.

Literatur

1 Bamber JC, Daft C (1985) Intelligent filtering for the suppression of speckle in ultrasonic pulse-echo images. In: Gill RW, Dadd MJ (eds) Proc WFUMB '85. Pergamon, Sydney, p 545

2 Chivers RC (1981) Tissue characterization. Ultrasound Med Biol 7: 1–20

3 Hayashi N, Tamaki N, Yamamoto K, Senda M, Yonekura Y, Torizuka K, Ogawa T, Katakura K, Umemura S (1985) In vivo measurement of sound speed in normal and abnormal livers using a high-resolution ultrasonic scanner. In: Gill RW, Dadd MJ (eds) Proc WFUMB '85. Pergamon, Sydney, p 520

4 Kimme-Smith C, Jones JP (1984) The relative effects of system parameters on texture in gray-scale ultrasonograms. Ultrasound Med Biol 10: 299–307

5 Kuc R, Taylor KJW (1982) Variation of acoustic attenuation coefficient slope estimates for in vivo liver. Ultrasound Med Biol 8: 403–412

6 Lerski RA (1982) Ultrasonic tissue characterization. Diagnostic Imaging 51: 238–248

7 Lerski RA, Smith MJ, Morley P, Barnett E, Mills PR, Watkinson G, MacSween RNM (1981) Discriminant analysis of ultrasonic texture data in diffuse alcoholic liver disease. Ultrasonic Imaging 3: 164–172

8 Lizzi F, Feleppa E, Yaremko M, Coleman DJ, King DL (1985) Tissue characterization imaging. In: Gill RW, Dadd MJ (eds) Proc WFUMB '85. Pergamon, Sydney, p 497

9 Lorenz WJ (1982) Computerunterstützte echographische Gewebsdifferenzierung. In: Kratochwil A, Reinold E (Hrsg) Ultraschalldiagnostik 81. Thieme, Stuttgart, S 7–13

10 Räth U, Schlaps D, Limberg B, Zuna I, Lorenz A, van Kaick G, Lorenz WJ, Kommerell B (1985) Diagnostic accuracy of computerized B-scan texture analysis and conventional ultrasonography in diffuse perenchymal and malignant liver disease. J Clin Ultrasound 13: 87–99

11 Ranft U (1985) Echomusteranalyse von Ultraschallbildern der Leber zur Gewebecharakterisierung mittels stochastischer Modelle. In: Otto RC, Schnaars P (Hrsg) Ultraschalldiagnostik 85. Thieme, Stuttgart, S 746–747

12 Robinson DE (1985) Tissue characterization. In: Gill RW, Dadd MJ (eds) Proc WFUMB '85. Pergamon, Sydney, p 36

13 Schuster E, Palkowitsch E, Lieber E, Wawerda C (1984) Texturuntersuchungen bei Ultraschallbildern. In: Kropatsch W (Hrsg) Mustererkennung 1984. Springer, Berlin Heidelberg New York, S 244–249

14 Sommer FG, Joynt LF, Hayes DL, Macovski A (1982) Stochastic frequency-domain tissue characterization: application to human spleens ‚in vivo'. Ultrasonics 20: 82–86

15 Wiesner P, Bönhof JA, Nauth P, Linhart P, Loch EG (1985) Was ist bei der rechnergestützten Bildauswertung zu beachten? In: Judmaier G, Frommhold H, Kratochwil A (Hrsg) Ultraschalldiagnostik 84. Thieme, Stuttgart, S 388–389

16 Wilson LS (1985) Spectral slope as a tissue charakterization tool. In: Gill RW, Dadd MJ (eds) Proc WFUMB '85. Pergamon, Sydney, p 527

17 Zuna I, Schlaps D, Lorenz A, Räth U, Geissler M, Zabel H-J, Lorenz WJ, van Kaick G (1984) Computerechographische Grundlagen: Diagnostische Aussagekraft der Ultraschall-B-Bildparameter. In: Lutz H, Reichel L (Hrsg) Ultraschalldiagnostik 83. Thieme, Stuttgart, S 535–537

Duplexsonographische Flußmessungen an der Pfortader

K.-H. Seitz

Einleitung

Unter den zahlreichen Verfahren zur Messung der Leberdurchblutung existiert keine noninvasive Methode, die die kontinuierliche Bestimmung der Leberdurchblutung ermöglicht [6]. Diese Eigenschaften sind eine wesentliche Voraussetzung für die routinemäßige klinische Anwendung und werden von der Duplexsonographie weitgehend erfüllt. Mit der folgenden Untersuchung sollte daher die Duplexsonographie auf ihre klinische Brauchbarkeit überprüft werden.

Material und Methode

Die Duplexsonographie ist eine Kombination aus B-Bild- und Dopplerultraschallmethode. Mit dem bildgebenden Teil wird das interessierende Gefäß aufgesucht, identifiziert und der Winkel zwischen Dopplerultraschallstrahl und Blutgefäß (Dopplerwinkel) gemessen. Das gepulste Dopplersystem erfaßt das Dopplerfrequenzspektrum innerhalb eines bestimmten Bereichs („sample volume"). Das Sample volume läßt sich auf elektronischem Wege längs des „Dopplerultraschallstrahls" verschieben. Durch die Kombination beider Verfahren lassen sich Flußsignale aus einem bestimmten Gefäß erfassen, und mit Hilfe des Dopplerwinkels kann die zugehörige Flußgeschwindigkeit errechnet werden.

Wasserbadversuche

2 Duplexsysteme (Toshiba SAL 50 A/SDL 01 A, ADR-Kranzbühler 8130 Duplex, technische Daten s. Tabelle 1), die bei der Überprüfung in Wasserbadversuchen eine vergleichbare sehr enge Korrelation (r > 0,96) der Meßwerte zum tatsächlichen Stromzeitvolumen aufwiesen [3], wurden nochmals unter In-vitro-Bedingun-

Tabelle 1. Spezifische Daten der untersuchten Meßsysteme

	ADR Kranzbühler Duplex	Toshiba SAL-50/A SDL-01 A
Lineartransducer	3 MHz	5 MHz
Doppler	2 MHz	2,4 MHz
PRF	2–8 MHz	4/6 KHz
Sample volume	bis *20 mm*	2/5/10 mm
Hochpaßfilter	50–200 Hz	*100*–400 Hz
Länge des ausgewerteten Dopplerspektrums	bis 1,25 s	5 s
Auswertzeit	ca. 20 s	fast Real-time

gen überprüft, die klinischen Verhältnissen nahekamen. Bei verschiedenen Test-
serien (Toshiba SAL 50 A/SDL 01 A) zeigten sich bei insgesamt 229 Einzelmes-
sungen bei verschiedener Meßtiefe, von Hand gehaltenem Transducer und einem
Dopplerwinkel von 50-60° und nicht vollständig mit dem durchströmten Kunst-
stoffschlauch kongruentem sample volume sehr gut reproduzierbare Meßwerte für
die Stromzeitvolumina bzw. Strömungsgeschwindigkeit (r = 0,91). Nur einzelne
Meßwerte wichen um mehr als 20% ab, bei sehr langsamen Strömungsgeschwindigkeiten (< 10 cm/s) fand sich eine statistisch gesicherte systematische Über-
schätzung der Flußgeschwindigkeit. Die Überprüfung des zweiten Duplexsystems
(ADR Kranzbühler 5000 Duplex) wurde unter vergleichbaren Bedingungen vorgenommen, allerdings wurden die Meßwerte aus jeweils 5 Einzelbestimmungen
gemittelt. Die Mehrfachbestimmungen führten erwartungsgemäß zu einer wesentlich engeren Korrelation (r = 0,99). Diese Ergebnisse belegen, daß die zu erwartenden Meßfehler bei der klinischen Anwendung für eine noninvasive Methode
akzeptabel sind und durch Vielfachbestimmungen wesentlich eingeschränkt werden können.

Patientenkollektive

Bei 130 Patienten wurde die Blutflußrichtung in der Pfortader untersucht, darunter 53 Patienten mit Leberzirrhose. Bei weiteren 77 Patienten (39 Gesunde und
38 Patienten mit Leberzirrhose) sollte die Blutflußgeschwindigkeit in der V. portae
quantitativ bestimmt werden. Patienten mit potentiell vasoaktiv wirksamer Medi-
kation oder Herzinsuffizienz wurden von der Untersuchung ausgeschlossen. Nur
bei 4 der 53 Patienten mit Zirrhose konnte die Blutflußrichtung in der V. portae
oder V. lienalis nicht erfaßt werden. Die Messung der portalen Blutflußgeschwindigkeit gelang bei den Gesunden in 29 von 39 Fällen (74,3%) und Patienten mit
Leberzirrhose in 28 von 38 Fällen (73,6%) gleich häufig. Hinsichtlich Alter und
Geschlechtsverteilung unterschieden sich die Kollektive nicht. Die Patienten mit
Leberzirrhose und portaler Hypertension wiesen eine größere Körperoberfläche
und einen signifikant größeren ap-Durchmesser der V. portae auf (11,8 ± 3 mm
gegenüber 9,4 ± 1 mm), auch zeigte sich gegenüber den Gesunden ein signifikant
niedrigerer Hämatokrit (35,1 ± 5,4% versus 42,9 ± 5,6%).

Untersuchungsbedingungen

Alle Untersuchungen erfolgten in Rücken- oder leichter Linksseitenlage nach
12- bis 15stündiger Nüchternperiode und 15minütiger körperlicher Ruhe. Die
Messung der Flußgeschwindigkeit wurde jeweils 10mal in mittlerer Inspirations-
lage bei angehaltener Atmung vorgenommen. Alle Messungen wurden mit dem
Toshiba SAL 50 A/SDL 01 A durchgeführt. Für die Messungen wurden nur arte-
faktfreie Dopplerspektren mit einem Dopplerwinkel unter 60° akzeptiert. Es wurden ein Sample volume von 10 mm Länge und ein Hochpaßfilter von 100 Hz eingesetzt. Das Sample volume wurde jeweils etwa auf Höhe der Überkreuzung der
A. hepatica in die dorsale Partie der Pfortader gelegt. Diese Position wurde
gewählt, weil hier die V. portae gestreckt verläuft, diese Position reproduzierbar
aufgesucht werden kann und sich in Wasserbadversuchen keine wesentlichen Fehler bei dieser Lage des Sample volume erkennen ließen (Abb. 1).

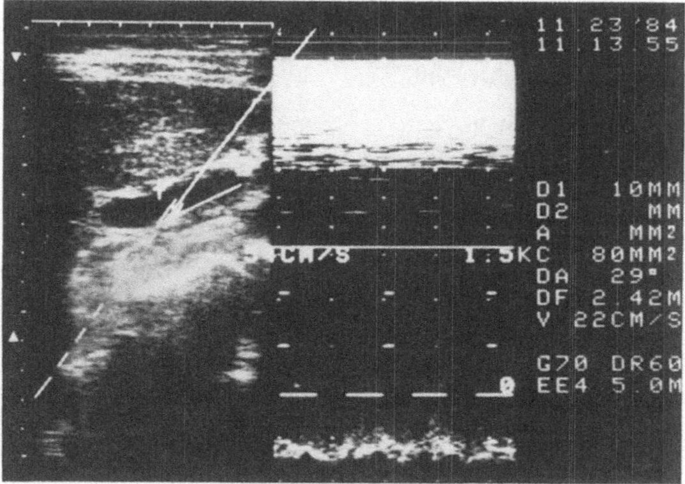

Abb. 1. Der Doppelultraschallstrahl (durchgezogene Linie) trifft die V.portae (V.p.) unter einem Winkel von 29° (DA). Das Doppelspektrum ist in der rechten Bildhälfte unter der Nullinie abgebildet, d.h. die Blutströmung ist vom Dopplertransducer weg zum Leberhilus gerichtet. Die Blutströmungsgeschwindigkeit beträgt 22 cm/s

In einer 2. Untersuchungsserie wurden jeweils 10 Gesunde und 12 Patienten mit Zirrhose und portaler Hypertension unter den oben genannten Bedingungen vor und 60 min nach p. o.-Verabreichung von 40 mg Propranolol untersucht. Weitere 10 Gesunde und 11 Patienten mit Zirrhose und portaler Hypertension wurden vor und 2–15 min nach 2 mg Glukagon intravenös untersucht. Zusätzlich konnte ein Patient mit Zirrhose ohne Zeichen der portalen Hypertension in gleicher Weise untersucht werden.

In einer 3. Serie wurde die Wirkung von 1,6 mg Nitroglyzerin sublingual bei 8 Gesunden, 6 Patienten mit Zirrhose sowie 8 mit hydropischer Rechtsherzinsuffizienz und 10 Patienten mit Linksherzinsuffizienz (NYHA II bis III) untersucht. Die Blutflußmessung erfolgte in der angegebenen Weise vor und 3–10 min nach Verabreichung von Nitroglyzerin; diese Untersuchungsserie wurde mit dem ADR-Kranzbühler-Duplexsystem ausgeführt.

Ergebnisse

Blutflußrichtung im Pfortadersystem

Bei 130 Patienten konnte in 123 Fällen die Blutflußrichtung in V.portae und V.lienalis bestimmt werden, darunter in 49 von 53 Patienten mit Leberzirrhose. Tabelle 2 gibt eine Übersicht über die gefundenen pathologischen Blutflußrichtungen bei Leberzirrhose. Demgegenüber fand sich bei 74 Patienten ohne Zirrhose 73mal eine hepatozentrale Blutströmung, nur bei einem Patienten mit globaler Herzinsuffizienz und Trikuspidalinsuffizienz wurde ein systolisch-diastolischer Pendelfluß reproduzierbar registriert.

Tabelle 2. Pathologische Blutflußrichtung im Pfortadersystem bei Leberzirrhose (n = 49)

Vena portae:	retrograder Fluß	2
	0-Flow	2
	Pendelfluß	1
	wechselnd 0-vorwärts/0-rückwärts	3
Vena lienalis:	retrograder Fluß	5
	0-Flow	1
	wechselnd 0-vorwärts/0-rückwärts	3
Vena coronaria ventriculi:	retrograd	3
Vena umbilicalis:	retrograd	7
andere Anastomosen:		2

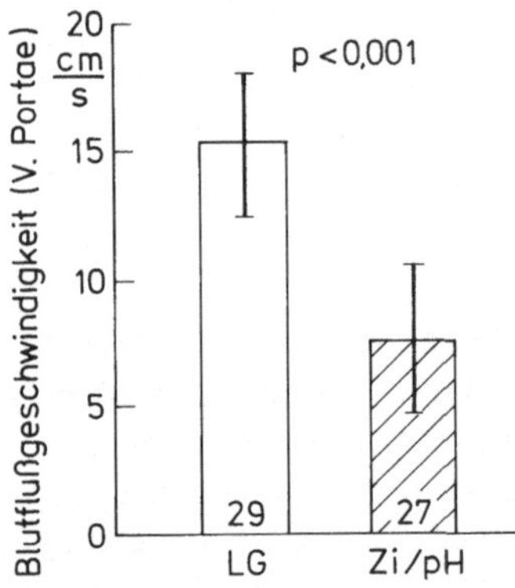

Abb. 2. Blutflußgeschwindigkeit in der V. portae (VP) bei Lebergesunden (LG) und bei Patienten mit Leberzirrhose und portaler Hypertension (Zi/pH)

Blutflußgeschwindigkeit in der V. portae

Bei 29 auswertbaren Gesunden ergab sich eine mittlere portale Blutflußgeschwindigkeit von 15,2 ± 2,9 cm/s mit Individualwerten zwischen 10,9 und 20,2 cm/s. Zwischen der portalen Blutflußgeschwindigkeit und dem Lebensalter sowie der Körperoberfläche fand sich eine statistisch gesicherte mäßige negative Korrelation ($p < 0,05$; $r = -0,56$ bzw. $r = -0,48$).

Bei 27 Patienten mit Leberzirrhose und portaler Hypertension fand sich mit 7,6 ± 2,8 cm/s eine niedrigere mittlere portale Blutströmungsgeschwindigkeit (Abb. 2). Der Unterschied gegenüber der gesunden Kontrollgruppe ist statistisch gesichert ($p < 0,001$). Die individuellen Mittelwerte lagen bei Leberzirrhose zwischen 0 und 11,4 cm/s. Eine Korrelation der portalen Strömungsgeschwindigkeit zum Lebensalter oder Körperoberfläche fand sich nicht (Abb. 2).

Vergleicht man die individuelle Blutströmungsgeschwindigkeit in der Pfortader bei diesen Patientengruppen, so überschneiden sich diese Werte nur in 9 von 56 Fällen (16%), beim Vergleich der miterfaßten anteriorposterioren Pfortaderdurchmesser in 45 von 56 Fällen (84%).

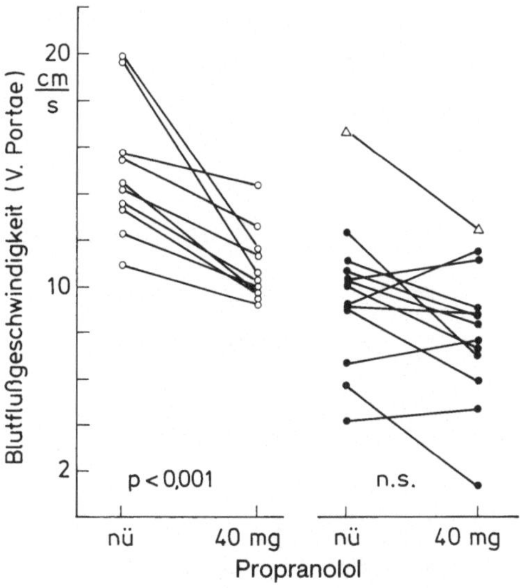

Abb. 3. Änderung der mittleren Blutflußgeschwindigkeit in der V. portae bei Lebergesunden (n = 10) und bei Patienten mit Leberzirrhose und portaler Hypertension (n = 12), sowie einer Patientin mit Leberzirrhose ohne klinische Zeichen der portalen Hypertension 60 min nach Verabreichung von 40 mg Propranolol (nü = nüchtern)

Wirkung von Propranolol

10 gesunde Patienten zeigten 1 h nach 40 mg Propranolol per os in jedem Fall eine relativ gleichmäßige Abnahme der portalen Blutflußgeschwindigkeit von $15,0 \pm 2,6$ auf $11,0 \pm 2,3$ cm/s (-27%). Die Strömungsverlangsamung ist hochsignifikant ($p < 0,001$; t-Test für paarige Stichproben).

Bei 12 Patienten mit Zirrhose und portaler Hypertension kam es zu keiner signifikanten Verlangsamung der Strömungsgeschwindigkeit von $9,0 \pm 2,7$ cm/s auf $7,5 \pm 2,7$ cm/s. Im einzelnen zeigte sich ein unterschiedliches Verhalten (Abb. 3). Ein Patient mit Leberzirrhose ohne klinische Zeichen der portalen Hypertension wies das Flußverhalten der Lebergesunden auf.

Wirkung von Glukagon

Bei den 10 Gesunden wurde in allen Fällen ein deutlicher Anstieg der portalen Strömungsgeschwindigkeit von nahezu gleichem Ausmaß unabhängig vom Ausgangswert registriert. Der Mittelwert stieg von $14,5 \pm 3,2$ cm/s auf $17,5 \pm 3,6$ cm/s ($+21\%$). Der Zusammenhang ist statistisch hochsignifikant ($p < 0,001$).

Bei 11 Patienten mit Zirrhose und portaler Hypertension fand sich mit $9,9 \pm 1,9$ cm/s vor und $9,2 \pm 2,4$ cm/s nach Glukagongabe keine signifikante Änderung der mittleren portalen Strömungsgeschwindigkeit. In 9 Fällen kam es nur zu einer unbedeutenden Änderung der portalen Blutflußgeschwindigkeit, in 2 Fällen zu einer erheblichen Reduktion der Strömungsgeschwindigkeit. Der einzige Patient mit Zirrhose ohne portale Hypertension zeigte dagegen eine deutliche Zunahme der Strömungsgeschwindigkeit (Abb. 4).

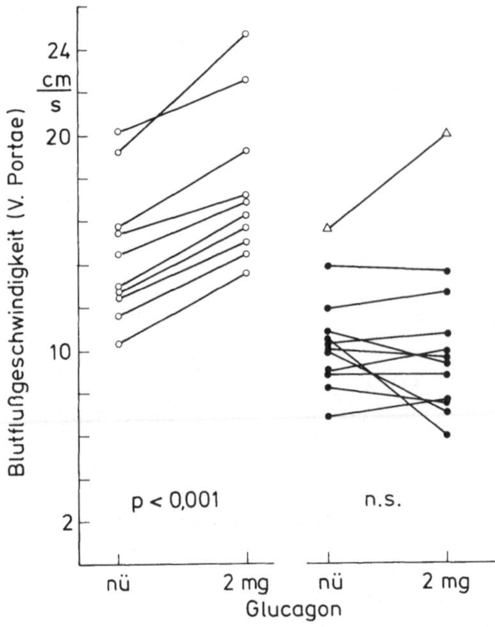

Abb. 4. Verhalten der mittleren Blutflußgeschwindigkeit in der Pfortader bei 10 Lebergesunden und 12 Patienten mit Leberzirrhose mit portaler Hypertension (n = 11) und ohne portale Hypertension (n = 1) vor und 2–15 min nach Verabreichung von 2 mg Glukagon i. v.

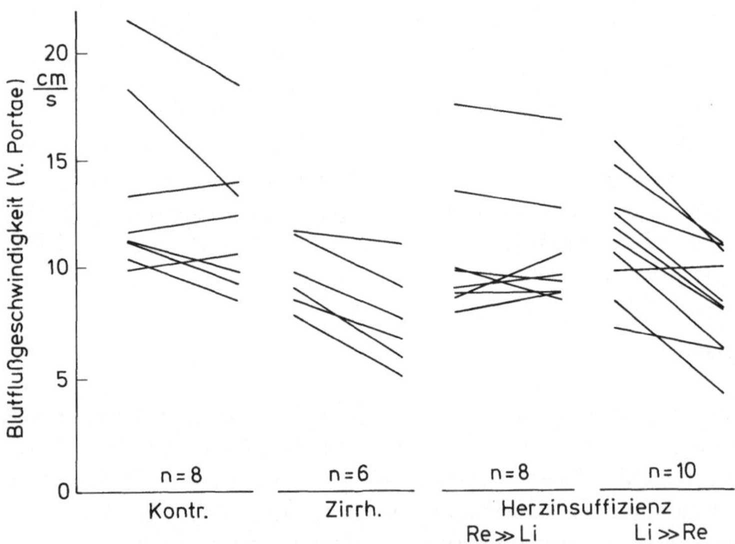

Abb. 5. Messung der mittleren portalen Blutströmungsgeschwindigkeit vor und 2–10 min nach sublingualer Nitroglyzeringabe (1,6 mg)

Wirkung von Nitroglyzerin

Von den 4 untersuchten Patientengruppen (Abb. 5) zeigten die Gesunden nach Nitrolingual eine unterschiedliche Reaktion. In 5 Fällen fand sich eine unterschiedliche Abnahme der Strömungsgeschwindigkeit, 3 Patienten zeigten eine diskrete Zunahme.

Bei 10 Patienten mit Linksherzinsuffizienz (NYHA II–III) wurde mit einer Ausnahme eine gleichmäßige, statistisch gesicherte Abnahme der Flußgeschwindigkeit ($p < 0{,}005$, t-Test für paarige Stichproben) gefunden. Bei Patienten mit hydropischer Rechtsherzinsuffizienz ließ sich in keinem Fall eine wesentliche Änderung der mittleren portalen Strömungsgeschwindigkeit nachweisen. Bei den 6 Patienten mit Zirrhose und portaler Hypertension fand sich in jedem Fall eine nahezu gleichmäßige Flußreduktion von 21% im Mittel. Der Unterschied ist wegen der geringen Fallzahl nicht statistisch signifikant.

Diskussion

Pfortadergefäße und Blutflußrichtung

Mit der Duplexsonographie lassen sich rasch die Anatomie des Pfortadersystems darstellen und die Blutflußrichtung in den Portalgefäßen sicher erfassen. Die Methode liefert praktisch die gleichen Ergebnisse wie die röntgenologische Splenoportographie. Da die methodischen Einschränkungen der invasiven Splenoportographie entfallen und das Ultraschallverfahren beliebig wiederholt werden kann – lediglich kleinere portokavale Anastomosen sind mit der direkten Splenoportographie besser erkennbar – ist es wegen der gleichzeitig möglichen Ultraschalluntersuchung der Leber diagnostisch höher einzuschätzen. Über die Anwendung des Verfahrens liegen bisher nur Einzelfallberichte vor [1, 9].

Portale Blutflußgeschwindigkeit

Die unterschiedlichen Blutflußgeschwindigkeiten bei Gesunden und Patienten mit Leberzirrhose und portaler Hypertension ergeben sich aus dem unterschiedlichen Gefäßwiderstand. Die in der Literatur angegebenen einfach meßbaren maximalen Strömungsgeschwindigkeiten in der Pfortader stimmen sowohl bei Gesunden und bei Patienten mit Leberzirrhose [2, 4, 7, 8] sehr gut mit den eigenen Werten überein, wenn man sie annäherungsweise umrechnet (Tabelle 3). Ob der Messung der portalen Blutströmungsgeschwindigkeit diagnostische Bedeutung zukommt, ist noch nicht zu entscheiden. Erwartungsgemäß erbrachten die bisherigen Messungen bei Patienten mit chronischer Hepatitis [8] Werte, die zwischen Lebergesunden und Patienten mit Zirrhose einzuordnen wären. Immerhin konnten Gesunde von Patienten mit Leberzirrhose recht gut abgegrenzt werden. Die portalen Blutflußgeschwindigkeiten überschnitten sich in den eigenen Kollektiven nur in 16% gegenüber 84% beim Pfortaderdurchmesser.

Die Anwendbarkeit des Verfahrens ist verbesserungsbedürftig, da nur bei etwa ¾ der Patienten die Messung der Blutströmungsgeschwindigkeit in der Pfortader möglich war. Mit geeigneteren kleineren Applikatoren wird dies möglich sein;

Tabelle 3. Literaturangaben zur Strömungsgeschwindigkeit in der V. portae
Blutflußgeschwindigkeit V. portae (Duplexmessungen)

	Gesunde			Zirrhose/portale Hypertension		
	n	V_{max} (cm/s)	$\overline{V}$ (cm/s)	n	V_{max} (cm/s)	$\overline{V}$ (cm/s)
Eigene Ergebnisse	29		$15{,}2 \pm 2{,}9$[a]	27		$7{,}6 \pm 2{,}8$[a]
Moriyasu [4]	36		$14{,}4 \pm 3{,}4$			
Kawamura [2]	39	24	$\sim 12 - 14{,}4$[b]			
Saito [8]	15	$25{,}9 \pm 7{,}2$[a]	$\sim 13 - 15{,}6$[b]	30	$18{,}6 \pm 3{,}6$[a]	$\sim 9{,}3 - 11{,}2$[b]
Nakayama [5]				$8 + 1$[c]	$20{,}9 \pm 5{,}4$	$\sim 10{,}5 - 11{,}5$[b]
Ohnishi [7]				19	$17{,}0 \pm 3{,}9$	$\sim 8{,}5 - 9{,}3$[b]
				cineangiographisch:		$\sim 8{,}5 + 2{,}7$
				chronische Hepatitis		
Saito [8]				26	$21{,}9 \pm 4{,}4$	$11{,}0 - 13{,}2$[b]

[a] $p < 0{,}001$
[b] mittlere Flußgeschwindigkeit näherungsweise aus der maximalen Strömungsgeschwindigkeit unter Annahme eines parabelförmigen Strömungsprofils ermittelt
[c] Zirrhose ohne Angabe über portale Hypertension – 1 Patient mit chronischer Hepatitis

Vielfachbestimmungen zur Verkleinerung der Meßfehler werden immer unumgänglich bleiben, da der Dopplerwinkel, dessen Bestimmung den größten Anteil am Meßfehler einnimmt, meist um 45° liegt und bei Meßfehlern von 5° Flußgeschwindigkeit um ca. 14% unter- bzw. überschätzt wird.

Stromzeitvolumenbestimmung

Auf die naheliegende einfache mögliche Berechnung des Stromzeitvolumens wurde verzichtet, da es sich einerseits bei Lebergesunden und Patienten mit Leberzirrhose weitgehend überschneidet [10] und andererseits die Querschnittsbestimmung der Pfortader problematisch ist. Die Durchmesserbestimmung ist nur mit einer Genauigkeit von allenfalls 0,5 mm möglich, ferner ist die Pfortader beim Gesunden meist queroval und zeigt atemabhängige Lumenschwankungen. Auch ist zu berücksichtigen, daß die Strömungsgeschwindigkeit in der Pfortader ebenfalls atemabhängig ist und bei Messung in Inspiration systematisch unterschätzt wird.

Blutströmungsgeschwindigkeit und vasoaktive Substanzen

β-Blocker wie Propranolol führen über eine Reduktion des Herzzeitvolumens und Kontraktion der Splanchnikusgefäße zu einer Minderung des portalen Flusses und damit zu einem Rückgang der portalen Blutflußgeschwindigkeit. Mit dem Duplexverfahren ließ sich dieser Effekt bei Gesunden in jedem Fall nachweisen. Die Abnahme der Strömungsgeschwindigkeit von durchschnittlich 27% war statistisch signifikant. Die geringere oder fehlende Abnahme bei Patienten mit portaler Hypertension ist Folge eines unterschiedlich verstärkten First-pass-effect bei verlängerter Kontaktzeit zwischen Blut- und Leberzellen in den Sinusoiden infolge verlangsamter Durchströmung. Bemerkenswert ist, daß die Kontrolluntersuchung vor dem zu erwartenden Wirkungsmaximum des Propanolols vorgenommen wurde.

Um die Effekte rasch wirksamer vasoaktiver Pharmaka zu untersuchen, wurden Gesunde und Patienten mit Leberzirrhose vor und kurz nach Glukagongabe untersucht. Die Dilatation der A. mesenterica superior und A. lienalis führen zu einem Anstieg des portalen Blutflusses. Dieser konnte bei allen Gesunden mit einer durchschnittlichen Zunahme der Strömungsgeschwindigkeit von 21% statistisch gesichert nachgewiesen werden. Bei Patienten mit portaler Hypertension blieb er wegen des hohen Gefäßwiderstandes in der zirrhotischen umgebauten Leber aus. 2 Patienten zeigten einen deutlichen Abfall, der nicht geklärt werden konnte. Ein Patient mit verifizierter Zirrhose ohne klinische Zeichen der portalen Hypertension verhielt sich wie eine gesunde Kontrollperson.

Der Effekt des durch Nitroglyzerin ausgelösten venösen Pooling auf die portale Blutflußgeschwindigkeit wurde in einer weiteren Studie untersucht. Die fehlende Abnahme der portalen Strömungsgeschwindigkeit bei einem Teil der Gesunden könnte auf unterschiedliche Reaktionsweisen zurückzuführen sein, möglicherweise kommt es bei einem Teil ausschließlich zur Vasodilatation ohne signifikante Veränderung der portalen Strömungsgeschwindigkeit. Ähnliche Beobachtungen wurden bei Untersuchungen vor und nach Nahrungsaufnahme gemacht [2; K. Seitz, unveröffentlichte Ergebnisse]. Der erwartete medikamentöse Effekt ließ sich bei Patienten mit Zirrhose und portaler Hypertension sowie bei Linksinsuffizienz erkennen. Bei hydropischer Rechtsherzinsuffizienz kam es zu keiner Änderung der portalen Blutflußgeschwindigkeit, da bei den ohnehin dilatierten Gefäßen kein zusätzliches venöses Pooling mehr möglich war.

Untersuchungen über den duplexsonographischen Nachweis von Medikamentenwirkungen wurden nur von Ohnishi et al. [7] veröffentlicht und mit der invasiven cineangiographischen Lipiodol-Tröpfchen-Methode verglichen. Die Ergebnisse korrelierten sehr eng (r = 0,96), nach Pitressingabe fand sich ein 50- bis 70%iger Rückgang der portalen Strömungsgeschwindigkeit, nach Gabe von H_2-Blockern wurde keine Änderung der Blutflußgeschwindigkeit beobachtet.

Zusammenfassung

Mit der Duplexsonographie sind nicht nur Angaben über die Blutflußrichtung in der Pfortader, sondern auch Geschwindigkeitsmessungen möglich. Auch können Änderungen der Blutströmungsgeschwindigkeit nach Gabe vasoaktiver Substanzen nachgewiesen werden, bei kleineren Patientengruppen muß die Änderung der Flußgeschwindigkeit ca. 20% betragen, um sich statistisch signifikant zu unterscheiden. Da die Blutflußgeschwindigkeit mit den derzeitigen Duplexsonographiegeräten sinnvollerweise nur in ganzen Zahlen (cm/s) angegeben wird, treten bei sehr langsamer Strömungsgeschwindigkeit (< 5 cm) erhebliche Rundungsfehler auf, zusätzlich wird das System in diesem Bereich aus dem gleichen Grund unsensibler, da sich nur noch relativ große Flußänderungen sichern lassen.

Die Duplexsonographie ist die einzige noninvasive Methode, die eine beliebig wiederholbare Messung der portalen Strömungsgeschwindigkeit zuläßt. Mit den derzeitigen Geräten sind Messungen im Abstand von 10–30 s möglich. Die Methode ist bei der Beurteilung des Ausmaßes der portalen Hypertension hilfreich, darüber hinaus könnte sie für den Wirkungsnachweis einer medizinischen

Behandlung der portalen Hypertension sowie vor und nach portokavaler Shunt-operation von großem Wert sein. Die Anwendung als Einmannverfahren erfordert eine geschickte Untersuchungstechnik und genaue methodische Kenntnisse.

Literatur

1 Foley WD, Varma RR, Lawson TL, Berland LL, Smith DF, Thorsen K (1983) Dynamic computed tomography and duplex ultrasonography: adjuncts to arterial portography. J Comput Assist Tomogr 7: 77–82

2 Kawamura S, Miyatake K, Okamoto K, Beppu S, Kinoshita N, Sakakibara H, Nimura Y (1983) Analysis of the portal vein flow with two-dimensional echo-Doppler-method. In: Lerski RA, Morley P (eds) Ultrasound '82, Proceedings of the 3rd Meeting of WFUMB, Brighton, July 1982. Pergamon, Oxford, S 511–515

3 Kurz CS, Klosa W, Graf HP, Schillinger H (1985) Ultraschall-Doppler-Verfahren zur nichtinvasiven Bestimmung fetaler Blutflußvolumina. Ultraschall 6: 90–96

4 Moriyasu F, Ban N (1983) Ultrasonic blood flow measurement of abdominal vessels with the combined system of an electronic linear scanner and a pulsed doppler flow-meter. Toshiba Medical Review 9: 36–43

5 Nakayama T, Ohnishi K, Saito M, Hatano Y, Nomura F, Kono K, Okuda K (1983) Effects of propanolol on portal vein pressure, portal blood flow and cardiac output in patients with chronic liver disease. Hepatology 3: 812

6 Neumayr A (1983) Haemodynamik der Leber beim Gesunden und bei portaler Hypertension und ihre Bedeutung für die Klinik. Internistische Welt 6: 16–25

7 Ohnishi K, Saito M, Koen H, Nakayama T, Nomura F, Okuda K (1985) Pulsed doppler flow as a criterion of portal venous velocity: comparisons with cineangiographic measurements. Radiology 154: 495–498

8 Saito M, Ohnishi K, Nakayama T, Nomura F, Kono K, Koen H, Okuda K (1983) Ultrasonic measurements of portal and splenic vein blood flows and their velocities in normal subjects and patients with chronic liver disease. Hepatology 3: 812

9 Seitz K, Nitschke P (1984) Dopplersonographische Untersuchung am Portalsystem, derzeitige Möglichkeiten. In: Lutz H, Reichel L (Hrsg) Ultraschalldiagnostik 83. Thieme, Stuttgart, S 188–190

10 Sherlock S (1981) The portal venous system and portal hypertension. In: Sherlock S (ed) Diseases of the liver and biliary system, 6th edn. Blackwell, Oxford, pp 134–176

Die farbigkodierte Blutflußdarstellung abdomineller Gefäße in Echtzeit mit dem zweidimensionalen Dopplerverfahren

Shinichi Takamoto, Minoru Sukigara, Ryozo Omoto

Einleitung

Die ersten Versuche, mit Hilfe des Ultraschalldopplerverfahrens den Blutfluß nichtinvasiv nachzuweisen, bezogen sich überwiegend auf die Untersuchung der A. carotis. So konnte Hokanson [2] 1971 erstmals mit dem gepulsten Dopplerverfahren den Blutfluß in der A. carotis nachweisen. Im Jahre 1972 folgten die Untersuchungen von Reid und Spencer [6] an der A. carotis mit dem Dauerschalldopplerverfahren (CW-Doppler). Curry und White [1] konnten erstmals den Blutfluß der A. carotis mit dem CW-Doppler farbig, jedoch nicht in Echtzeit abbilden.

Erst 1982 wurde eine neue Ultraschalldopplertechnik entwickelt, mit deren Hilfe der Blutfluß zweidimensional in Echtzeit sichtbar gemacht werden konnte. Namekawa [3] stellte ein „real-time color flow mapping system" vor. Omoto [4] berichtete 1983 über die erste klinische Anwendung dieses Systems und nannte es „Zweidimensionale Dopplerechokardiographie" oder kurz „2-D-Doppler" [5]. Über die klinische Anwendung des 2-D-Doppler bei der Untersuchung abdomineller Gefäße einschließlich des Aortenaneurysmas und viszeraler Arterien liegen mittlerweile auch die Erfahrungen anderer Autoren vor [7, 9, 10].

Methode

Prinzip des 2-D-Dopplerverfahrens

Das Prinzip des 2-D-Doppler beruht auf dem von Radarortungssystemen bekannten „Moving target indication"-Verfahren. In Abb. 1 wird der 1. Ultraschallimpuls sowohl an dem ruhenden Objekt (Gebäude) als auch an dem sich bewegenden Objekt (Flugzeug) reflektiert. Der 2. Schallimpuls, eine Periode später abgestrahlt, wird ebenfalls von dem ruhenden wie auch dem bewegten Objekt reflektiert. Das reflektierte Signal des bewegten Objektes weist gegenüber dem 1. Signal eine Phasendifferenz auf. Wird das 1. Schallsignal von dem 2. subtrahiert, verschwindet das Signal des ruhenden Objektes, während ein Signal des bewegten Objekts erhalten bleibt. Folglich wird in der 2-D-Dopplerebene die Phasendifferenz zwischen dem 1. und 2. Signal abgebildet.

Nähert sich ein Objekt der Schallquelle, wird es in roter Farbe abgebildet. Entfernt sich ein Objekt von der Schallquelle, wird es in blauer Farbe dargestellt. Sind diese Objekte Erythrozyten, kann der Blutstrom, der letztlich aus einer Vielzahl sich bewegender Erythrozyten besteht, farbig sichtbar gemacht werden. Daher wird der auf die Schallquelle gerichtete Blutstrom in roter Farbe, der entgegengesetzte Strom in blauer Farbe abgebildet. Die Flußgeschwindigkeit wird in 8 Farbhelligkeitsstufen wiedergegeben. Die Varianz der Strömungsgeschwindigkeit wird als grüne Mischfarbe sichtbar gemacht: die rote Farbe wechselt nach gelb, die blaue nach grün-blau.

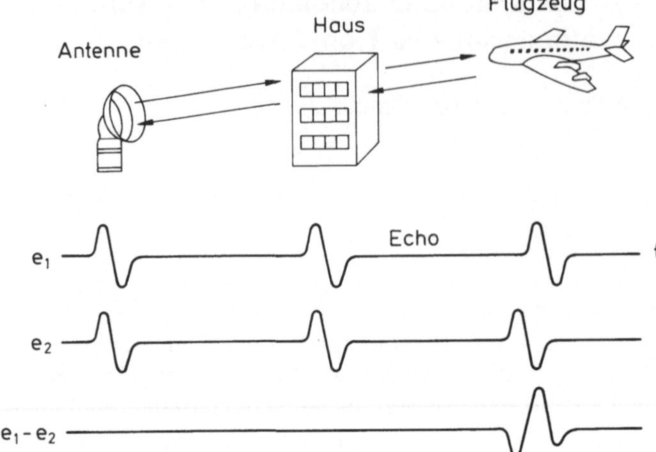

Abb. 1. Moving-target-indication-Methode. Die Phasendiffernz zwischen den Echos *(e₁ und e₂)* wird farbigkodiert dargestellt. e_1: Rückgestreute Signale des ersten Schallimpulses. e_2: Rückgestreute Signale einen Zyklus später als e_1

Geräte

Für die Untersuchungen wurden folgende zweidimensionale Dopplersysteme verwandt: ALOKA XA-54, SSD-880, SSD-860 als Phased-array-Systeme und XA-340 und XA 350 als Linear-array-Systeme. Zur Verfügung standen Schallwandler mit den Frequenzen 2,5 MHz, 3,5 MHz und 5 MHz mit Impulswiederholungsfrequenzen von 4, 6, 8 und 12 KHz bei den Phased-array-Systemen. Bei den Linear-array-Systemen wurden Schallwandler mit den Frequenzen 3,5 MHz, 5 MHz und 7 MHz mit den Impulswiederholungsfrequenzen von 2, 4, 6, 8 und 12 KHz verwendet.

Ergebnisse

Beispiele für die Anwendung des zweidimensionalen Dopplerverfahrens bei abdominellen Gefäßen

Abdominelles Aortenaneurysma

Für die Untersuchung abdomineller Aneurysmen wurden verschiedene Applikationstechniken vorgeschlagen [12]. Bei der konventionellen anterioren Schallwandlerposition wird die Aorta in Längs- und Querschnitten abgebildet. Bei der zweidimensionalen Dopplermethode wird der Blutfluß erst dann optimal sichtbar gemacht, wenn das Schallfeld nahezu parallel zur Strömung ausgerichtet werden kann. Die Strömungsverhältnisse des Aneurysmas werden daher bei stark geneigter Position des Schallwandlers am proximalen oberen und distalen unteren Ende des Aneurysmas am besten abgebildet [9]. Von beiden Blickrichtungen aus lassen sich frontale und sagittale Abbildungen erreichen, die den anteriorposterioren beziehungsweise lateralen Projektionen bei der Angiographie entsprechen.

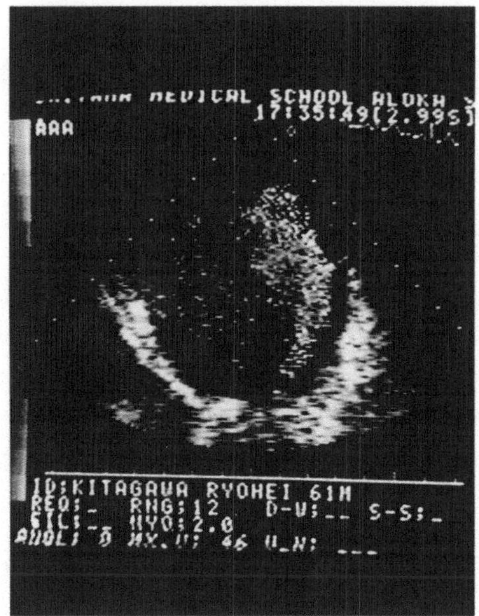

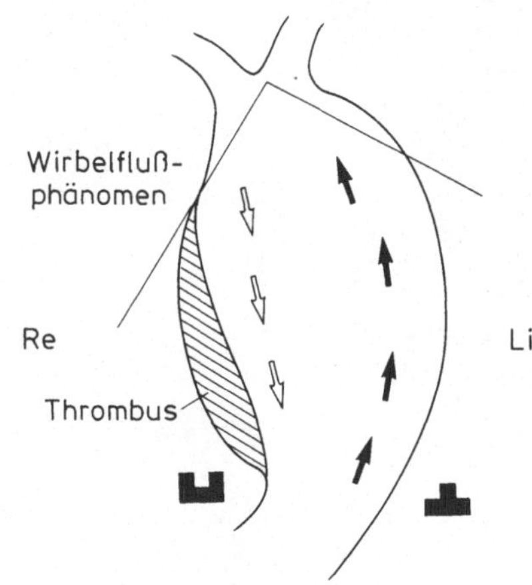

Abb. 2. Abdominelles Aortenaneurysma, 61jähriger Patient. Frontale Abbildungsebene von distal. Man beachte den Flußwirbel in dem großen Aneurysma und die Thrombusbildung auf der Seite der langsamen gegenläufigen Strömung

Da Aortenaneurysmen in ihrem Verlauf gewöhnlich nach einer Seite abweichen infolge ungleichmäßiger Dilatation und Elongation, finden sich in Aneurysmen immer Flußwirbel. Der Fluß während der Systole in Abb. 2 von der normalen Aorta in das Aneurysma – dargestellt in warmen Farben – übt Scherkräfte gegen eine Seite der Aneurysmawand aus, die auswärts gewölbt wird. An der gegenüberliegenden Wandseite des Aneurysmas findet sich ein ständiger Fluß niedriger Geschwindigkeit in entgegengesetzter Richtung, dargestellt in blauer Farbe. Dort findet sich auch der wandständige Thrombus. Diesem Wirbelstromphänomen in Aneurysmen wird eine Bedeutung für weitere Dilatation und Elongation des Aneurysmas zugeschrieben [12].

Anastomosenaneurysma

Ein Anastomosenleck nach Ersatz der Aorta abdominalis durch eine Prothese kann leicht lokalisiert und die Größe des Lecks abgeschätzt werden, da die Flußgeschwindigkeit in diesem Fall sehr hoch ist.

Aortendissektion

Bei der Aortendissektion Typ I oder III nach DeBakey ist die abdominelle Aorta häufig mit einbezogen. Obwohl auch die konventionelle Sonographie die zwei Lumina darstellen kann, ist es schwierig, das wahre von dem falschen Lumen zu unterscheiden. Die farbig kodierte Flußinformation des zweidimensionalen Dopplerverfahrens kann jedoch entscheidende Hinweise zur Unterscheidung der Lumina geben, auch wenn manchmal Interpretationsschwierigkeiten wegen der

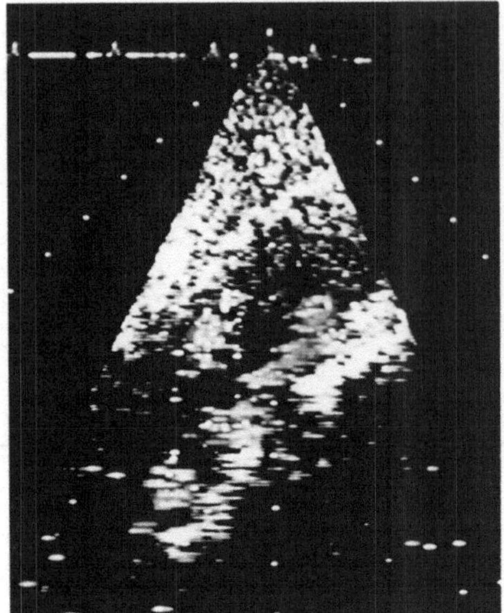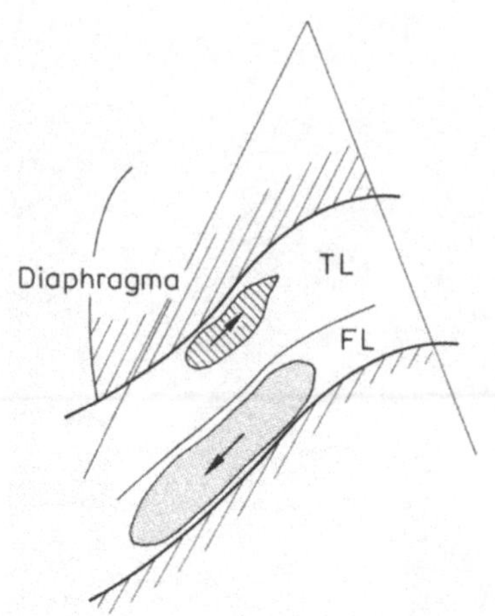

Abb. 3. Aortendissektion Typ IIIb nach DeBakey, 47jähriger Patient. Longitudinalschnitt der proximalen abdominellen Aorta. Zwei unterschiedliche Flußmuster sind erkennbar. Das ventrale Lumen ist das wahre Lumen *(TL)* mit normaler Flußrichtung. Das falsche Lumen *(FL)* liegt dorsal und weist eine gegenläufige Flußrichtung auf

fehlenden Informationen über die Verhältnisse an der Aorta thoracica entstehen können. In Abb. 3 ist das obere in „warmen" Farben dargestellte Lumen mit distaler Flußrichtung das wahre Lumen, während das untere in „kalten" Farben dargestellte Lumen mit entgegengesetzter Flußrichtung das falsche Lumen repräsentiert. Besteht ein Reentry im Bereich der abdominellen Aorta, kann es ebenfalls nachgewiesen werden.

Leriche-Syndrom

Beim Leriche-Syndrom findet sich keine „Farbe" im Bereich der Iliakalarterien. Dafür läßt sich an der Bifurkation die Lumbalarterie als Kollateralgefäß darstellen. In Abb. 4 ist die Lumbalarterie von der Rückseite der Aorta nach dorsal seitwärts verlaufend in gelber Farbe zu erkennen, obwohl nach der vom Schallwandler abgewandten Flußrichtung eine blaue Farbkodierung erwartet werden müßte. Die Ursache hierfür liegt in der hohen Flußgeschwindigkeit, bei der die Abtastgeschwindigkeit des zweidimensionalen Dopplers überschritten wird und damit die Strömung in der Gegenfarbe Gelb kodiert wird. Dieses Phänomen wird Aliasing genannt und muß bei der Interpretation von zweidimensionalen farbig kodierten Doppleraufnahmen sorgfältig beachtet werden.

Plikation der V. cava inferior zur Verhütung von Lungenembolien

Auf der distalen Seite der Einengung durch die Plikation der V. cava tritt eine hochgradige Flußverlangsamung ein. Auf dieser Seite ist kein farbig kodierter Fluß zu erkennen, aber auf der proximalen Seite unmittelbar oberhalb der Ein-

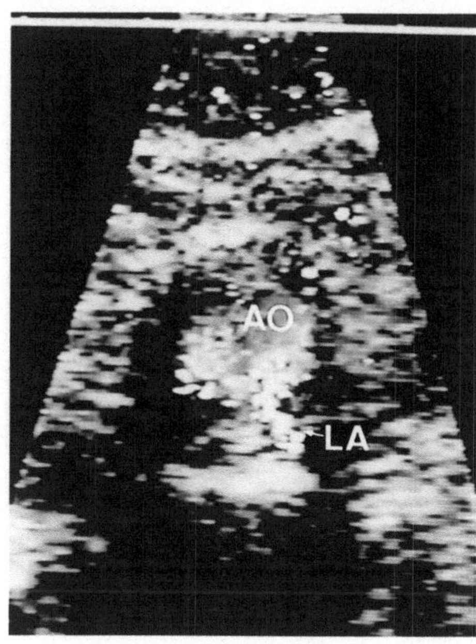

Abb. 4. Leriche-Syndrom, 76jährige Patientin. Querschnitt der distalen Aorta *(AO)*. Da beide Aa. iliacae verschlossen sind, dient die Lumbararterie *(LA)* als Kollateralgefäß

engung ist die Flußgeschwindigkeit erhöht. Dadurch kann die Blutströmung dort farbig dargestellt werden. Das zweidimensionale Dopplerverfahren ist damit geeignet, die Durchgängigkeit der Plikationsstelle bei Verlaufskontrollen nachzuweisen.

Aneurysmen von Viszeralarterien (Mesenterialarterienaneurysma)

Aneurysmen mit und ohne Thrombus können nachgewiesen werden. Mit Hilfe der Angiographie lassen sich aus 2 Ebenen nur bedingt dreidimensionale Informationen ablesen. Das zweidimensionale Dopplerverfahren gestattet eine Beurteilung aller 3 Dimensionen einschließlich des angrenzenden Weichteilgewebes durch die Wahlmöglichkeit vieler nahezu beliebiger Untersuchungsebenen. Die Abb. 5 zeigt ein Aneurysma des A. mesenterica superior, das von einem umschriebenen Wandbereich ausgeht.

Hepatozelluläres Karzinom

Mit Hilfe des zweidimensionalen Dopplerverfahrens können die Verlagerung der Gefäße und manchmal auch durch einen Tumorthrombus verursachte „Stenose"-Flußmuster sichtbar gemacht werden. Der größte Vorteil des Verfahrens ist jedoch, daß hepatische arterioportale Shunts oder Shunts zwischen A. hepatica und V. hepatica aufgedeckt werden können. Beide weisen hohe Flußgeschwindigkeiten auf und sind wegen ihrer kontinuierlich hellen „Farbe" in den erweiterten Gefäßen leicht erkennbar. Die Abb. 6 zeigt einen arterioportalen Shunt. Mit dem gepulsten eindimensionalen Doppler wurde eine Flußgeschwindigkeit von 78 cm/s im Shuntbereich gemessen.

Bei der Behandlung des hepatozellulären Karzinoms wird heute die transarterielle Embolisation des Tumors bevorzugt. Das zweidimensionale Dopplerverfah-

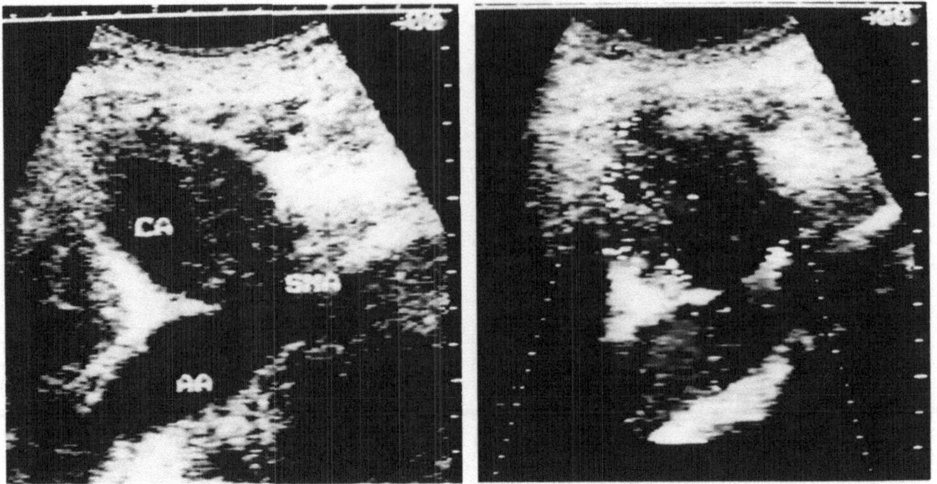

Abb. 5. a Normales Sonogramm. Aneurysma des Truncus coeliacus, 71jährige Patientin.
CA: Truncus coeliacus, *SMA:* A. mesenterica superior, *AA:* Aorta. **b** Zweidimensionales
Dopplerbild zeigt das Flußmuster im Truncus coeliacus und der A. mesenterica superior.
Das Aneurysma hat sich aus dem unteren Abschnitt des Truncus entwickelt

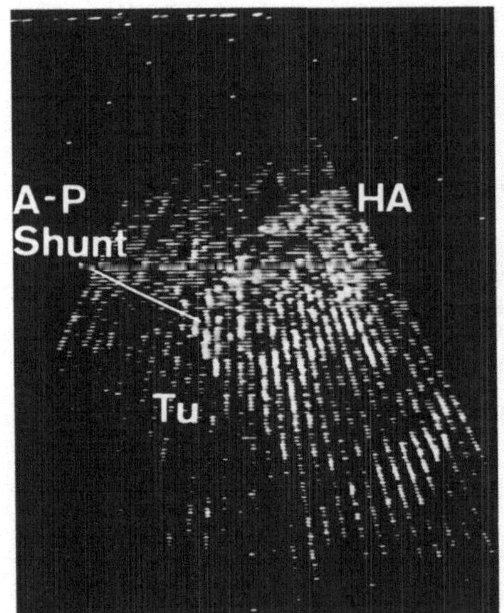

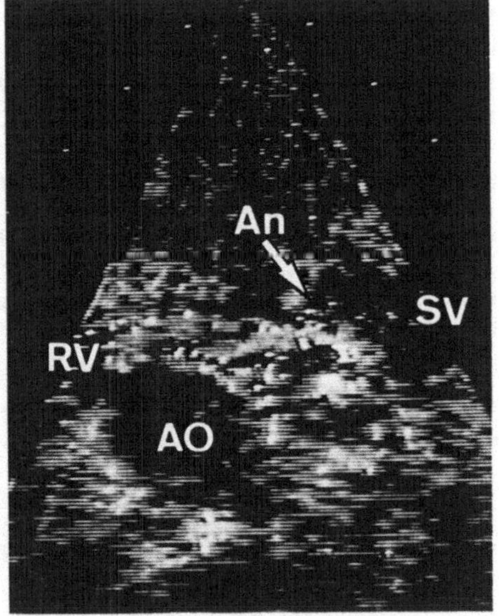

Abb. 6. Hepatozelluläres Karzinom,
78jähriger Patient. Die A. hepatica
propria *(HA)* ist blau dargestellt. An
ihrem Ende tritt Aliasing auf, die blaue
Farbe schlägt in gelb um. Die
kontinuierliche hohe
Flußgeschwindigkeit (78 cm/s) bedeutet
daß ein arterioportaler Shunt *(A-P
Shunt)* im Tumor *(TU)* vorliegen muß

Abb. 7. Distaler splenorenaler Shunt
(Warren-Shunt). 49jähriger Patient.
Querschnitt der abdominellen Aorta
(AO). An der Anastomose zwischen
Milzvene *(SV)* und linker Nierenvene
RV) ist der relativ hohe Blutfluß in blau
dargestellt

ren erweist sich als sehr nützlich zur Überwachung der Effektivität des Eingriffs. Vor der Embolisation ist ein kräftiger „Farbfluß" nachweisbar, der danach deutlich an Intensität abnehmen sollte.

Distaler splenorenaler Shunt („Warren-Shunt")

Bei der Behandlung der portalen Hypertension ist die Anlage eines splenoportalen Shunts eine Möglichkeit zur Entlastung des portalen Systems. Da seine Wirksamkeit von seiner Funktion abhängt, muß die Durchgängigkeit des Shunts ständig überprüft werden. Die Abb. 7 zeigt, wie dies mit dem zweidimensionalen Farbdoppler möglich ist. Die Anastomose der linken Nierenvene mit der Milzvene befindet sich ventral der Aorta. Unmittelbar an der Anastomose nimmt die Farbhelligkeit etwas zu.

Intraoperative Anwendung des zweidimensionalen Dopplerverfahrens

Das zweidimensionale Dopplerverfahren kann intraoperativ eingesetzt werden, um den Effekt eines gefäßchirurgischen Eingriffs unmittelbar zu überprüfen [8, 11]. Der Schallwandler muß mindestens für 24 h gassterilisiert werden. Bei intraoperativer Anwendung des zweidimensionalen Dopplers ergeben sich keine Applikationsprobleme bezüglich Eindringtiefe und Gasüberlagerung durch Darm, da der Schallwandler direkt auf die interessierende Region aufgesetzt werden kann. Das große akustische Fenster eröffnet zahlreiche Möglichkeiten zum dreidimensionalen Verständnis der anatomischen Strukturen und des Blutflusses. Das Bild selbst ist klar mit einem guten Signal-zu-Rausch-Verhältnis, da sonst störende Strukturen wie Bauchwand und Fettgewebe entfallen. Das Farbbild läßt sich in kurzer Zeit leicht interpretieren. Auch die Handhabung des Schallwandlers im Operationsfeld ist einfach. Alle diese Faktoren zusammen führen dazu, daß die intraoperative Untersuchung in kurzer Zeit durchgeführt werden kann.

Die intraoperative Anwendung des zweidimensionalen Dopplerverfahrens erlaubt jedoch nicht nur eine unmittelbare Überprüfung des Operationsergebnisses, sondern auch die Absicherung und Ergänzung der präoperativen Diagnose sowie die Überwachung der sauberen technischen Durchführung des Eingriffs während der Operation.

Als Beispiel soll ein Patient mit akuter Aortendissektion dienen (Abb. 8). Die Angiographie gab nur vage Informationen über die Versorgung der viszeralen Gefäße infolge der Kontrastmittelüberlagerungen. Die zweidimensionale Doppleruntersuchung zeigte aber, daß der Truncus coeliacus aus dem falschen Lumen versorgt wurde und die Dissektion auch auf die linke Nierenarterie übergegriffen hatte im Sinne eines von uns „Brückenformation" genannten Ausbreitungstyps. Die 2-D-Doppleruntersuchung ermöglichte damit ein räumliches Verständnis der Ausbreitung der Dissektion. Dadurch konnte das Aortenaneurysma mit gutem Gewissen durch ein Graft ersetzt werden und die Perfusion der beteiligten Gefäße durch Fensterung erhalten werden.

Diskussion

Die zweidimensionale Dopplersonographie hat sich als sehr nützliches neues diagnostisches Instrument auf einem Gebiet erwiesen, das bisher besonders im Bereich der abdominellen Gefäße von der Angiographie beherrscht wurde. Die

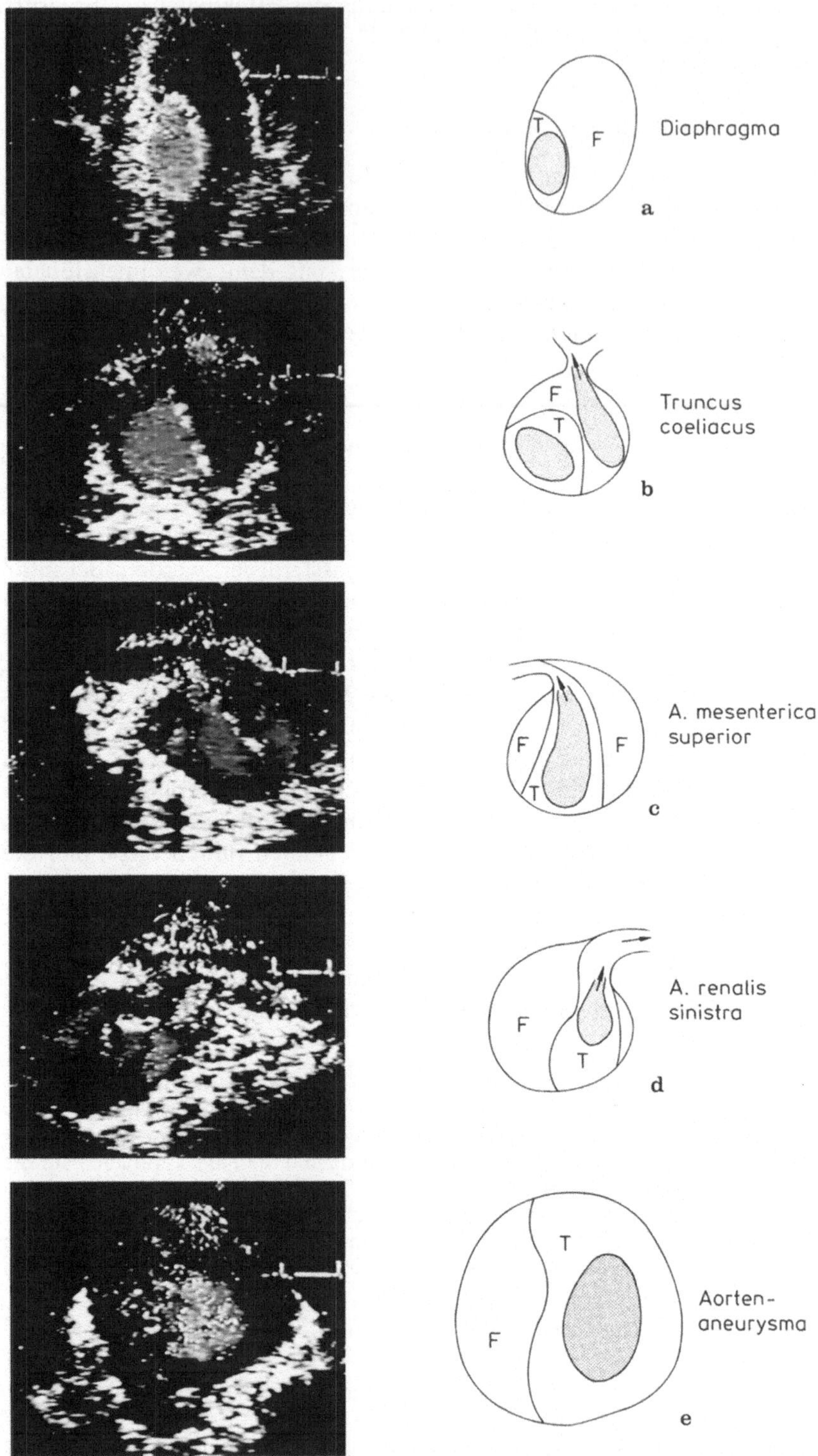

Abb. 8 a–e. Intraoperativer Einsatz des zweidimensionalen Doppler bei der Aortendissektion (65jähriger Patient, DeBakey Typ III.). Eine aufeinanderfolgende Serie von Aortenquerschnitten gibt dreidimensionale Informationen über den Verlauf der Dissektion

Tabelle 1. Vergleich 2-D-Dopplerverfahren mit der Angiographie

	2-D-Doppler	Angiographie
Invasiv	−	+
Kontrastmittel	−	+
Wiederholbarkeit	+	−
Physiologischer Zustand	+	−
Abbildungsebenen	multipel	zwei
Räumliche Information	+	+/−
Screening	+	−
Kosten	erschwinglich	hoch

Eigenschaften des zweidimensionalen Dopplerverfahrens unterscheiden sich allerdings von der Angiographie beträchtlich. Das wichtigste Unterscheidungsmerkmal ist, daß die Angiographie im Gegensatz zur Dopplersonographie invasiv ist und Kontrastmittel benötigt. Die Angiographie kann einen unnatürlichen Zustand des Gefäßes wie Spasmus oder Dilatation hervorrufen, während die zweidimensionale Doppleruntersuchung immer die physiologischen Verhältnisse zeigt. Bei der Angiographie können während einer Untersuchung nur 2 oder 3 Serien wegen der Limitation durch das Kontrastmittelvolumen geschossen werden. Die Angiographie kann im Gegensatz zum nichtinvasiven zweidimensionalen Dopplerverfahren auch nicht beliebig wiederholt werden.

Die Angiographie wird gewöhnlich nur in einer oder zwei Ebenen − anteriorposterior und/oder lateral − ausgeführt, während bei der Doppleruntersuchung jede Ebene, die das akustische Fenster zuläßt, abgebildet werden kann. Die Möglichkeit vielfältiger Abbildungsebenen erzeugt ein räumliches Verständnis von Strukturen und Blutfluß. Darüber hinaus werden Informationen über die angrenzenden Organe gegeben. Im Vergleich zum zweidimensionalen Dopplerverfahren sind die Kosten der Angiographie sehr hoch. Deshalb und wegen der Nichtinvasivität eignet sich das zweidimensionale Dopplerverfahren als Suchverfahren, während die Angiographie nur für eine präzise Auswertung benötigt wird. Obwohl das zweidimensionale Dopplerverfahren im Vergleich zur Angiographie viele Vorteile hat, sind einige Limitationen des Verfahrens nicht zu übersehen.

Problem der Eindringtiefe des Dopplerechos

Gashaltige Darmabschnitte und Knochen erlauben kein Eindringen des Schalls in den Körper. Mit zunehmender Eindringtiefe werden Echo- und Dopplersignale empfindlich abgeschwächt. Um daher eine gute zweidimensionale Dopplerabbildung von tief gelegenen abdominellen Gefäßen zu erhalten, ist es empfehlenswert, die Patienten frühmorgens nüchtern zu untersuchen.

Kleiner Bildausschnitt

Mit Hilfe der Angiographie kann der gesamte interessierende Abschnitt des Gefäßsystems abgebildet werden. Beim zweidimensionalen Dopplerverfahren kann nur das Gefäßsegment dargestellt werden, über dem der Schallwandler aufgesetzt worden ist. Durch Führen des Schallwandlers entlang der interessierenden

Gefäße kann man sich allerdings auch mit dem zweidimensionalen Dopplerverfahren eine Übersicht über die interessierende Gefäßprovinz verschaffen. Periphere Gefäße sind aber nur sehr bedingt darstellbar.

Fehlende Abbildung sehr niedriger Flußgeschwindigkeiten

Das zweidimensionale Dopplerverfahren kann bei idealer Schallwandlerposition Flußgeschwindigkeiten von mehr als 2 cm/s bei 2 KHz Pulsrepetitionsfrequenz und mehr als 4 cm/s bei 4 KHz Pulsrepetitionsfrequenz aufzeichnen. Flußgeschwindigkeiten, die unter 2 cm/s liegen, können mit heutigen Instrumenten noch nicht nachgewiesen werden. In Zukunft könnte auch dies möglich sein. Allerdings sind zweidimensionale Dopplersysteme, die Flußgeschwindigkeitsverteilungen messen, und kontrastmittelabhängige Systeme vollständig unterschiedliche Verfahren. Die Empfindlichkeit des zweidimensionalen Dopplerverfahrens für sehr niedrige Flußraten ist aus physikalischen Gründen begrenzt.

Fehlende Abbildung von Gefäßen unter 1 mm Durchmesser

Angiographisch können sehr kleine Gefäße abgebildet werden. Gegenwärtig können zweidimensionale Dopplerverfahren nur Gefäße von mehr als 1,5 mm darstellen. Die Auflösung des Verfahrens wird jedoch in naher Zukunft verbessert werden.

Zusammenfassung

Das zweidimensionale Dopplerverfahren erlaubt schon heute eine nichtinvasive, präzise Untersuchung der Pathophysiologie abdomineller Gefäße in Echtzeit. Dieses Verfahren wird sich trotz einiger Einschränkungen als wertvolle nichtinvasive diagnostische Methode zur Beurteilung abdomineller Gefäße erweisen.

Literatur

1 Curry GR, White DN (1978) Color-coded ultrasonic differential velocity arterial scanner (Echoflow). Ultrasound Med Biol 4: 27
2 Hokanson DE, Mozersky DJ, Sumner DS, Strandness DE Jr (1971) Ultrasonic arteriography, a new approach to arterial visualization. Biomed Eng 6: 420
3 Namekawa K, Kasai C, Tsukamoto M, Koyano A (1982) Real-time blood flow imaging system utilizing auto-correlation techniques. In: Lerski RA, Morley P (eds) Ultrasound '82. Pergamon, Oxford, p 203
4 Omoto R, Yokote Y, Takamoto S, Tamura F, Asano H, Namekawa K, Kasai C, Tsukamoto M, Koyano A (1983) Clinical significance of newly developed real-time intracardiac two-dimensional blood flow imaging system (2-D Doppler). Jpn Circ J 47: 974
5 Omoto R (ed) (1984) Color atlas of real-time two-dimensional Doppler echocardiography. Shindan-to-Chiryosha, Tokyo
6 Reid JM, Spencer MP (1972) Ultrasonic Doppler technique for imaging blood vessels. Science 176: 1235
7 Sukigara M, Takamoto S, Komazaki T, Omoto R et al (1985) Clinical significance and prospects of real-time two-dimensional Doppler echography in the study of liver cirrhosis. J Saitam Med School 12: 175–182

8 Sukigara M, Koga K, Komazaki T, Omoto R (1987) Clinical experience with intraoperative color flow imaging in hepatectomy. J Clin Ultrasound 15: 9–15
9 Takamoto S (1984) Aortic disease. In: Omoto R (ed) Color atlas of real-time two-dimensional Doppler echocardiography. Shindan-to-Chiryosha, Tokyo, pp 135–143, 155–160
10 Takamoto S (1984) Application of 2-D Doppler to the diagnosis of organ and peripheral vascular diseases. The Japan Society of Ultrasonics in Medicine, Proceedings of the 44th Meeting, 44: 15
11 Takamoto S, Kyo S, Adachi H, Matumura M, Yokote Y, Omoto R (1985) Intraoperative color Flow mapping by real-time two-dimensional Doppler echocardiography for evaluation of valvular and congenital heart disease and vascular disease. J Thorac Cardiovasc Surg 90: 802–812
12 Tamura H, Takamoto S, Asano H, Adachi H, Kyo S, Yokote Y, Omoto R (1984) Swirling flow phenomenon in the abdominal aortic aneurysm analyzed by 2-D Doppler. The Japan Society of Ultrasonics in Medicine, Proceedings of the 45th Meeting, 45: 429

Begriffsbestimmung zur Ultraschallcomputertomographie

D. Hassler

Einleitung

Seit dem Erfolg der Röntgencomputertomographie wurden im Bereich der Forschung verstärkt Anstrengungen gemacht, das CT-Verfahren auch auf der Basis der Ultraschalltechnik anzuwenden. Die Fachliteratur befaßt sich mit der Schnittbilddarstellung der Schalldämpfung und der Schallaufzeit aus einer Vielzahl von Durchschallungsmessungen innerhalb derselben Abtastebene [1, 2, 3, 10]. Etwa ab 1977 wurde das Verfahren abgewandelt und auf die Echotechnik übertragen [7, 12, 13]. Neben den Verfahren der Ultraschalltransmissions-CT (UCTT) und der Ultraschallreflexions-CT (UCTR), die beide auf der Verarbeitung der Meßsignale mit Digitalrechner basieren, wurde in Fachkreisen der Begriff „computed sonography" bekannt. Um begriffliche Klarheit zu schaffen, seien einerseits die diesen 3 Begriffen zugrundeliegenden Verfahren gegenübergestellt und andererseits Unterschiede in der heutigen Realisierung aufgezeigt.

Grundprinzipien der Computertomographie

Die Durchstrahlungs-CT

In der Abb. 1 ist das Grundprinzip der Durchstrahlungs-CT veranschaulicht, wie es anfänglich in der Röntgen-CT und später in der Ultraschalltransmissions-CT Anwendung fand bzw. im Forschungsbereich noch findet. Die linke Bildhälfte symbolisiert die Signalgewinnung, die rechte die Signalaufbereitung und Darstellung. Von einem Senderarray (in praxi z. B. verschiebbare Röntgenröhre oder Ultraschallquelle) geht stark gebündelte Strahlung aus, die längs einer gedachten Linie durch das Objekt dringt und hinter dem Objekt aufgefangen und detektiert, d. h. in elektrische Signale umgewandelt wird. Im hier dargestellten Parallelscanrotationssystem werden viele parallele Strahlen innerhalb einer Abtastebene durch das Objekt geschickt, wobei das ganze Objekt erfaßt werden muß. Als Meßergebnis einer „Projektion" innerhalb der Abtastebene entsteht nur eine einzige Meßkurve längs der Verschieberichtung oder Scankoordinate, kein Bild! In der Abb. 1 ist dieser Vorgang angedeutet, indem ein Punkt im Objekt betrachtet wird, der eine Strahlschwächung verursachen soll. Dies äußert sich in der Meßkurve als Einbruch. Da die Meßkurve keine Information darüber enthält, an welcher Stelle in Strahlrichtung der Schwächungspunkt liegt, kann bei einer Rückprojektion zur Erzeugung eines Querschnittsbildes aus einer einzigen Meßkurve nur ein „Streifenbild" hergestellt werden, das zwar definitionsgemäß zweidimensional ist, aber nur eindimensionale Information enthält (Abb. 1 rechts). Damit ist ausgedrückt, daß gleiche Wahrscheinlichkeit für jede Lage des Schwächungspunktes in Strahlrichtung anzunehmen ist. Erst durch Drehung der Projektionsrichtung in viele

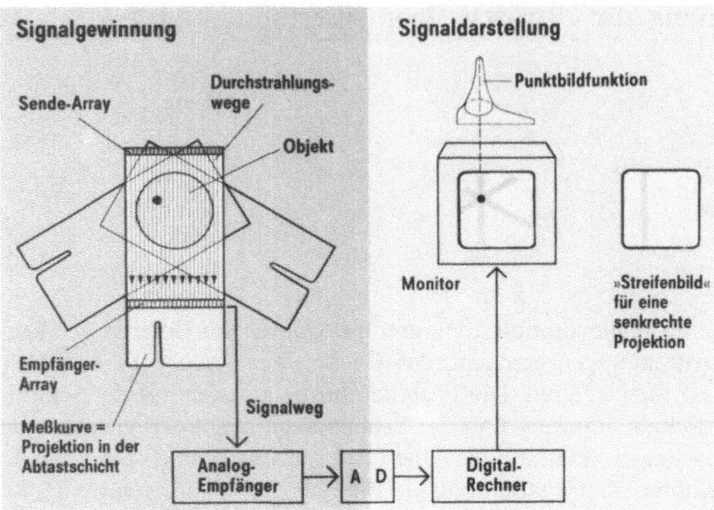

Abb. 1. Durchstrahlungs-CT (Röntgen, Ultraschalldämpfung, Ultraschallaufzeit)

Winkelpositionen um einen Punkt möglichst in Objektmitte und koordinatenge-
rechte Überlagerung vieler gegeneinander gedrehter Streifenbilder lassen sich
beide Ortskoordinaten des Schwächungspunktes finden. Dies gelingt, weil nur an
einem Ort im Bild sich alle einander zugeordneten Streifen überlagern und ein
Bildwertextremum bilden. Mit dem Vorliegen zweidimensionaler Ortsinformation
ist ein echtes Bild entstanden.

Das bisher beschriebene Summenbild enthält eine noch unzureichende Bildschärfe. Die über dem Monitor in der Abb. 1 angedeutete Punktbildfunktion ist
sehr breit. Sie reicht wegen ihrer Entstehung aus Streifenbildern in ihrer Basis bis
an die Bildränder. Durch zweidimensionale Hochpaßfilterung (meist als Faltung
im Ortsraum ausgeführt) müssen die hohen Ortsfrequenzen herausgehoben werden, so daß die notwendige Bildschärfe oder Ortsauflösung entsteht [6]. Da diese
Notwendigkeit zur Filterung in der Reflexions-CT nicht mehr auftritt, soll darauf
hier nicht mehr weiter eingegangen werden.

Die Ultraschallreflexions-CT

Die Abb. 2 veranschaulicht das Prinzip der Reflexions-CT (UCTR). Die Unterschiede zum Prinzip nach Abb. 1 liegen in folgendem:

Das Objekt wird nicht mehr durchstrahlt, sondern eingestrahlte Energie wird im
Objekt gestreut oder reflektiert, und ein Teil davon wird am Sendeort wieder empfangen. Dementsprechend stehen sich Sender und Empfänger nicht mehr gegenüber, sondern liegen – bezogen auf das Objekt – auf derselben Seite oder sind
identisch (bei reziproken Wandlern). Bei Anwendung von Ultraschall als eingestrahlte Energieform kann an die Stelle einer Projektion ein B-Bild treten, das
bereits zweidimensionale Ortsinformation enthält. Für die zwei in Abb. 2 gezeich-
neten Reflexionspunkte ist das Meßergebnis für die senkrechte Winkelposition in
Form eines B-Bilds dargestellt. Es entspricht dem Streifenbild der Durchstrahlungs-CT, enthält aber mehr Information, weil die Streifen nicht durch das ganze

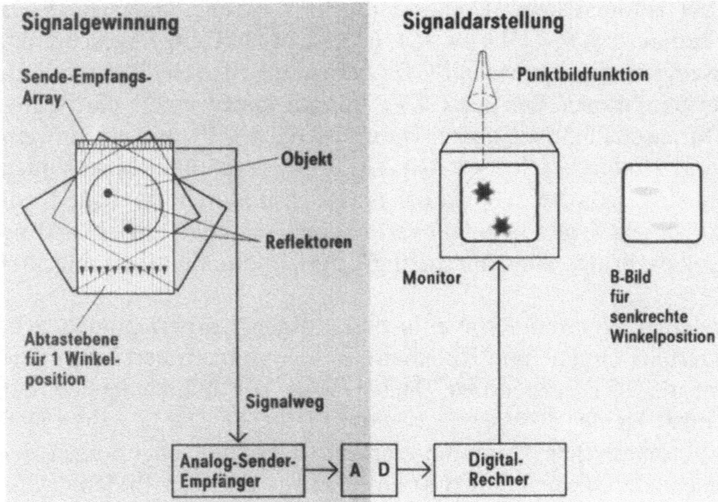

Abb. 2. Ultraschallreflexions-CT (Prinzip)

Bildfeld laufen, sondern die laterale Lage des Schwächungspunkts (2. Dimension) wenigstens ungefähr angeben. Die (jetzt kürzeren) Streifen liegen orthogonal zu denen der UCTT. Die Überlagerung vieler B-Bilder aus unterschiedlichen Winkelpositionen ist in Abb. 2 durch sternförmige Bildpunkte symbolisiert. Wegen der kürzeren Streifenlänge bleibt die Bildpunktfunktion örtlich begrenzt. Dies ist der Hauptgrund dafür, daß auch ohne zweidimensionale Hochpaßfilterung (Rückfaltung) in der UCTR gute Ortsauflösung erreicht werden kann.

Die Qualität des UCTR-Bilds ist bei ausreichend hoher Zahl von Winkelpositionen unabhängig davon, ob sich das Bild aus B-Scans zusammensetzt, die im Parallelscan oder nach anderen Scanformen gewonnen wurden. Bei anderen Scanformen werden prinzipiell die gleichen Strahlrichtungen wie beim bisher besprochenen Verfahren, allerdings in anderer zeitlicher Reihenfolge verwendet. Wegen der linearen Superposition bei der Rückprojektion ist diese Vertauschung erlaubt. Der Anwendung von Sektorscans entspricht das Fächerstrahlverfahren der Röntgen-CT.

Die Bildentstehung in der UCTR ist dem Compoundverfahren verwandt. Die Unterschiede sind im folgenden stichpunktartig zusammengestellt:

1. Vollständige Umfahrung (360°) des Objekts bei UCTR,
2. Gleichmäßigkeit der Abtastung bei UCTR (maschineller statt handgeführter Scan),
3. Genauigkeit der Koordinatenbestimmung bei UCTR,
4. Zahl der überlagerten B-Bilder ist bei UCTR größer,
5. Art der Bildaufaddition (Mittelwert bei CT, Spitzenwert bei Compound),
6. Anwendung von frei programmierbaren Rechnern zur Signalverarbeitung, Bilderstellung und Auswertung bei UCTR,
7. Die UCTR ist kein eingeführtes, in käuflichen Produkten angewendetes Verfahren.

Bei Vergleich mit der automatischen Compoundtechnik ist der Unterschied der Techniken auf die Punkte 1, 4, 6, 7 [5] bzw. 1, 4, 6 [15] bzw. 1, 4 [14] eingeschränkt.

Die Anwendungsgebiete der Ultraschall-CT sind auf allseits schallphysikalisch zugängliche Organe beschränkt. Bei der UCTT kommt erschwerend die Bedingung nach voller Durchschallbarkeit hinzu. Damit ist die UCTT auf die Anwendung an Mamma und Hoden beschränkt. Die UCTR kann darüber hinaus auch an den Extremitäten eingesetzt werden, wo der praktisch undurchdringliche Knochen etwa zentral im Objekt liegt. Die damit verbundene, effektive Einschränkung des Umfahrungswinkels bringt eine nur geringfügige Bildqualitätsverschlechterung mit sich [11].

Wegen der zahlreichen Schallhindernisse in den übrigen Körperregionen, z. B. im Oberbauch (luftgefüllte Organe und Knochen), ist hier von vornherein nur eine abgewandelte Form der CT anwendbar. Dabei wird der Winkelbereich der Umfahrung auf Winkel kleiner 360° eingeschränkt (Teil-CT). Damit nähert sich das Verfahren der automatischen Compoundtechnik, vermittelt aber wegen der verbliebenen Unterschiede (speziell Punkt 4) einen etwas anderen Bildeindruck. Veröffentlichte Erfahrungen zur Anwendung einer Teil-CT am Oberbauch liegen nicht vor. Einen Schritt in diese Richtung stellen Untersuchungen mit automatischen Compoundscannern dar [14, 15]. Erprobungen einer Teil-CT mit ca. 150° Umfahrungswinkel wurden an der weiblichen Brust vorgenommen und haben gezeigt, daß die Bildcharakteristika der UCTR (volle Umfahrung) erhalten bleiben [4].

Bildentstehung unter Rechnerkontrolle („Computed Sonography")

Bei der Bildentstehung unter Rechnerkontrolle („Computed Sonography" = CS) handelt es sich vom Verfahren her um die bekannte B-Scantechnik. Im Gegensatz zur CT werden „Real-time-Bilder" erzeugt. Die Realisierung beruht auf elektronischen Scanverfahren mit Arraywandlern, wohingegen die CT wegen des langsamen Bildaufbaus mechanische Scansysteme verwendet. Außerdem ist die CS eine kommerziell erhältliche Technik, die CT nicht.

Bei hochwertigen Geräten ist die Strahlablenkung und Fokussierung in Scanrichtung sehr flexibel (dynamisch) einstellbar gemacht. Dies erfordert u. a. sehr komplizierte und vielfach zu variierende Steuerungsvorgänge der Maschine, die zweckmäßig durch einen frei programmierbaren Rechner kontrolliert werden. Daher leitet sich der Ausdruck „Computed Sonography" ab. Das Prinzip zeigt die Abb. 3 wieder in der Unterteilung nach Signalgewinnung und Signaldarstellung. Der Unterschied in der Signalgewinnung gegenüber der UCTR liegt darin, daß ein Objektpunkt bei B-Scan nur aus einer Wandlerposition, nicht vielen, wie bei CT, „betrachtet" wird. Die Wandlerapertur ist in der heutigen Realisierung in Abtastrichtung allerdings größer als bei der CT. Das B-Bild kann also besonders hochauflösend sein, wenn das Körpergewebe ausreichend homogen in der Schallgeschwindigkeitsverteilung ist. Die Schichtdicke der Abtastung wird bisher nicht durch dynamische Fokussierung kontrolliert wie bei CT [4], weil dies mit der Arraytechnik viel aufwendiger wäre als beim mechanischen Scanner der CT.

Während die Maschinensteuerung in allen Verfahren mittels Digitalrechner ausgeführt wird, laufen die Ultraschallsignale bei CS nicht, wie bei der CT, über den

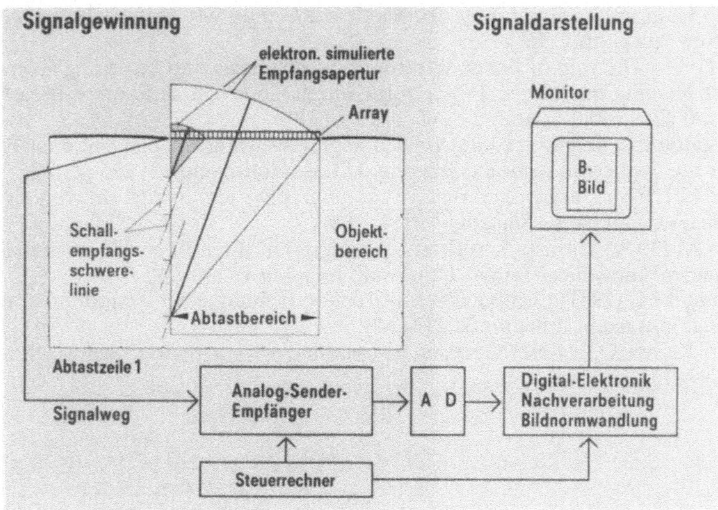

Abb. 3. B-Bildentstehung unter Rechnerkontrolle („Computed Sonography")

frei programmierbaren Rechner, sondern über aufgabenspezifische Hardware (Maslak, 1983, persönliche Mitteilung) [8, 9].

Als Beispiel für die Komplexität ist in der Abb. 3 links die Signalgewinnung im Parallelscan mit einem linearen Array gezeigt, wobei das Abtastfeld genau so breit wie das Array ist und die volle Arraylänge als dynamische, aktive Apertur genutzt wird. Bereits der hier nur dargestellte Empfangsfall zeigt, daß eine Randzeile nur unterteilt in viele Tiefenschritte abgetastet werden kann, weil die Randzeile nur schräg erreicht wird.

Literatur

1 Chenevert TL, Bylski DI, Carson PL, Meyer CR, Bland PH, Adler DD, Schmitt RM (1984) Ultrasonic computed tomography of the breast. Radiology 152: 155–159

2 Greenleaf JF, Johnson SA, Lent AH (1978) Measurement of spatial distribution of refractive index in tissue by ultrasonic computer assisted tomography. Ultrasound Med Biol 3: 327–339

3 Greenleaf JF, Bahn RC (1981) Clinical imaging with transmissive ultrasonic computerized tomography. IEEE Trans BME-28: 177–186

4 Hassler D, Trautenberg E, Schmidt E, Killig K, Friedrich M, Fobbe F, Sparenberg A (1986) UCTR-Mammascanner/BMFT-Abschlußbericht. Projektträger: DFVLR, Förderkennz: 01 ZS 081 5-ZK/NT

5 Kossoff G, Carpenter DA, Radovanovich G, Robinson DE, Garrett WJ (1975) Octoson: a new rapid multi-transducer general purpose water-coupling echoscope. In: Kazner E, de Vlieger M, Müller HR, McCready VR (eds) Ultrasonics in Medicine. Excerpta Medica, Amsterdam, pp 90–95

6 Krestel E (1980) Bildgebende Systeme für die medizinische Diagnostik. Siemens-Verlag Berlin

7 Maderlechner G, Hundt E, Kronmüller E, Trautenberg E (1980) Experimental results of computerized ultrasound echo tomography. Acoustical Imaging 10: 415–425

8 Maslak SH (1979) Acoustic imaging apparatus. United States Patent 4140022

 9 Maslak SH (1985) Computed sonography. In: Sanders RC, Hill MC (eds) Ultrasound
   Annual. Raven, New York, pp 1-16
10 McSweeney MB (1985) The role of breast ultrasound in diagnosis and screening: comparison with other imaging modalities. Proc Fourth Intern Cong Ultras Examin Breast.
   In: Jellins J, Kossoff G, Croll J Sydney
11 Neverla K, Runggaldier D (1984) US-reflection-tomography using for conventional B-
   scanner arrays for medical cross sectional imaging. Ultrasonic Imaging 2: 235-236
12 Norton SJ, Linzer M (1979) Ultrasonic reflectivity tomography: reconstruction with cir-
   cular transducer arrays. Ultrasonic Imaging 1: 154-184
13 Norton SJ, Linzer M (1979) Ultrasonic reflectivity imaging in three dimensions: reconstruction with spherical transducer arrays. Ultrasonic Imaging 1: 210-231
14 Robinson DE, Knight PC (1981) Computer reconstruction techniques in compound scan
   pulse echo imaging. Ultrasonic Imaging 3: 217-234
15 Shattuck DP, von Ramm OT (1982) Compound scanning with a phased array. Ultrasonic Imaging 4: 93-107

Die Echocomputertomographie: Stand der Technik am Beispiel der Mammadiagnostik und Ausblick

D. Hassler

Einleitung

Das Prinzip der Ultraschallcomputertomographie (UCTR) [5] läßt eine Reihe von Vorteilen gegenüber dem B-Scan erwarten:

- Richtungsunabhängig hohe Ortsauflösung von der Größenordnung der Längs-auflösung des B-Scan.
- Bessere Darstellung spiegelnder Grenzschichten (z.B. von Organen).
- Reduzierung der Bildartefakte, wie Speckle, Aufhellung und Abschattung beim B-Bild.
- Übersichtsbild durch großes Scanfeld.

Die erwarteten Nachteile der UCTR gegenüber dem B-Scan sind:

- Notwendigkeit des Schallzugangs durch ein sehr großes Schallfenster (anato-misch nicht überall gegeben).
- Die o.g. Artefakte des B-Bilds werden zur Gewebsdifferenzierung genutzt und entfallen hier.
- Die Bildqualität wird stärker abhängig von der Homogenität der Schallge-schwindigkeitsverteilung im Objekt.

Die genannten Vorteile motivierten zur Untersuchung des Verfahrens. Ende der 70er Jahre lagen in vitro entstandene Schnittbilder von Brustgewebe vor, die eine beeindruckende Bildklarheit zeigten [5, 8]. Die Frage nach der medizinischen Relevanz der UCTR war allerdings völlig offen.

Mit der Transmissionstechnik (UCTT) [7] gab es bereits klinische Erfahrungen [4]. Die UCTT liefert Bilder mit wesentlich schlechterer Auflösung als die UCTR, kann aber andere schallphysikalische Parameter erfassen als die UCTR. Die UCTT verspricht, eine Gewebsdifferenzierung zwischen benignen und malignen Tumoren zu ermöglichen. Der Mangel der geringen Ortsauflösung und damit zu befürchtender schlechter Früherkennung kleiner Tumoren seitens der UCTT soll-te—so die damalige Vorstellung—durch die gute Detaildarstellung der UCTR ausgeglichen werden. Es bestand also die Erwartung, daß sich beide Methoden gegenseitig ergänzen.

In dieser Situation wurde ab 1982 mit Unterstützung des BMFT ein UCTR-Gerät zur klinischen Erprobung des Prinzips am Beispiel der Mamma entwickelt und 1985 am Universitätsklinikum Berlin-Steglitz erprobt.

Methode

Auslegung des Erprobungsgeräts

Das Forschungsgerät wurde in folgender Weise ausgelegt:

- Realisierung mit mechanischen Scannern (speziell Sektorscanner für das einzelne B-Bild),
- Applikation im offenen Wasserbad,
- Schallnennfrequenz 4 MHz; Fokussierungszahl 4,
- 10 s Datennahme mit Sofortbild pro Schicht (typ. 10 000 Zeilen),
- Koronale (parallel zum Brustkorb), sagittale, transversale (senkrecht zum Brustkorb) Schnittebenen,
- B-Scan oder CT-Scan-Mode,
- Voll menügesteuerte Bedienung,
- Automatischer Volumenscan,
- Automatische Bildspeicherung,
- Bildmanipulation (suchen, kopieren, verändern),
- Zahlreiche Einstellparameter für Versuchszwecke.

Für die sagittale, transversale und alle dazwischenliegenden Ebenen (intermediär) wird die Abkürzung SIT-Ebenen eingeführt.

Abtastprinzip

Das Prinzip der mechanischen Abtastung ist für den Fall der Koronalebenen in Abb. 1 dargestellt. Man sieht einen Querschnitt durch die Brust mit dem Mittelpunkt MP (Mamille). Der Schallkopf für Sektorscan rotiert um Punkt A. Dieser Punkt wird auf dem angedeuteten Kreis 360° um die Brust herumgeführt (CT-

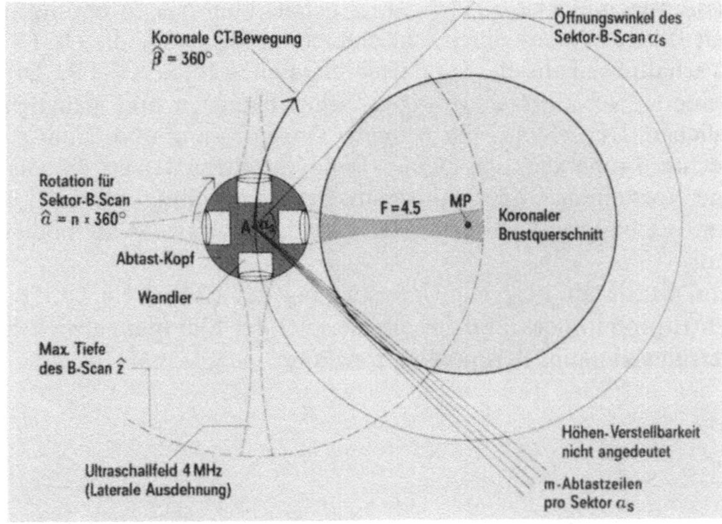

Abb. 1. Prinzip der koronalen CT

oder Compoundbewegung). Der Schallkopf besteht aus einem Rotorkopf mit 4 Wandlern, deren Fokussierung für gute Auflösung in der Scan- und Schichtrichtung über der Tiefe entsprechend dem maximalen Brustradius (10 cm) ausgelegt ist. Für ein Sektor-B-Bild muß der Kopf ¼ Umdrehung um A vollziehen. Die Koronalebene ist im Abstand gegenüber dem Brustkorb (Rippen) verstellbar. — Durch Einsatz von Wandlern unterschiedlichen Durchmessers und Fokusabstands wurde darüber hinaus eine dynamische Fokussierung für Scan- und Schichtrichtung realisiert.

Das Prinzip des SIT-CT-Scanners arbeitet analog zu Abb. 1. Die Compoundbewegung ist hier aber aus anatomischen Gründen auf einen Winkelbereich von $\gamma = $ ca. 150° eingeschränkt. Das SIT-System wurde mit dem koronaren Compoundmechanismus verbunden, so daß die Abtastebene drehbar ist.

Bezüglich der Schallgeschwindigkeit wird keine Unterscheidung zwischen Wasser und Gewebe vorgenommen (Eingeschwindigkeitsmodell).

Systemkonfiguration

Die Anlage besteht aus den Komponenten: Applikatorteil, Steuerrechner, Bildrechner, Bedienpult.

Als Steuerrechner fungiert eine PDP 11/44. Sie übernimmt die Aufgaben der Bilddatenspeicherung und Verwaltung, der Übernahme der Bedieneingaben und der Kommunikation mit einem Mikroprozessor im Applikatorteil, welcher die Steuerbefehle für die Elektromechanik und Elektronik ausführt.

Der Bildrechner ist ein Arrayprozessor ähnlich dem in Röntgen-CT-Anlagen. Er bearbeitet die Meßdatenübernahme, Bildrekonstruktion, Bildauswertung und Beschriftung.

Der Applikatorteil enthält den mechanischen Scanner mit dem Ultraschallsender und -empfänger, den A/D-Wandler, den Mikroprozessor, die Sicherheits- und Entstörinterfaceschaltung sowie die Wassertechnik. Alle Scanbewegungen werden mit hoher Genauigkeit durch Schrittmotoren mit Vorschaltgetrieben unter Rechnerkontrolle durchgeführt.

Das Äußere des Applikatorteils hat etwa die Abmessungen eines Schreibtischs. Die obere Fläche ist in Patientenliege und die Plexiglasabdeckung des Wasserbeckens unterteilt. Die Abdeckung enthält eine kreisförmige Öffnung von 20 cm Durchmesser, durch welche die Brust ins Wasserbad hängen kann. Außerdem sind eine verstellbare Kopfstütze, 2 Haltegriffe, 2 Einblickschachtöffnungen und 2 Palpationsklappen mit Bedienknöpfen vorgesehen.

Durch die Einblickschächte kann man über verdrehbare Spiegel von unten auf die Brust schauen, wobei die Lichtstreifenmarkierungen (Zielgerät) der aktuell eingestellten Scanebenen sichtbar werden.

Die Palpationsklappen dienen der Sicherheit vor Verletzungen durch die Mechanik bei der Palpation der Mamma. Sie können vom Anwender per Knopfdruck geöffnet werden (automatische Verriegelung bei unerlaubten Betriebszuständen).

Der Wasserstand wird immer in Höhe des Lochs in der Plexiglashaube gehalten, indem permanent Wasser umgepumpt wird. Dabei wird das Wasser gefiltert und erwärmt.

In der Abb. 2 sieht man die 3 eingebauten Scansysteme im leeren Wasserbecken; rechts 2 Sektorscanner für Koronalscan und einen für die Abtastung der SIT-

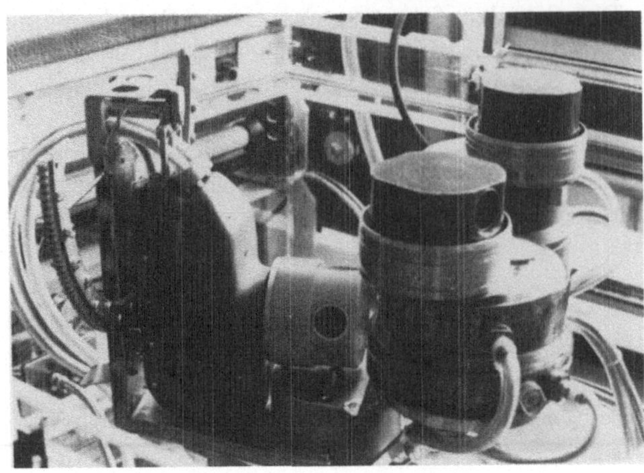

Abb. 2. Drei Scansysteme
des UCTR-Mammascanners

Ebenen. Das SIT-System klettert für die CT-Bewegung an dem bogenförmigen
Zahnkranz bis in Höhe der Wasseroberfläche. Das gesamte System wird horizon-
tal gedreht, um die koronale CT-Bewegung und die Verdrehung der SIT-Ebenen
zu bewirken.

Ergebnisse

Das Prinzip der UCTR zur Mammadiagnostik wurde mit einem Labormustergerät
am Klinikum Berlin-Steglitz (Prof. Friedrich) erprobt.

Ergebnisse anhand von Phantomen

Mit einem Fadenphantom, bei dem 30 µm dünne Nylonfäden in Wasser senkrecht
auf der Abtastebene gehalten werden, wurde die Punktbildfunktion gemessen.
Man findet, daß im homogenen Fall (Wasserbad ohne Schallgeschwindigkeits-
schwankungen) eine hohe, isotrope Auflösung von der Größenordnung der
Längsauflösung des zugrundeliegenden B-Scan von 0,7 mm erreicht wird. Die
Qualität des CT-Bilds hängt allerdings stark von der genauen Vorkenntnis der
Schallgeschwindigkeit ab. Bereits bei einer Abweichung um nur 5 m/s oder 0,3%
sinkt die Auflösung etwa auf die Hälfte. Die Erprobung an lebendem Gewebe
sollte nun u.a. zeigen, ob trotz dieser starken Empfindlichkeit gegenüber Fehlan-
nahmen in der Schallgeschwindigkeit mit dem hier implementierten Eingeschwindigkeitsmodell brauchbare Bildqualität zu erhalten ist.

Ein zweites Phantom, mit dem Labortests gemacht wurden, ist ein der weiblichen Brust schalltechnisch möglichst getreu nachgebildetes antropomorphes
Phantom. Die Abb. 3 zeigt einen koronalen UCTR-Schnitt davon. Durch Vergleich
mit einer Röntgen-CT-Aufnahme konnte nachgewiesen werden, daß reale Strukturen abgebildet werden. Die Übereinstimmung der Bilder ist gut.

Die Variation der Geräteparameter lehrte, daß eine geringere Zahl als 32 überla-
gerte B-Bilder, z.B. 4, 8 oder 16 Bilder, zu deutlich minderer Bildqualität führt [7].

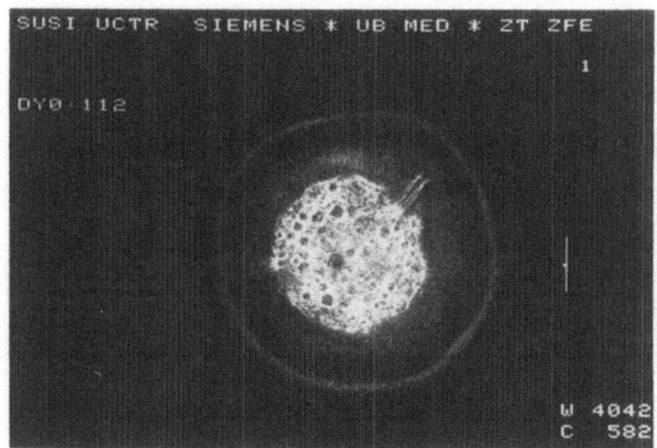

Abb. 3. Koronales UCTR-Schnittbild durch ein anthropomophes Brustphantom

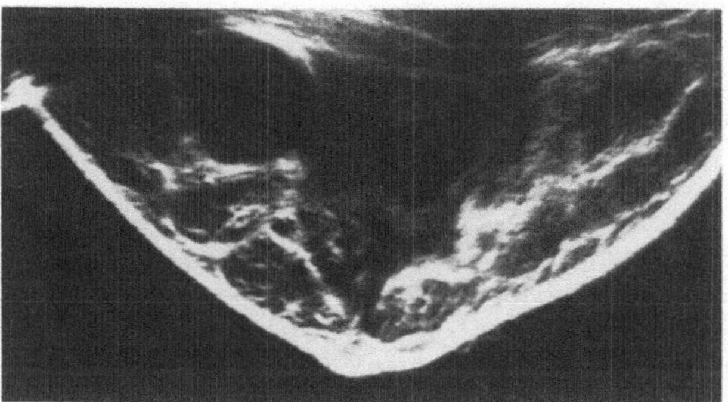

Abb. 4. Sagittales Ultraschallcomputertomogramm einer weiblichen Brust in vivo

Klinischer Teil

Stellvertretend für eine Besprechung der klinischen Erprobung, die hier nicht gegeben werden kann, sollen einige bei der Erprobung gewonnene UCTR-Bilder gezeigt werden (Abb. 4–6). Einzelheiten können [2, 6] entnommen werden.

Diskussion und Zusammenfassung

Das Ergebnis der Erprobung lautet in kurzer Formulierung: Es konnten trotz der immer vorhandenen Gewebsinhomogenitäten sehr gute Bilder, ähnlich wie bei den älteren In-vitro-Untersuchungen [5] erhalten werden. Die Bildqualität ist aber stark patientenabhängig.

Trotz dieser Steigerung der Bildqualität (Klarheit, Bildschärfe gegenüber dem B-Scan) ist die medizinische Relevanz des Verfahrens nicht so hoch, daß sich der im Vergleich zum Real-time-B-Scan höhere Aufwand (an Gerätetechnik und Zeitbedarf bei der Untersuchung) lohnt.

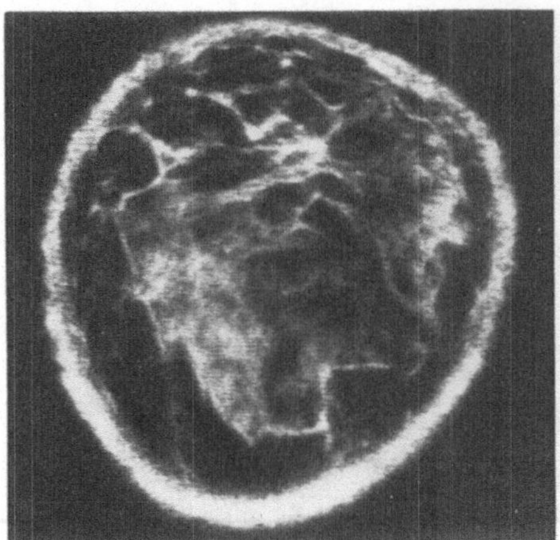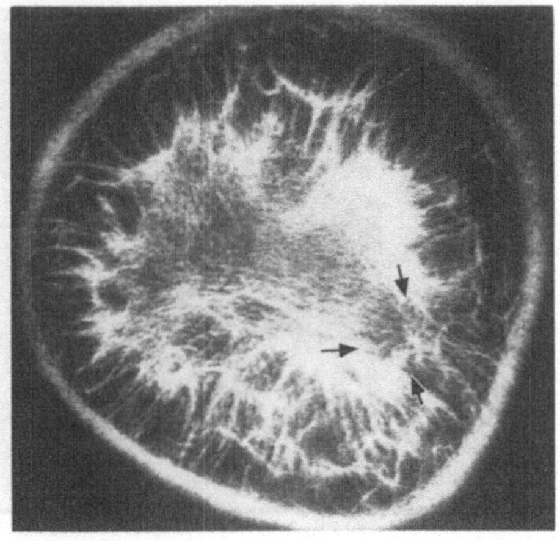

Abb. 5.   **Abb. 6.**

Abb. 5. Koronales Ultraschallcomputertomogramm der Brust: Gewebezusammensetzung aus Fettläppchen und echohaltigem Drüsengewebe

Abb. 6. Koronales Ultraschallcomputertomogramm bei teils lipomatöser, teils mastopathischer Drüsengewebszusammensetzung und szirrhösem Karzinom im inneren Quadranten (→). Nur diskrete Retraktion des interlobären Bindegewebsgerüstes, morphologische Ähnlichkeit mit polygonal konfigurierten Fettläppchen; kein Schallschatten

Diese Aussage kann allerdings streng nur für die in der Erprobungsstelle vorliegenden Rahmenbedingungen Gültigkeit haben. Hier wurde der Scanner zur Einzeldiagnostik meist symptomatischer Patienten, primär zur Abklärung der Dignitätsfrage eingesetzt. Damit stand die UCTR in direkter Konkurrenz zur Real-time-Technik, die hauptsächlich zur Gewebsdifferenzierung in späteren Untersuchungsstadien, d. h. nach Einsatz der Röntgentechnik, verwendet wird.

Folgende 2 Fragen sind daher noch offen:

1. Würde eine Erprobung in Richtung auf die Früherkennung kleiner Tumoren (Screening asymptomatischer Patienten) bei unverändertem Prinzip ein anderes Ergebnis erbringen? Der Erprober äußert sich hierzu skeptisch. Es gibt aber auch Gegenstimmen, die sich auf neuere Untersuchungen mit einem automatischen Compoundscanner stützen [1, 9–11].
2. Böte eine Erweiterung der UCTR durch Herausarbeiten von bisher ungenutzter Information in den Rohdaten (vor Überlagerung) mit dem Ziel einer verbesserten Gewebsdifferenzierung für die Einzeldiagnostik symptomatischer Patienten neue Chancen für das Verfahren? Theoretische Überlegungen legen zwar eine positive Antwort nah, aber Erfahrungen darüber sind nicht bekannt [7].

Literatur

1 Amy D (1985) Indirect signs of small and impalpable breast cancer obtained by water path echography. In: Jellins J, Kossoff G, Croll J (eds) Proc 4th Int Congr Ultr Exam Breast. Sydney, pp 101–107
2 Friedrich M, Fobbe F, Sparenberg A, Hassler D, Killig K, Schmidt E (1986) Erste klinische Erfahrungen mit der Ultraschall-Reflexions-Computertomographie der Mamma. In: Ultraschall-Diagnostik 85. Drei-Ländertreffen Zürich. Thieme, Stuttgart

 3 Friedrich M, Hundt E, Maderlechner G (1982) Computerized ultrasound echo tomography of the breast. Eur J Radiol 2: 78–87
 4 Greenleaf JF, Bahn RC (1981) Clinical imaging with transmissive ultrasonic computerized tomography. IEEE Trans Biom Eng BME-28: 177–186
 5 Hassler D, Trautenberg EA, Friedrich M (1985) Breast scanner for clinical evaluation of ultrasonic computed tomography. In: Gill RW, Dadd MJ (eds) WFUMB 85. Proc 4th Meeting World Fed Ultras Med Biol. Pergamon, Sydney, pp 360–361
 6 Hassler D, Trautenberg E, Schmidt E, Killig K, Friedrich M, Fobbe F, Sparenberg A (1986) UCTR-Mammascanner/BMFT-Abschlußbericht. Projektträger: DFVLR, Förderkennz: 01 ZS 081 5-ZK/NT
 7 Hassler D (1986) Begriffsbestimmung zur Ultraschall-Computer-Tomographie. In: Hassler D, Trautenberg E, Schmidt E, Killig K, Friedrich M, Fobbe F, Sparenberg A (Hrsg) UCTR-Mammascanner/BMFT-Abschlußbericht. Projektträger: DFVLR, 01ZS081 5-ZK/NT
 8 Maderlechner G, Hundt E, Kronmüller E, Trautenberg E (1980) Experimental results of computerized ultrasound echo tomography. Acoustical Imaging 10: 415–425
 9 Madjar H, Jellins J, Picker R, Schillinger H, Kossoff G (1986) Mammasonographie mit neuen Wasserbad-Scantechniken. Geburtshilfe Frauenheilk 46: 290–295
10 Teboul M (1985) The Detection of small breast cancers. In: Jellins J, Kossoff G, Croll J (Hrsg) Proc 4th Int Cong Ultr Exam Breast. Sydney, pp 91–99
11 Wagai T (1985) Development of screening trial by echography. In: Jellins J, Kossoff G, Croll J (Hrsg) Proc 4th Int Cong Ultr Exam Breast. Sydney, pp 167–173

Transmissionssonographie – eine neue Untersuchungsmethode für den Gastrointestinaltrakt?

M. Gebel

Einleitung

Die konventionelle Sonographie erzeugt tomographische Abbildungen nach dem Impulsreflexionsverfahren. Abgestrahlte Ultraschallimpulse werden an Grenzflächen unterschiedlichen Schallwellenwiderstandes reflektiert und rückgestreut. Die Reflexionen werden entsprechend der Laufzeit und Intensität als helligkeitsmodulierte Lichtpunkte in Schallausbreitungsrichtung sichtbar gemacht. Aus der Vielzahl der abgebildeten Reflexionen während eines Abtastvorganges entsteht ein Schnittbild des untersuchten Organes.

Im Gegensatz zu diesem weitverbreiteten herkömmlichen Ultraschallverfahren werden bei der Transmissionssonographie nicht die Reflexionen, sondern die das Untersuchungsobjekt passierenden Ultraschallwellen zur Bilderzeugung genutzt. Sender und Empfänger müssen für diese Art der Messung getrennt werden. Das Untersuchungsobjekt muß zwischen einen breitflächig abstrahlenden Sender und einen Empfänger eingebracht werden, wobei beide jeweils verlustfrei an das Untersuchungsobjekt großflächig angekoppelt werden müssen. Mit Hilfe von Linsensystemen kann das abgestrahlte Ultraschallfeld fokussiert werden. Die den Körper durchlaufenden Ultraschallwellen werden durch Reflexionen, Streuung und Absorption geschwächt. Dieses Signal wird nach Durchlauf empfangen. Durch flächenhafte Abtastung entsteht ein orthogrades Ultraschallschwächungsbild, das zunächst einem Röntgenbild ähnlich sieht, aber mechanische Eigenschaften der Organe sichtbar macht. Die geringe Schärfentiefe durch die Fokussierung ermöglicht die Abbildung einer interessierenden orthograden Schichtebene.

Die Transmissionssonographie ist bisher durch 2 verschiedene Verfahren verwirklicht worden: Transmissionsverfahren und Reflexionstransmissionsverfahren.

Transmissionsverfahren

Methode

Die Transmissionsverfahren entsprechen oben geschildertem Aufbau. Sie bestehen aus einer Multielementschallquelle oder Streuschallquelle [1, 4, 5], einem Linsensystem zur Fokussierung der Objektebene und einem Empfänger (Abb. 1). Letzterer kann aus einem Lineararray bestehen, das mit Hilfe eines Prismen-Linsen-Systems, das das transmittierte Schallfeld oszillierend ablenkt, das Schallfeld abtastet. Da die Linsensysteme das Signal-Rausch-Verhältnis beeinträchtigen und auch für Abbildungsfehler verantwortlich sind, werden sie neuerdings durch ein zweidimensionales Array (Flächenarray) ersetzt [4].

Das erste funktionstüchtige Ultraschalltransmissionsgerät nach dem Sofortbildverfahren wurde von P. S. Green 1973 entwickelt [5]. Erste orientierende klinische

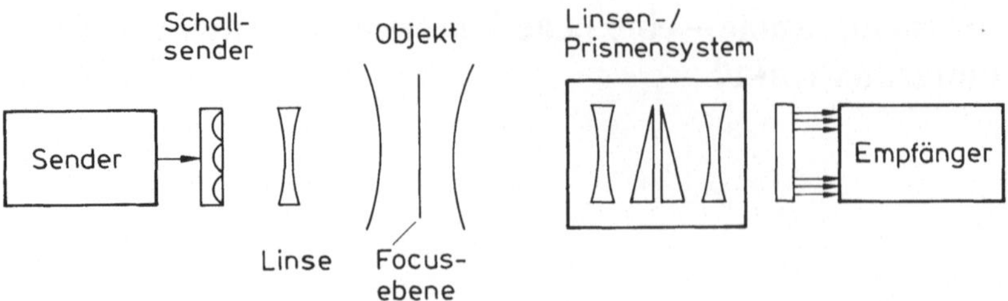

Abb. 1. Vereinfachtes Blockschaltbild der Transmissionssonographie (nach P. S. Green)

Anwendungen am Abdomen [10] ergaben jedoch, daß Interferenzen und Beugungsartefakte der kohärenten Schallquelle die Bildinformationen überdeckten und damit die Bildinterpretation einschränkten. Eine neuentwickelte Schallquelle zur Erzeugung inkohärenten Ultraschalls führte zu einer deutlichen Verbesserung der Bildqualität, so daß erneut geprüft wurde, inwieweit dieses Verfahren einen potentiellen Beitrag zur Diagnostik abdomineller Organe leisten könnte [2].

Vorläufige Ergebnisse

Die Untersuchungen an gesunden Probanden ergaben, daß parenchymatöse Organe wie Leber (Abb. 2), Pankreas, Milz und Nieren nur nahezu strukturlos abgebildet werden konnten. Bei Aufnahmen im schrägen Durchmesser gelang es jedoch, auch die Gefäße der Nierenhili darzustellen. Im Gegensatz zur konventionellen Sonographie war die Abbildungsqualität bei adipösen Probanden besser als bei schlanken. Überraschend war die vergleichsweise gute Nativdarstellung des Magens und Kolonrahmens, vergleichbar radiologischen Prallfüllungsaufnahmen, und des überwiegend flüssigkeitsgefüllten Dünndarms, vergleichbar radiologischen Doppelkontrastaufnahmen. Die peristaltische Umformung von Dünndarmsegmenten konnte verfolgt werden (Abb. 3). Durch die geringe Schärfentiefe des Ultraschalltransmissionssystems wird eine tomographische Abbildung erzielt.

Diskussion

Das Verfahren wäre durchaus zur Diagnostik des Magen-Darm-Traktes geeignet, da ohne Strahlenbelastung lange „Durchleuchtungs"studien auch zur Untersuchung funktioneller und mechanischer Störungen möglich wären. Eine Doppelkontrasttechnik könnte bereits mit herkömmlichen Kontrastsuspensionen entwickelt werden. Die Transmissionssonographie könnte damit schon auf dem heutigen Stand der Technik eine Alternative für konventionelle radiologische Verfahren darstellen. Dem klinischen Einsatz dieser Methode steht jedoch entgegen, daß die notwendigen großen Ankopplungsflächen für Sender und Empfänger nur im Wasserbad leicht zu erreichen sind. Der konstruktive Aufwand für ein klinisches Ultraschalltransmissionsgerät ohne Wasserbadkopplung [3] erscheint aber gegenwärtig zu hoch bei Berücksichtigung der zunehmenden Erfahrung mit der konventionellen Sonographie. Die abdominelle Transmissionssonographie kann jedoch neuen Auftrieb durch die Entwicklung von Ultraschallzielgeräten für die Lithotrypsie erhalten.

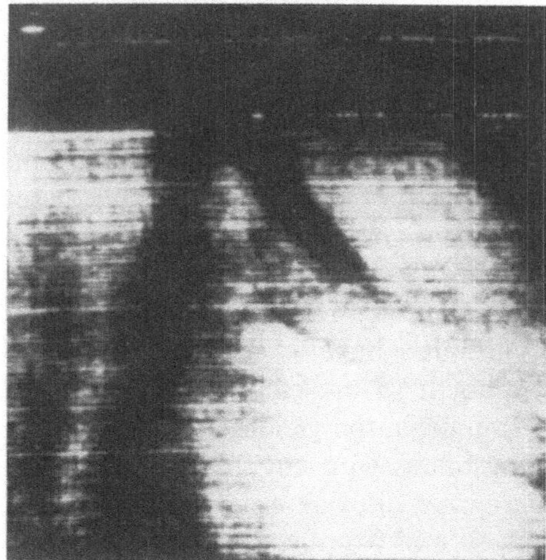

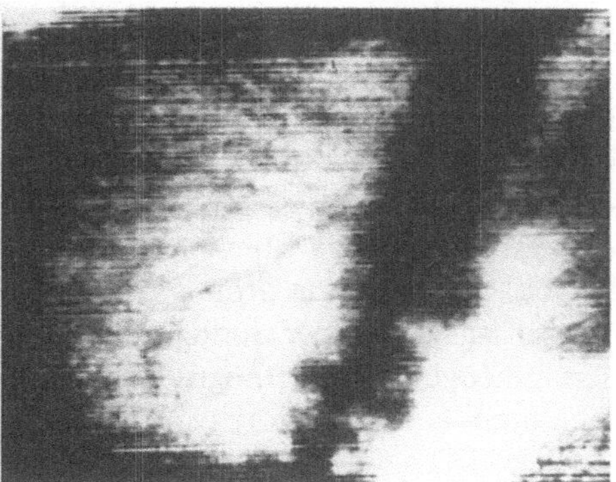

Abb. 2. Seitliche Aufnahme der Leber, die hier strukturlos erscheint. Auf den Unterrand der Leber projiziert sich die 12. Rippe. Dorsal der Leber befindet sich die Wirbelsäule. Bemerkenswert ist, daß sich auch der Spinalkanal darstellt

Abb. 3. Aufnahme im schrägen Durchmesser. Das Colon descendens ist an der Haustrierung leicht zu erkennen. Daneben durchscheinend ein Jejunalsegment während der peristaltischen Umformung

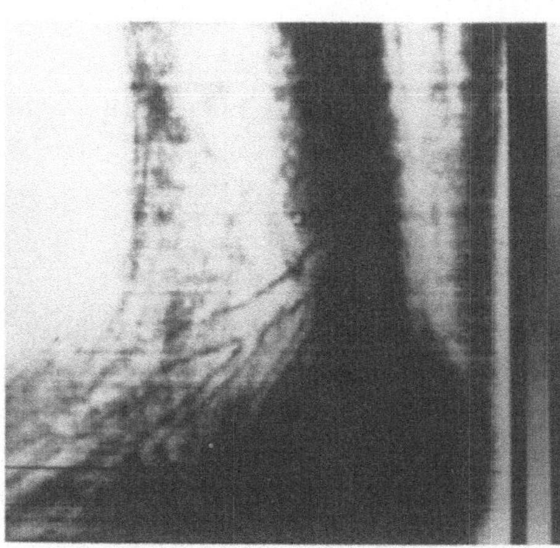

Abb. 4. Seitliche Aufnahme des Ellenbogengelenks mit Abbildung der Kubitalvenen (Abbildung mit freundlicher Genehmigung von Dr. H. Woltering, Orthopädische Universitäts-Klinik Münster).

Anders als bei der abdominellen Anwendung der Transmissionssonographie bestehen für die Untersuchung von Muskeln, Sehnen und Gelenken keine Einschränkungen durch die Wasserbadtechnik. Durch die geringe Schichtdicke der Extremitäten können hier bereits mit heutiger Technik sehr gute Weichteilabbildungen erreicht werden (Abb. 4), so daß nach den bisher vorliegenden Ergebnissen an dem klinischen Wert der Methode für orthopädische und handchirurgische Fragestellungen kaum mehr zu zweifeln ist [8, 9].

Reflexionstransmissionsverfahren

Methode und erste Versuche

Nachteile des Transmissionsverfahrens bestehen in der Trennung von Sender und Empfänger und den großen Ankopplungsflächen für beide. Eine Lösung dieser Probleme wurde 1985 von P.S.Green und M.Arditi vorgeschlagen [6]. Bei der von ihnen „Ultrasonic Reflex Transmission Imaging" genannten Methode wird der hinter der Abbildungsebene reflektierte Ultraschall zur Erzeugung eines Schwächungsbildes dieser Ebene benutzt. Das Verfahren benötigt nur eine Ankopplungsfläche, die etwas größer als bei konventionellen Ultraschallwandlern ist. Der Sender ist wie bei der Sonographie in den Impulspausen gleichzeitig Empfänger. Zur Erzeugung des orthograden Schwächungsbildes wird ein fokussierter Ultraschallimpuls in den Körper ausgesandt. Die hinter der Fokusebene auftretenden Reflexionen werden jedoch nicht nach Laufzeit und Amplitude wie bei der konventionellen Sonographie abgebildet, sondern über eine bestimmte Laufzeit integriert (Abb.5). Die zahllosen kleinen Reflektoren hinter der Fokusebene wirken

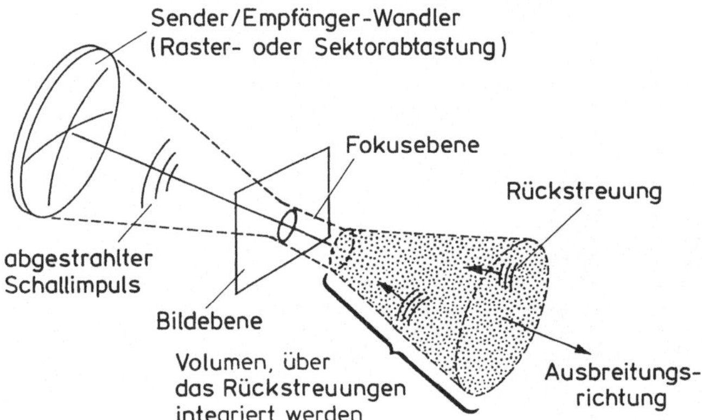

Abb.5. Prinzip des Reflexionstransmissionsverfahrens (nach P.S.Green und M.Arditi)

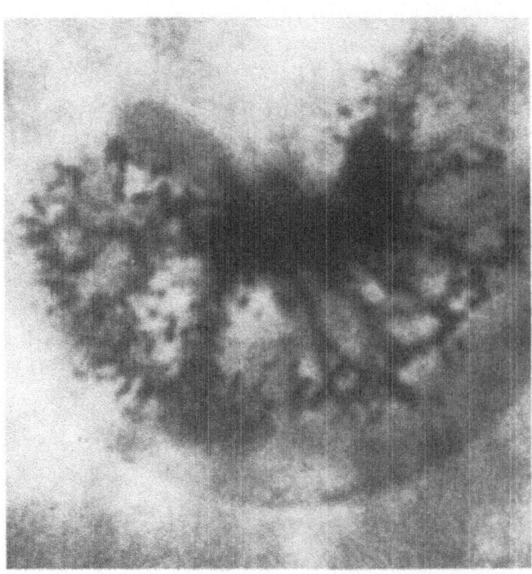

Abb.6. RTI-Bild einer Lammniere mit Darstellung venöser Gefäße (Abbildung mit freundlicher Genehmigung von P.S.Green, SRI Palo Alto Ca.)

dabei als nahezu ideale inkohärente Schallquellen zur Ausleuchtung der Fokusebene. Das durch die Strukturen der Fokusebene modulierte Signal wird von dem Empfänger sequentiell räumlich abgetastet, so daß ein orthogrades tomographisches Schwächungsbild entsteht (Abb. 6).

Diskussion

Neben dem erheblich geringeren apparatetechnischen Aufwand gegenüber der Transmissionssonographie hat dieses Verfahren den Vorteil, daß das Signal-Rausch-Verhältnis bei sendeseitiger und empfangsseitiger Fokussierung bedeutend verbessert wird. Darüber hinaus können mit diesem Verfahren konventionelle Sonogramme und orthograde Reflexionstomogramme (C-Scan) der Fokusebene erstellt werden. Nachteil des gegenwärtig nur experimentell verwirklichten Verfahrens sind die langen Abtastzeiten, die eine Sofortbilddarstellung nicht erlauben. Die Verwendung von zweidimensionalen Arrays könnte den räumlichen Abtastvorgang beschleunigen, so daß zukünftig die Möglichkeit eines schnellen Bildaufbaus denkbar erscheint. Das Bestechende an diesem neuen Verfahren ist, daß unterschiedliche Ultraschallverfahren, die verschiedene akustische Eigenschaften abbilden, auf dieselbe Untersuchungsebene während einer Untersuchung angewandt werden können.

Zusammenfassung

Der Einsatz transmissionssonographischer Verfahren zur Untersuchung abdomineller Organe erscheint aussichtsreich, da mit diesen Verfahren neuartige akustische Informationen erhalten werden können. Inwieweit diese neuen Informationen die klinische Diagnostik bereichern können, wird sich durch weitere experimentelle und klinische Untersuchungen der Verfahren erst noch erweisen müssen. Die Transmissionssonographie könnte eine Ergänzung und Alternative zur radiologischen Diagnostik des Magen-Darm-Traktes darstellen, da Limitationen durch die Strahlenexposition entfallen. Es ist schon jetzt abzusehen, daß dieses Verfahren für die Diagnostik des Bewegungsapparates der Extremitäten klinische Bedeutung erlangen wird. Ein neuentwickeltes Verfahren, die Reflexionstransmissionssonographie, eröffnet auch für die abdominelle Anwendungen neue Perspektiven.

Literatur

1 Brettel H, Scherg C, Röder U, Waidelich W (1982) Inkohärente Ultraschall-Transmissionskamera. In: Kratochwil A, Reinold E (Hrsg) Ultraschalldiagnostik 81. Thieme, Stuttgart, S 43–45
2 Gebel M (1980) Abbildung intraabdomineller Organe mit der Transmissionssonographie. In: Hinselmann M, Anliker M, Meudt RO (Hrsg) Ultraschalldiagnostik in der Medizin. Thieme, Stuttgart, S 44–46
3 Gebel M, Marich KW, Green PS (1983) Problematik der abdominellen Transmissionssonographie und mögliche zukünftige Anwendungen. In: Otto RCh, Jann FX (Hrsg) Ultraschalldiagnostik 82. Thieme, Stuttgart, S 418–419
4 Granz B, Oppelt R (1986) Echtzeit-Ultraschall-Transmissionsbilder von Extremitäten—Eine neue Art der Darstellung. Ultraschall Klinik Praxis [Suppl] 1: 16

5 Green PS, Schaefer LF, Jones ED, Suarez JR (1973) A new high-performance ultrasonic camera. In: Green PS (ed) Acoustical holography. Plenum, New York, pp 493–504
6 Green PS, Arditi M (1985) Ultrasonic reflex transmission imaging. Ultrasonic Imaging 7: 201–214
7 Havelice JF, Green PS, Taenzer JC, Mullen WF (1977) Removal of spurious detail in acoustic images using spatially and temporally varying insonification. In: White DN, Brown RE (eds) Ultrasound in medicine. 3 B, pp 1827–1828
8 Reck T, Lang M, Geldmacher J, Link W (1986) Echtzeit-Ultraschall-Transmissionsbilder von Extremitäten – Ein Beitrag zur Diagnostik von Weichteilverletzungen. Ultraschall Klinik Praxis [Suppl] 1: 16
9 Woltering H, Matthias HH, Green PS, Klein D (1984) Ultraschalltransmission. MMW 126: 1431–1434
10 Zatz LM (1975) Initial clinical evaluation of a new ultrasonic camera. Radiology 117: 399–404

Kontrastmittel für die Sonographie

T. Fritzsch, W. Mützel, J. Siegert

Einleitung

Die Ultraschalldiagnostik hat sich seit ihren Anfängen durch hohe Aussagekraft, geringe Patientenbelastung und unkomplizierte Durchführbarkeit zu einer Routinemethode entwickelt. Trotz fortschreitender Entwicklung auf dem Gebiet der Gerätetechnik ergeben sich methodische Grenzen, die den Einsatz von geeigneten Ultraschallkontrastmitteln sinnvoll und notwendig erscheinen lassen.

Mit der heute angewendeten Schnittbilddarstellung können z. B. Blut und Blutströmung, Urin und Urodynamik in der Regel nicht dargestellt werden, darüber hinaus sind Strukturidentifikationen sowie Quantifizierungen nicht immer eindeutig möglich.

Die Verwendung eines Ultraschallkontrastmittels, das nach Injektion im Blut, Urin oder Hohlorganen zu Kontrasteffekten führt, erweitert damit den Aussagewert der Sonographie.

Der Einsatz von Techniken oder Substanzen, die Echokontrasteffekte bewirken, ist in der kardiologischen Diagnostik schon seit nahezu 20 Jahren [14] bekannt. Dagegen liegen aus anderen medizinischen Bereichen, wie der Urologie, Gynäkologie oder Gastroenterologie bis jetzt nur vereinzelte Mitteilungen vor [3, 4, 16, 31].

Die Ursache liegt hauptsächlich im Mangel an geeigneten Ultraschallkontrastmitteln. Im Gegensatz zur Röntgendiagnostik, in der jahrzehntelange Erfahrungen zur Entwicklung von hervorragend verträglichen und für nahezu alle diagnostischen Erfordernisse geeigneten Kontrastmitteln geführt haben, wurden die Ergebnisse in der Kontrastsonographie im wesentlichen durch improvisiertes Vorgehen erzielt.

Die Entwicklung und Anwendung von Kontrastmitteln für die Sonographie setzt neben pharmakologischen Kenntnissen auch das Wissen über physikalischakustische Zusammenhänge voraus.

Im folgenden Beitrag soll über einige Aspekte der Wirkungsweise von Ultraschallkontrastmitteln diskutiert sowie über eigene Erfahrungen mit der Kontrastsonographie berichtet werden.

Physikalische Grundlagen

Die ersten Veröffentlichungen über den Einsatz von echokontrastgebenden Substanzen gehen auf Gramiak et al. [14, 15] zurück. Sie beobachteten nach Injektion von Indocyaningrünlösung in die Aortenwurzel eine Wolke von Echos. Als Ursache für den Effekt wurden die an der Katheterspitze durch Kavitationseffekte entstandenen kleinen Gasbläschen betrachtet. Diese Theorie wurde in der Folgezeit durch eine Reihe weiterer Untersucher bestätigt [19, 23].

Weitere Versuche ergaben, daß durch die Injektion geeigneter Lösungen (z. B. physiologische Kochsalz- oder Glukoselösung), die durch Schütteln, Hin- und Herpumpen zwischen 2 Spritzen oder Zusatz von Kohlendioxid feine Gasbläschen enthielten, stärkere Echokontraste erzielt wurden [28].

Andere Gruppen versuchten nachzuweisen, daß Gasbläschen nicht essentiell für die Erzeugung von Ultraschallkontrast sind. Ophir et al. [26] sowie Gobuty et al. [13] prüften Zubereitungen, die Feststoffe in Form von Partikeln enthalten. Ophir et al. [27] sowie Tyler et al. [36] berichteten über den Einsatz von Lösungen höherer Dichte.

Mattrey et al. [21, 22] und Fink et al. [8] verwenden Emulsionen als Ultraschallkontrastmittel.

Zur Bewertung dieser unterschiedlichen Ansätze ist eine Betrachtung der komplexen physikalischen Zusammenhänge nötig.

Die Bilderzeugung in den derzeit gebräuchlichen medizinischen Ultraschallgeräten basiert überwiegend auf der Auswertung der reflektierten Signale. Bei diesen Signalen sind 3 verschiedene Bedingungen in Abhängigkeit von der Wellenlänge (λ) zu beachten [38].

1. Beugung an Grenzflächen, Streukörper $> > \lambda$ (Streukörper $> 0,5$ mm, bei 3,5 MHz, im Gewebe).
2. Streuung, Streukörper $< < \lambda$ (Streukörper $< 0,4$ mm, bei 3,5 MHz, im Gewebe).
3. Streuung, Streukörper $\approx \lambda$ (Streukörper $\approx 0,43$ mm, bei 3,5 MHz, im Gewebe).

Die Intensität der Reflexion (Fall 1) wird im wesentlichen durch den Impedanzsprung an der Grenzfläche bestimmt. Bei der Streuung (Fall 2) sind die wesentlichen Einflußfaktoren der Impedanzsprung an der Grenzfläche, die Wellenlänge des eingestrahlten Signals und die Partikelgröße der Streukörper.

Im 3. Fall herrschen sehr komplexe Verhältnisse [6]; er soll im folgenden nicht weiter behandelt werden.

Um ausreichende Differenzen der akustischen Eigenschaften (optisch = Kontrastierung) zu erreichen, kann sowohl bei der Beugung wie bei der Streuung der Impedanzsprung an der Grenzfläche verändert werden.

Die Impedanz ist durch die spezifische Dichte und durch die Schallgeschwindigkeit im Material gegeben. Zur Abschätzung der Bedeutung der Substanzeigenschaften sollen die beiden möglichen „Grenzbedingungen"

a) Grenzfläche von Streukörpern mit möglichst geringer charakteristischer Impedanz (z. B. Luft, $0,0004 \cdot 10^6 \ \frac{kg}{m^2 \cdot s}$) gegenüber dem umgebenden Medium (z. B. Wasser, charakteristische Impedanz $\approx 1,5 \cdot 10^6 \ \frac{kg}{m^2 \cdot s}$)

b) Grenzfläche von Streukörpern mit möglichst hoher charakteristischer Impedanz (z. B. Messing, $38 \cdot 10^6 \ \frac{kg}{m^2 \cdot s}$) gegenüber dem umgebenden Medium mit einem im Körper vorkommenden, reflektierenden System mit einem vergleichsweise hohen Impedanzsprung (Fettgewebe/Blutgerinnsel) verglichen werden (Tabelle 1).

Die Daten in Tabelle 1 zeigen, daß im Bereich der Streuung (die Beugung spielt für Kontrastmittelbetrachtungen keine Rolle, da die dafür benötigten Partikelgrößen in einem für medizinische Anwendungen kaum akzeptablen Bereich liegen)

Tabelle 1. Impedanzverhältnisse an Grenzflächen

Grenzfläche	Reflexion (relativ) Objekt $> > \lambda$	Streuung (relativ) Objekt $< < \lambda$ (Frequenz 5 MHz, Partikelgröße 5 μm)
Luft/Wasser	60	$1{,}2 \cdot 10^7$
Messing/Wasser	51	6,3
Fettgewebe/Blutgerinsel	1	1

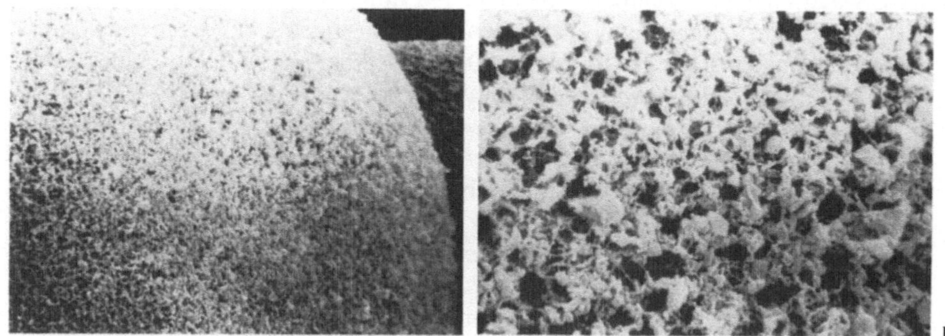

a   b

Abb. 1 a, b. Rasterelektronenmikroskopische Darstellung der Oberfläche von Galaktose-granulen. (**a** Vergr. 200:1; **b** Vergr. 1000:1)

deutlich über den Bereich der körpereigenen Grenzflächenphänomene hinausgehende Veränderungen nur bei Systemen des Typs Gas (niedrige Impedanz)/Wasser($\approx$ Gewebe) zu erwarten sind.

Eigene Untersuchungen

Diese physikalischen Zusammenhänge bilden den Hintergrund für die Entwicklung eines standardisierten Ultraschallkontrastmittels auf der Basis feinverteilter Gasbläschen.

SH U 454 (Echovist) besteht aus einer Suspension von Galaktosemikropartikeln ($\varnothing$: Median 3,5 μm, 99% < 12 μm), die vor Gebrauch in Wasser oder einer anderen Trägerflüssigkeit aufgeschüttelt werden. Diese Mikropartikel haben durch ein spezielles Herstellverfahren rauhe Oberflächen (Abb. 1), die Luft in Form weitgehend einheitlich großer Bläschen physikalisch an sich gebunden haben. Nach Injektion der Suspension in den Körper lösen sich die Mikropartikel innerhalb von Sekunden aufgrund des Temperatur- und Konzentrationsunterschiedes auf, und die Bläschen werden frei. Durch weitgehende Standardisierung der Größe und Oberflächenstruktur der Mikropartikel wird eine hohe Reproduzierbarkeit der entstehenden Bläschenanzahl und -größe und damit des Kontrasteffektes erreicht. Zusammen mit der strengen Dosisabhängigkeit [9] ergibt sich eine deutliche Überlegenheit gegenüber anderen Zubereitungen [20, 34].

Pharmakokinetik von SH U 454

Für die Beurteilung der Pharmakokinetik des Kontrastmittels im Körper muß zwischen beiden Bestandteilen, den Galaktosemikropartikeln und den Bläschen, unterschieden werden.

Galaktosemikropartikel. Aus der Literatur ist die Pharmakokinetik der Galaktose gut bekannt [32]. Dieser Zucker wird nach intravasaler Gabe überwiegend in der Leber metabolisiert [35], nach Überschreiten einer Schwelle von etwa 500 mg/ kg KG kommt es auch zu einer renalen Exkretion [17]. Die Halbwertszeit beträgt bei Erwachsenen 10–11 min, bei Kindern 7–9 min [18, 33].

Eigene Untersuchungen an Probanden (n = 37) zeigten 1 min nach intravenöser Injektion von 5 ml SH U 454 (400 mg/ml) Anstiege des Galaktoseblutspiegels; 9 min nach der Injektion waren die Vorwerte nahezu wieder erreicht [12].

Bläschen. Die Halbwertszeit der in dem Kontrastmittel enthaltenen Luftbläschen ist abhängig von dem umgebenden Medium: bei schneller Verteilung und mechanischer Belastung durch Druckschwankungen, wie etwa im Herzen, lösen sie sich innerhalb von Sekunden auf. Bei niedrigen Flußraten und geringer Verteilungsgeschwindigkeit (Harnblase, Magen, Lebergefäße) sind die kontrastgebenden Bläschen bis zu mehreren Minuten stabil.

Nach peripher venöser Injektion können sie trotz ihrer geringen Größe nicht die Lungenstrombahn überwinden, sie werden resorbiert und abgeatmet. Kleinere Kapillargebiete wie beispielsweise das Myokard werden dagegen überquert [29].

Echokontrastgebung von SH U 454

Durch die gute Verträglichkeit des Echokontrastmittels [10] ist grundsätzlich eine Anwendung im venösen und arteriellen Gefäßsystem ebenso möglich wie im Urogenitaltrakt oder in Hohlorganen.

Bisher liegen aus verschiedenen Bereichen Ergebnisse vor, die im folgenden kurz dargestellt werden sollen.

Kardiologie. Nach intravenöser Injektion kommt es zu einer homogenen Kontrastierung des rechten Herzens, wobei Klappen- oder Shuntvitien (Abb. 2) erkannt werden können, oder Strukturidentifikationen bei komplexen Vitien möglich werden [5]. Die Untersuchung an über 500 Patienten hat neben der hohen diagnostischen Aussagekraft eine gute Verträglichkeit gezeigt.

Die Injektion über Katheter ermöglicht auch die Darstellung des linken Herzens [10]. Nach Injektion in die Aortenwurzel oder direkt in die Koronargefäße war eine Demonstration des myokardialen Blutflusses möglich [30]. Dadurch konnten tierexperimentell myokardiale Perfusionsdefekte sicher erkannt werden [25].

Darstellung der Leberperfusion. Die Katheterinjektion des Kontrastmittels in den Truncus coeliacus oder die A. hepatica propria führt zu einer Kontrastierung des Gefäßsystems der Leber. Durch die Vaskularisationsverhältnisse in der Tumorperipherie ist eine verbesserte Abgrenzbarkeit der Neubildung zu erwarten. Darüber hinaus könnte die Unterscheidung zwischen Hämangiomen und soliden Lebertumoren durch die Kontrastmittelinjektion erleichtert werden.

Magen-Darm. Die orale Gabe von SH U 454 führt zunächst zu einer homogenen Kontrastierung des Magens, die nachfolgende Applikation von Wasser ver-

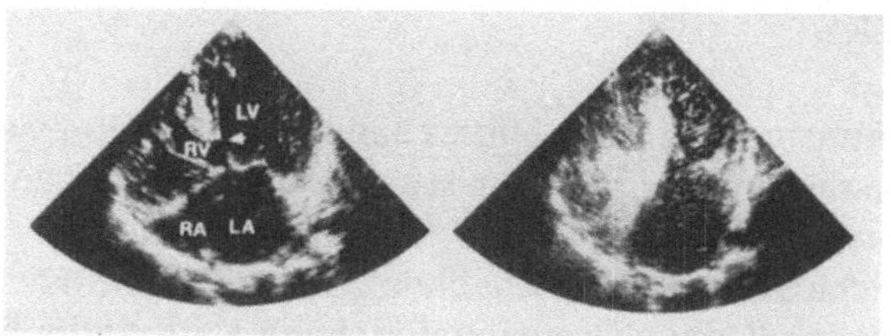

Abb. 2 a, b. Echokontrastgebung am Herzen eines Patienten mit Ventrikelseptumdefekt *(Pfeil)* vor (**a**) und nach (**b**) intravenöser Injektion von 4 ml SH U 454 (400 mg/ml). *RA* rechter Vorhof, *RV* rechter Ventrikel, *LA* linker Vorhof, *LV* linker Ventrikel. Der Übertritt der kontrastgebenden Bläschenwolke in den linken Ventrikel zeigt den durch das Vorliegen einer pulmonalen Hypertonie bedingten Rechts-links-Shunt. Die Echos im linken Vorhof sind auf eine insuffiziente Mitralklappe zurückzuführen

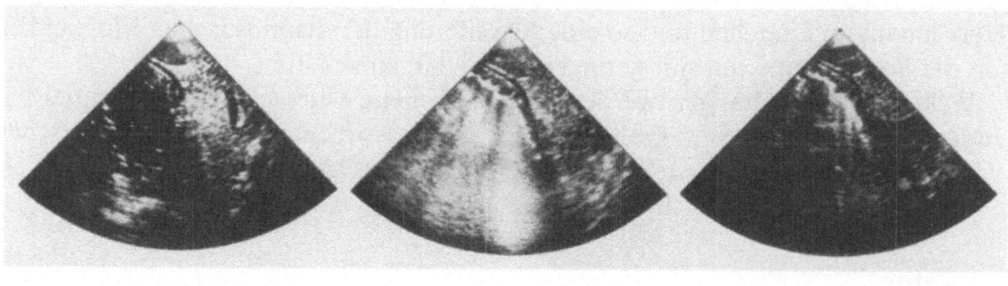

Abb. 3 a–c. Echokontrastgebung am Magen des Hundes nach oraler Gabe von SH U 454. Vor Applikation (**a**), nach Gabe von 50 ml Ultraschallkontrastmittel (**b**), Schleimhautdarstellung nach Auffüllen mit 100 ml Wasser (**c**)

stärkt die Darstellung des Schleimhautreliefs, während die Intensität im Lumen schwächer wird (Abb. 3). Eine ausgeprägte Kontrastierung im Sinne eines Wandbeschlages kann zur Zeit noch nicht erreicht werden.

Urologie. Durch intravesikale Gabe des Ultraschallkontrastmittels ist zunächst eine homogene Füllung der Harnblase zu erreichen, die Hilfestellung beim sonographischen Tumor-Staging leisten könnte.

Das Vorliegen eines Refluxes ist nach Applikation in die Harnblase durch das Auftauchen kontrastgebender Bläschen im Nierenbecken gut zu diagnostizieren.

Im Rahmen der perkutanen Steinsanierung wird nach Gabe der Suspension in die Ureteren durch die gleichmäßige Kontrastierung des Hohlsystems die ultraschallgeführte Punktion erleichtert [24]. Sonographisch nicht identifizierbare Steine (<1 cm, fehlender Schlagschatten in der ungestauten Niere; [1]) könnten kontrastsonographisch dargestellt werden. Darüber hinaus sind Störungen des Harnflusses im Bereich der ableitenden Harnwege diagnostizierbar.

Zahlreiche weitere Indikationen für den Einsatz dieses Ultraschallkontrastmittels sind denkbar und zum Teil auch schon, wie die Phlebosonographie und die Hysteralpingosonographie und die Kombination mit Doppler-Techniken, in der klinischen Erprobung.

Schlußfolgerung und Ausblick

Die Anwendung geeigneter Kontrastmittel in der Ultraschalldiagnostik führt bei zahlreichen Indikationen zu aussagekräftigen Ergebnissen. Standardisierte und sichere Präparate erhöhen die Zuverlässigkeit und Einfachheit der Anwendung.

Wünschenswert ist die Entwicklung von Ultraschallkontrastmitteln, die nach intravenöser Injektion die Lungenkapillaren überqueren und damit Katheterapplikationen überflüssig machen. Versuche, dieses Ziel mit gasfreien Kontrastmitteln zu erreichen [2, 7, 37], führten nicht zu eindeutigen Resultaten.

Die oben diskutierten physikalischen Zusammenhänge machen deutlich, daß ausreichende Kontrasteffekte, besonders nach der Lungenkapillarpassage, zur Zeit nur mit gashaltigen Ultraschallkontrastmitteln erzielt werden können. Erste Erfolge bei der Entwicklung eines solchen Präparates [11] bestätigen diese Überlegungen. Angestrebt wird, Kontrasteffekte nach intravenöser Gabe über das linke Herz hinaus zu erreichen und so eine Erweiterung der diagnostischen Möglichkeiten der Sonographie mit nur geringer Invasivität zu schaffen.

Weitere Untersuchungen werden zeigen, ob neue Ultraschallkontrastmittel mit anderen Charakteristiken geeignet sind, bei entsprechenden gerätetechnischen Voraussetzungen die Grenzen der sonographischen Diagnostik zu erweitern.

Literatur

1 Bartels H (1981) Uro-Sonographie. Springer, Berlin Heidelberg New York
2 Berwing K, Buchwald A, Bahawar H, Schaper W, Schlepper M (1986) Versuch einer myokardialen Blutflußbestimmung mittels 2-d Kontrastmittel (KM) Echokardiographie. Z Kardiol [Suppl 1] 75: 111
3 Carroll BA, Turner RJ, Tickner EG, Boyle DB, Young SW (1980) Gelatin encapsulated nitrogen microbubbles as ultrasonic contrast agents. Invest Radiol 15: 260–266
4 Carroll BA, Young SW, Rasor JS, Briller RB, Cassel DM (1982) Ultrasonic contrast enhancement of tissue by encapsulated microbubbles. Radiology 134: 747–750
5 Dougherty C, Fritzsch T, Schartl M (1986) Erste klinische Erfahrungen mit dem neuen Ultraschall-Kontrastmittel SH U 454 bei Patienten mit angeborenen und erworbenen Herzfehlern. In: Otto RC, Schnaars P (Hrsg) Ultraschalldiagnostik 85. Thieme, Stuttgart, S 725–726
6 Faran J (1951) Sound scattering by solid cylinders and spheres. J Acoustic Soc Am 23: 405–418
7 Feinstein SB (1984) Ultrasonic imaging technique. International Patent Classification A61B10/00 Nr: W084/02838
8 Fink IJ, Miller DL, Shawker TH, Girton M, Morrish K (1985) Lipid emulsions as contrast agents for hepatic sonography: an experimental study in rabbits. Ultrasonic Imaging 7: 191–197
9 Fritzsch T, Hilmann J, Mützel W, Lange L (1986) Right-heart echocontrast in the anaesthetized dog after i.v. administration of a new standardized sonographic contrast agent, 1st communication: Dose-response relationship. Drug Res 36: 1030–1033
10 Fritzsch T, Lange L, Schartl M (1985) Ein neues Echokontrastmittel zur reproduzierbaren Darstellung des Herzens. In: Judmaier G, Frommhold H, Kratochwil A (Hrsg) Ultraschalldiagnostik 84. Thieme, Stuttgart, S 406–407
11 Fritzsch T, Mützel W, Lange L (1985) Aktueller Stand der Entwicklung von Kontrastmitteln für die Echokardiographie. In: Erbel R, Meyer J, Brennecke R (Hrsg) Fortschritte der Echokardiographie. Springer, Berlin Heidelberg New York Tokyo, S 117–125
12 Fritzsch T, Mützel W, Schartl M (1986) First experiences with a standardized contrast medium for sonography. In: Otto R, Higgins CB (eds) New developments in imaging. Thieme, Stuttgart, S 141–149

13 Gobuty A, Ophir J, Maklad NF (1983) Quantitative assessment of ultrasonic contrast enhancement after injection of gelatin microspheres. Ultrasonic Imaging 5: 178–183

14 Gramiak R, Shah PM (1968) Echocardiography of the aortic root. Invest Radiol 3: 356–366

15 Gramiak R, Shah PM, Kramer DH (1969) Ultrasound cardiography: contrast studies in anatomy and function. Radiology 92: 939–948

16 Henkel B (1982) Möglichkeiten und Grenzen der Ultrasonographie in der Gynäkologie. Mat Med Nordmark 34: 12–25

17 Heuckenkamp PU, Zöllner N (1970) Über das Verhalten von Galactose, Glucose, Insulin und der freien Fettsäuren im Plasma sowie der renalen Ausscheidung von Galactose und Glucose während mehrstündiger Galactoseinfusion beim Menschen. Z Ges Exp Med 153: 136–149

18 Kielhorn A, Gladtke E (1972) Die Stoffwechselkinetik der Galaktose beim Kind. Dtsch Med Wochenschr 97: 462–468

19 Kremkau FW, Gramiak R, Carstensen EL, Shah PM, Kramer DM (1970) Ultrasonic detection of cavitation tips. AJR 110: 177–183

20 Lange L, Fritzsch T, Hilmann J, Kubowicz G, Mützel W (1986) Right-heart echocontrast in the anaesthetized dog after i.v. administration of a new standardized sonographic contrast agent, 3rd communication: comparison of various agents employed in contrast echocardiography. Drug Res 36: 1037–1040

21 Mattrey RF, Andre MP (1984) Ultrasonic enhancement of myocardial infarction with perfluorocarbon compounds in dogs. Am J Cardiology 54: 206–210

22 Mattrey RF, Scheible FW, Gosink BB, Leopold GR, Long DM, Higgins CB (1982) Perfluoroctylbromide: a liver/spleen-specific and tumor-imaging ultrasound contrast material. Radiology 145: 759–762

23 Meltzer RS, Tickner EG, Salines TP, Popp RL (1980) The source of ultrasound contrast effect. J Clin Ultrasound 8: 121–127

24 Meyer-Schwickerath M, Fritzsch T (1986) Sonographische Darstellung des Nierenhohlsystems mit einem Ultraschallkontrastmittel. Ultraschall 7: 34–36

25 Miszalok V, Fritzsch T, Schartl M (1986) Myocardial perfusion defects in contrast echocardiography: spatial and temporal localisation. Ultrasound Med Biol 12: 581–586

26 Ophir J, Gobuty A, McWhirt RE, Maklad NF (1980) Ultrasonic backscatter from contrast producing collagen micropheres. Ultrasonic Imaging 2: 67–77

27 Ophir J, McWhirt RE, Maklad NF (1979) Aqueous solutions as potential ultrasonic contrast agents. Ultrasonic Imaging 1: 265–279

28 Roelandt J (1982) Contrast echocardiography. Ultrasound Med Biol 8: 471–492

29 Schartl M, Fritzsch T, Friedmann W, Lange L (1984) Quantifizierung myokardialer Perfusionsdefekte mittels zweidimensionaler Kontrastechokardiographie. Z Kardiol 73: 560–567

30 Schartl M, Miszalok V, Heidelmeyer C, Hoerkens H (1985) Quantitative Beurteilung der Myokardperfusion mittels Kontrastechokardiographie. In: Erbel R, Meyer J, Brennecke R (Hrsg) Fortschritte der Echokardiographie. Springer, Berlin Heidelberg New York Tokyo, S 126–136

31 Schneider K, Jablonski C, Fendel H (1986) Kontrastsonographie der Harnwege im Kindesalter. Ultraschall 7: 30–33

32 Segal S (1978) Disorders of galactose metabolism. In: Stanbury JB, Wyngarden JB, Frederickson DS (eds) The metabolic basis of inherited diseases. McGraw Hill, New York, pp 160–181

33 Sitzmann FC, Kaloud H (1976) Biokinetics of galactose in the homocygotes and heterocygotes at both forms of galactosemia. Clin Chim Acta 72: 343–351

34 Smith MD, Kwan OL, Reiser HJ, DeMaria AN (1984) Superior intensity and reproducibility of SH U 454, a new right heart contrast agent. JACC 3: 992–998

35 Tygstrup N, Winkler K (1954) Kinetics of galactose elimination. Acta Physiol Scand 32: 354–362

36 Tyler TD, Ophir J, Maklad NF (1981) In Vivo enhancement of ultrasonic image luminance by aqueous solutions with high speed of sound. Ultrasonic Imaging 3: 323–329

37 Valdes-Cruz LM, Sahn DJ, Horowitz S, Mesel E, Fisher DC, Banner W, Vargas Barron J, Goldberg SJ, Allen HD (1982) Left ventricular opacification by intravenous injection of safe echo contrast agents: comparative studies in animals and initial human trials. Circulation [Suppl 2] 66: 28

38 Wells PNT (1977) Biomedical Ultrasonics. Academic, London.

Sachverzeichnis

Z